D1828402

Ganzheitliche
Therapien

für die **Kitteltasche**

für die **Kitteltasche**

Ganzheitliche Therapien

in Schwangerschaft, Wochenbett und Stillzeit

Ingeborg Stadelmann, Wiggensbach
Dietmar Wolz, Buchenberg

Mit 2 Abbildungen und 3 Tabellen

Deutscher Apotheker Verlag

Anschriften der Autoren

Ingeborg Stadelmann
Nesso 8
87487 Wiggensbach
E-Mail: info@Stadelmann-verlag.de

Dietmar Wolz
Josef-Adler-Str. 12
87479 Buchenberg
E-Mail: dwolz@bahnhof-apotheke.de

Bibliografische Information der Deutschen Nationalbibliothek
Die Deutsche Nationalbibliothek verzeichnet diese Publikation
in der Deutschen National-bibliografie; detaillierte bibliografische Daten
sind im Internet unter http://dnb.d-nb.de abrufbar.

ISBN 978-3-7692-5123-4

Birkenwaldstraße 44, 70191 Stuttgart
www.deutscher-apotheker-verlag.de
Printed in Germany
Satz: Dörr + Schiller, Stuttgart
Druck und Bindung: Kösel, Krugzell
Umschlaggestaltung: Atelier Schäfer, Esslingen

Vorwort

Mit diesem Kitteltaschenbuch steht dem Fachpersonal aus den Apotheken, der Hebammen- und Ärzteschaft ein indikationsorientiertes Nachschlagewerk für die tägliche Beratung rund um Schwangerschaft, Wochenbett und Stillzeit zur Verfügung. Der ständig aktualisierte Klassiker „Die Hebammen-Sprechstunde" der Hebamme und Autorin Ingeborg Stadelmann aus dem Jahr 1994 hat uns veranlasst, ein umfassendes Kitteltaschenbuch zu diesem Thema für Fachkreise zu publizieren. Das Buch von Ingeborg Stadelmann, „Homöopathie für den Hebammenalltag" diente weiter als Grundlage für den Bereich der Homöopathie.

Dieses Kitteltaschenbuch zeigt die erfolgreiche Vernetzung der Hebamme Ingeborg Stadelmann und des Apothekers Dietmar Wolz und vermittelt den seit über zwei Jahrzehnten praktischen und erfolgreichen Einsatz von Aromatherapie, Bachblüten, Homöopathie, Phytotherapie und Allopathie. Es vermittelt, dass es für die werdende oder frisch entbundene oder stillende Mutter bei allen Beschwerden immer eine Möglichkeit der Hilfe gibt. Es zeigt, dass unter ganzheitlicher Betrachtungs- und Behandlungsweise, bei der die Frau im Mittelpunkt steht, immer eine passende Therapie gefunden werden kann, bei der die Apotheke und die Hebamme Hand in Hand arbeiten zum Wohle des heranwachsenden Kindes. Insbesondere die herausragende und gewissenhafte Qualitätssicherung in der Bahnhof-Apotheke in Kempten trägt seit den 1980er Jahren zum Erfolg der Aromatherapie in der Geburtshilfe bei, denn die Erfahrung der Analytik zeigt, dass Öl nicht gleich Öl ist und erforderliche Untersuchungen zur Sicherheit in der Anwendung von Pflanzenölen beitragen. All dies macht es möglich, dass neben einer erforderlichen allopathischen Behandlung die Naturheilkunde immer unterstützend und begleitend erfolgreich eingesetzt werden kann.

Die Autoren möchten sich insbesondere für die Mitarbeit von Dr. Dorothée Struck, Gynäkologin in Kiel bedanken. Sie hat mit ihren Fachbeiträgen aus der Gynäkologie, der Bach-Blütentherapie, als auch der ergänzenden Therapiemöglichkeiten wesentlich zu diesem umfassenden Buch beigetragen. Ihre ganzheitliche Arbeitsweise kann auf diesem Weg nun vielen Frauen zugutekommen. Ein weiterer Dank gilt der Lektorin Marina Burwitz für eine erste Durchsicht des Manuskripts sowie den Apothekerinnen Petra Schmidt, Katrin Lemke, Christine Hummel, Nina Ruckes, der PTA Natalie Stadelmann und dem Apotheker Philipp Elwert, die mit umfangreichen Wissen aus unseren Seminaren und der täglichen Apothekenarbeit unsere Arbeit unterstützen. Dass es nun endlich in fertiger Version als Buch vorliegt ist der Beharrlichkeit der Apothekerin und Lektorin Kirsten Hagel und Fr. Dr. Milek vom Deutschen Apotheker Verlag zuzuschreiben, danke.

Buchenberg und Wiggensbach im Herbst 2010

Ingeborg Stadelmann
Dietmar Wolz

Inhaltsverzeichnis

Teil 1

Therapieformen

1

1 Therapieformen

1.1 Grundlagen der Aromatherapie

Aromatherapie ist die innerliche, äußerliche oder inhalative Anwendung von ätherischen Ölen. Die Aromatherapie zählt zu der Phytotherapie.

1.1.1 Geschichte

Geschichtlich betrachtet zählt Aromatherapie zu den ältesten Heilmethoden der Phytotherapie. Bereits 3000 v. Chr. wurden vermutlich schon Blüten und Kräuter destilliert. Rund 4000 Jahre später wurde diese Heilkunst von den Arabern „wiederbelebt". Im „Canon medicinae", der Grundlage der damaligen abendländischen Heilkunst, finden sich genaue Aufzeichnungen über die Wasserdampfdestillation und über das Heilen mit ätherischen Ölen. Über Spanien und durch die Kreuzzüge gelangte dieses arabische Wissen nach Europa und wurde dort im Mittelalter vor allem in den Klöstern gepflegt.

Anfang des 20. Jahrhunderts wurde die Heilkraft ätherischer Öle von dem französischen Chemiker René Gattefossé und dem Mediziner Dr. Jean Valnet für die moderne Medizin „wiederentdeckt". Sie prägten den Begriff „Aromatherapie" mit dem 1937 erschienenen gleichnamigen Buch „Aromathérapie".

Inzwischen ist die Aromatherapie in vielen Ländern wie z. B. England und Frankreich als Therapieform anerkannt und hat auch hier in Deutschland an Bedeutung gewonnen.

1.1.2 Chemische Betrachtung ätherischer Öle

Ätherische Öle, die Duftstoffe der Pflanzen, sind organische Stoffwechselprodukte von Pflanzen, die in Öldrüsen in oder auf dem Pflanzengewebe gebildet werden. Sie dienen der Pflanze als Lockmittel für Insekten, als Schutz- und Abwehrstoffe gegen Krankheiten, gegen extreme klimatische Bedingungen, gegen Tierfraß; oder als Kommunikationsstoffe.

Ätherische Öle sind Vielstoffgemische, die aus wenigen, aber auch aus mehreren hunderten (ca. 30–500) Einzelstoffen bestehen können.

Die Bestandteile sind Kohlenwasserstoffverbindungen, ihre Synthese erfolgt über Bildung des C5-Bausteins Isopren und anschließende Vervielfachung. Folgereaktionen wie Umlagerungen, Oxidationen usw. führen dann zu den funktionellen Gruppen.

Einteilung der ätherischen Öle

Monoterpene: Monoterpene sind Kohlenwasserstoffe mit 10 C-Atomen, die ketten- oder ringförmig angeordnet sind. Sie tragen keine funktionelle Gruppe. Die Verbindungen enden auf -en; sie kommen in großen Mengen hauptsächlich in Zitrusölen (z.B. Limonen) und in ätherischen Ölen von Nadelbäumen (z.B. Pinen) vor, z.B. α-Limonen.

Sesquiterpene: Sesquiterpene sind Kohlenwasserstoffe mit 15 C-Atomen, ohne funktionelle Gruppe. Sie enden ebenfalls auf -en und kommen meist nur in kleinen Mengen und in vielen unterschiedlichen Pflanzen vor. Sie können jedoch manchmal auch in beachtlichen Mengen vorkommen, wie z.B. Chamazulen in Schafgarbenöl. Sesquiterpene sind hoch wirksame Bestandteile.

Alkohole: Alkohole sind Mono- oder Sesquiterpene mit einer Hydroxylgruppe. Sie enden auf -ol. Sie wirken intensiv und sind sehr gut verträglich, z.B. Linalool.

Ausnahme: Menthol kann bei Kleinkindern zu Glottiskrämpfen führen.

Aldehyde: Aldehyde sind Monoterpene mit einer Aldehydgruppe, sie enden auf -al. Bei zu hoher Dosierung können Hautreizungen entstehen, z.B. Geranial.

Ketone: Ketone sind Mono- oder Sesquiterpene mit einer Ketogruppe, sie enden auf -on. In zu hoher Dosierung können sie neurotoxisch und abortiv wirken, deshalb sind sie dosisabhängig kontraindiziert bei Schwangeren und Kindern, z.B. Menthon.

Ester: Ester entstehen aus Monoterpenalkoholen und einer organischer Säure. Im Namen findet sich die Bezeichnung der Säure und des Alkoholrests. In bereits geringen Mengen bestimmen sie den Duft eines ätherischen Öls, z.B. Linalylacetat.

Ether und Oxide: Ether und Oxide besitzen eine Sauerstoffgruppe, meist in Form eines cyclischen Ethers. Im Namen findet sich die Bezeichnung -oxid, -ether oder -ol, z. B. 1,8-Cineol (Eucalyptol).

Säuren: Säuren sind wasserlöslich und deshalb in ätherischen Ölen nur in Spuren vorhanden. Zu finden sind sie hauptsächlich in den Hydrolaten.

Phenole und Phenylpropanderivate: Diese Verbindungen entstehen auf einem anderen Syntheseweg als die Terpene über die Zwischenstufe der Aminosäure Phenylalanin.

Phenole wirken sehr intensiv; als Nebenwirkungen können Hautreizungen, allergische Reaktionen und Blutdrucksteigerung auftreten. Bei längerer Anwendung können sie hepatotoxisch wirken. Sie sollten deshalb sehr sparsam und kritisch angewandt werden, für Schwangere und Kinder sind sie generell nicht geeignet, z. B. Thymol.

Charakteristika

Charakteristisch für alle ätherischen Öle sind ihre schnelle Entflammbarkeit und ihre leichte Flüchtigkeit. Auf Fließpapier geträufelt verursachen sie einen transparenten Fleck, der sich im Gegensatz zu dem eines fetten Öles, allmählich verflüchtigt. Bei zähflüssigen Ölen und solchen mit kräftiger Farbe bleibt ein farbiger Rückstand.

Ätherische Öle zeichnen sich durch einen intensiven Geruch und Geschmack aus. So ist z. B. Pfefferminzöl noch in einer Verdünnung von 1:4 Millionen riechbar.

1.1.3 Wirkung ätherischer Öle

Ätherische Öle wirken ganzheitlich.

Aufnahme über Haut und Schleimhäute

Sie werden aufgrund ihrer lipophilen Eigenschaften über Haut und Schleimhaut sehr schnell resorbiert, Nachweisbarkeit im Blut nach 10–20 Minuten. Sie wirken im gesamten Organismus auf körperlicher Ebene.

Aufnahme über den Geruchssinn

Ätherische Öle wirken über den Geruchssinn auf das limbische System. Der Geruchssinn, entwicklungsgeschichtlich der älteste Sinn, reagiert auf Duftmoleküle in einer Hundertstelsekunde. Mit dem Duft können sich Erinnerungen und Emotionen positiver oder negativer Art verbinden, was die Wirkung des ätherischen Öls entscheidend mitbeeinflusst. Die weitergeleiteten Informationen beeinflussen dann alle vegetativen Regulationszentren wie Atmung, Kreislauf, Schlaf. Ebenso wird die Produktion und Freisetzung von Hormonen, Drüsen und der Botenstoffe beeinflusst.

Ganzheitliche Betrachtung

Die große Bandbreite der Wirkungen eines ätherischen Öls beruht nicht nur auf der Vielzahl der Inhaltsstoffe, von denen jeder seine spezifischen Wirkungen hat. Die ganzheitliche Wirkung des Öls kommt erst durch das Zusammenspiel aller Inhaltsstoffe zustande. Substanzen, die nur in geringster Menge vorkommen und Hauptinhaltsstoffe ergänzen einander zu einem synergistischen Effekt. Insbesondere durch das Miteinander von Riechen – Erinnerung – Emotion, zusammen mit den körperlichen Effekten der Inhaltsstoffe, entsteht die ganzheitliche Wirkung eines ätherischen Öls. Es beeinflusst also Körper, Seele und Geist.

Das Aromatogramm

Mithilfe des Aromatogramms lässt sich die antibakterielle oder antimykotische Wirkung von ätherische Ölen in vitro bestimmen. Der Erreger wird dabei auf einem Nährmedium kultiviert, anschließend werden Testplättchen mit ätherischem Öl aufgelegt. Es bilden sich Hemmhöfe um die Plättchen, in denen kein Keimwachstum mehr erfolgt. Je größer der Hemmhof, desto wirksamer ist das ätherische Öl. Das Ergebnis kann genau vermessen werden und ist dadurch ein jederzeit kontrollierbares Standard-Referenzsystem. Die Übertragung der Wirkung auf eine therapeutische Anwendung ist wie jede In-vitro-Methode jedoch mit Vorsicht zu genießen, insbesondere da die notwendige Dosis so nicht ermittelt werden kann.

Die antibakterielle Wirkung beim Menschen wird allerdings noch von weiteren Faktoren bestimmt, wie etwa der momentanen Immunlage des Patienten.

1.1.4 Mischen von ätherischen Ölen

Ätherische Öle lassen sich einteilen in:

- Kopfnoten,
- Herznoten,
- Basisnoten.

Tabelle 1.1 zeigt die Charakteristika der Duftnoten.

Tab. 1.1 Unterschiedliche Duftnoten ätherischer Öle.

	Wirkung	Geruch	Menge	Farbe	Fließgeschwindigkeit	Gewinnung	Beispiel
Kopfnoten	Anregend	frisch	reichlich	klar, gelb-orange	schnell	Agrumenschalen aus frisch duftenden Kräutern,	Agrumenöle, Eucalyptus, Rosmarin CT-Cineol, Salbei, Pfefferminze
Herznoten	entspannend, ausgleichend	krautig, blumig weich	wenig	hell, rot grünblau	mittel	aus Kräutern, Blüten	Jasmin, Kamille blau, Lavendel, Nelke, Rose, Zimt, Schafgarbe, Ylang-Ylang
Basisnoten	beruhigend, erdend	weich herb schwer	sparsam	gelbbraun	langsam, zäh	aus, Samen, Hölzern Wurzeln	Angelikawurzel, Benzoe, Sandelholz, Vanille, Zeder

Regeln für das Mischen

Eine gelungene Aromamischung beinhaltet meist alle drei Komponenten, die sich in ihrer Wirkung positiv ergänzen, gegenseitig verstärken und in Kombination noch ganzheitlicher wirken. Es kann aber auch eine einzelne Komponente angewandt werden, wie z. B. in der Geburtshilfe, eine Lebensphase in der die Entspannung vorherrscht, eine Herznote.

Bei Menschen mit hypotoner Verfassung werden die anregenden Kopfnoten in den Vordergrund gestellt. Menschen mit hypertoner Verfassung werden durch eine gut passende Basisnote geerdet, der eine äußerst geringe Menge der Kopfnote zugesetzt wird. Die Harmonie erhält die Rezeptur mit der Herznote.

1.1.5 Gewinnungsverfahren

Zur Gewinnung ätherischer Öle werden verschiedene Verfahren angewandt:

Kaltpressung

Die Kaltpressung, auch Expression genannt, wird nur bei Schalenfrüchten wie Zitrone (*Citrus limon*), Orange (*Citrus sinensis*), Bergamotte (*Citrus bergamia*), Limette (*Citrus aurantiifolia*), Mandarine (*Citrus reticulata*), Grapefruit (*Citrus paradisi*) angewandt. Diese Öle aus Schalenfrüchten heißen auch Agrumenöle. Durch mechanische Zerstörung der Oberflächen kann das ätherische Öl austreten, es wird emulgiert und anschließend zentrifugiert und filtriert. Ein kaltgepresstes ätherisches Öl unterscheidet sich von einem destillierten ätherischen Öl in den Inhaltstoffen. So finden sich in kaltgepressten Ölen vermehrt Farbstoffe, höhermolekulare Bestandteile und auch Cumarine, die bei destillierten Ölen in wesentlich geringerem Ausmaß enthalten sind.

Wasserdampfdestillation

Bei dieser gebräuchlichsten Gewinnungsart wird das Pflanzengewebe in heißem Wasser oder Wasserdampf aufgequollen. Die ätherischen Öle werden freigesetzt, verflüchtigen sich mit dem Dampf und steigen nach oben. Nach Abkühlen des Wasserdampfes kann das ätherische Öl in den meisten Fällen von der Wasseroberfläche abgenommen werden.

Hydrolate: Als Nebenprodukt der Wasserdampfdestillation entsteht das Hydrolat. Es enthält alle wasserdampfflüchtigen und wasserlöslichen Bestandteile und Spuren des ätherischen Öls. Teilweise wird, um sehr gute Hydrolate zu gewinnen, speziell zur Hydrolatgewinnung destilliert. Viele Hydrolate werden zur Stabilisierung mit einen Anteil Ethanol versetzt.

Die Hydrolate IS der Bahnhof-Apotheke Kempten enthalten keinen zugesetzten Ethanol.

Solventextraktion

Ätherische Öle werden mittels organischer Lösungsmitteln aus den Pflanzen herausgelöst. Extrahiert wird mittels Alkohol oder chemischen Lösungsmitteln wie Hexan. Das Produkt wird als Concrete bezeichnet. Ein Absolue wird erst nach Entfernen des organischen Lösungsmittels und nach dem Ausfällen der Wachse mit Alkohol erhalten. Dessen Qualität und Preis liegen deutlich unter dem eines destillierten Öls. Ein Absolue wird aber aufgrund seines intensiveren Duftes und des günstigeren Preises bevorzugt zur Parfümierung verwendet. Das Spektrum an Inhaltsstoffen eines Absolues unterscheidet sich oft deutlich von dem des ensprechenden ätherischen Öls. Beispiele hierfür sind z. B. Rose, Muskatellersalbei.

Weitere Extraktionen sind z. B.:

- Die lösungsmittelfreie Extraktion mit Kohlendioxid. Dieses sehr teure Verfahren wird bei temperaturempfindlichen Produkten angewandt.
- Resinoide aus meist harzähnlichen Stoffen. Hier wird auch mit organischen Lösungsmitteln gearbeitet.

Enfleurage

Dieses alte, heute nicht mehr gebräuchliche Verfahren wird vor allem bei empfindlichen Blüten angewandt. Diese werden frisch gepflückt auf eine mit Fett bestrichene Glasplatte gelegt. Bis zu 36-mal werden die Blüten erneuert, bis das Fett ausreichend mit ätherischem Öl angereichert ist. Mit Alkohol wird das ätherische Öl aus dem Fett herausgelöst.

1.1.6 Qualität ätherischer Öle

Die Qualität der ätherischen Öle sinkt in folgender Reihenfolge:

- naturreines Öl,
- natürliches Öl,
- naturidentisches Öl,
- synthetisches Öl.

Naturreine Öle – ätherische Öle für die Aromatherapie

In der Aromatherapie dürfen nur Öle höchster Qualität verwendet werden.

Anforderungen an Öle für die Aromatherapie:

- genuin (unverändert),
- authentisch (von einer definierten Pflanzenart),
- naturreines Öl, ohne Zusätze wie z. B. Streckmittel, fette Öle, Paraffinöle, Alkohol,
- in kbA-Qualität (kontrolliert biologischer Anbau) oder vergleichbarer Anbauqualität (Demeter),
- durch schonende Verfahren gewonnen (Wasserdampf, Auspressen).

Dabei können die Inhaltsstoffe beim gleichen Öl je nach Umwelteinflüssen, Anbaumethode, Erntebedingungen (Tageszeit, Reifegrad), Verarbeitungsmethoden und Lagerbedingungen und Pflanzenorgan durchaus unterschiedlich sein. Diese Unterschiede werden als Variation der Inhaltsstoffe bezeichnet.

Chemotypen sind botanisch identische Pflanzen, die je nach Standort (geografische Lage, Höhenlage, Boden etc.) unter Umständen völlig unterschiedliche Inhaltsstoffe ausbilden (chemischer Polymorphismus). Die ätherischen Öle unterscheiden sich in Duft und Wirkung stark voneinander. Der Inhaltsstoff, dessen Anteil am höchsten ist, bezeichnet den Chemotyp (CT oder C.T.). So wird für die Stammpflanze Thymus vulgaris die Chemotypen CT Thymol, CT Thujanol, CT Geraniol und CT Linalool unterschieden.

Natürliche Öle

Natürliche Öle bestehen aus mehreren naturreinen Komponenten, werden somit nicht zu 100 % aus der namensgebenden Pflanze gewonnen. Im Gegensatz zu den naturidentischen Ölen sind aber keine künstlichen Stoffe enthalten.

Naturidentische Öle

In naturidentischen Ölen sind Stoffe nachgebildet, die zwar in der Natur vorkommen, jedoch im Labor nachgebaut werden. Erkennbar ist dies häufig an der racemischen Mischung (50 : 50) der enthaltenen Enatiomere. Ein naturidentisches Öl kann von einem naturreinen ätherischen

Öl aufgrund seiner Enantiomerenstruktur unterschieden werden. Während in einem synthetischen Öl R- und S-Enantiomere annähernd zu gleichen Teilen vorkommen, überwiegt in der Natur immer ein Enantiomer.

Synthetische Öle

Synthetische Öle bestehen aus im Labor konstruierten Molekülen, die es oft in der Natur nicht gibt. Sie werden in der Duftstoff- und Kosmetikindustrie verwendet.

Verfälschungen und Verunreinigungen

Leider werden ätherische Öle häufig verfälscht. In der Regel werden preiswerte Komponenten zugemischt, selten aber auch um gewisse Normen zu erfüllen. werden Die natürlichen Öle werden zum Teil oder komplett durch synthetische Öle ersetzt. Verschnitten wird z. B. durch den Zusatz eines Einzelstoffes, mit billigeren Handelsölen oder Isolaten daraus. Diese Verfälschungen sind in der Aromatherapie nicht zulässig, auch nicht um Normen zu erfüllen.

Verunreinigungen: Zu den möglichen Verunreinigungen zählen u. a. Rückstände von Pflanzenschutzmitteln (z. B. mit Organochlor- und Organophosporpestiziden). Laut Arzneibuch müssen ätherische Öle auf Pestizide geprüft werden, da sie als Drogenzubereitungen gelten. Auch im Lebensmittelbereich gelten Grenzwerte.

Unverträglichkeiten

Unverträglichkeiten bei der Anwendung ätherischer Öle sind oft auf Verunreinigungen zurückzuführen. Je authentischer ein Öl ist, desto verträglicher und heilsamer ist es. Ein naturreines ätherisches Öl in der richtigen Dosierung angewandt, wird äußerst selten Unverträglichkeiten bzw. allergische Reaktionen hervorrufen.

1.1.7 Qualitätsbeurteilung

Um die Qualität eines ätherischen Öls beurteilen zu können sind genaue Angaben des Herstellers nötig:

- deutscher und lateinischer Pflanzenname, Chemotyp,
- verarbeiteter Pflanzenteil, Herkunftsland,

- Anbauweise: kbA (kontrolliert biologischer Anbau), Demeter-Qualität, Wildsammlung, konventioneller Anbau,
- Gewinnungsverfahren, evtl. verwendetes Lösungsmittel und dessen Rückstandskontrolle, evtl. verwendetes Verdünnungsmittel,
- Chargennummer,
- Haltbarkeits- oder Abfülldatum,
- Warnhinweise.

Die Öle müssen vor der Verwendung analysiert werden. Die Mindestanforderungen für Öle zur Anwendung in der Therapie sind in den deutschen und europäischen Arzneibüchern (Ph. Eur., DAB) beschrieben. Für den kosmetischen Bereich gelten ISO- (Internationale Organisation für Normung) und AFNOR-Richtlinien (Association Française de Normalisation).

Analyseverfahren zur Bestimmung von Identität, Verunreinigungen, Verfälschungen

Physikalische Bestimmungen: Physikalische Verfahren, z. B. Bestimmung der relativen Dichte, Brechungsindex wie sie in den Arzneibüchern beschrieben sind, lassen dabei nur einen groben Ausschluss von Verunreinigungen und Verfälschungen zu.

Erläuterungen zu Lavendel- und Lavandinöl (Abb. 1.1)

Faktor 2 verstärkt:

1 α-Pinen
2 Camphen
3 β-Pinen
4 Myrcen
5 Limonen
6 1,8-Cineol
7 cis-β-Ocimen
8 trans-β-Ocimen
9 3-Octanon
10 Octenylacetat
11 n-Hexylbutyrat
12 1-Octen-3-ol
13 Borneon (Campher)
14 Linalool
15 Linalylacetat
16 Santalen
17 β-Caryophyllen
18 Terpinen-4-ol
19 Lavandulylacetat
20 β-Farnesen
21 Lavandulol
22 Borneol
23 Geranylacetat
24 Geraniol
25 Caryophyllenoxid

unverstärkt:

1 1,8-Cineol
2 cis-β-Ocimen
3 trans-β–Ocimen
4 Octenylacetat
5 Borneon (Campher)
6 Linalool
7 Linalylacetat
8 β-Caryophyllen
9 Terpinen-4-ol
10 Lavandulylacetat
11 β-Farnesen
12 Borneol

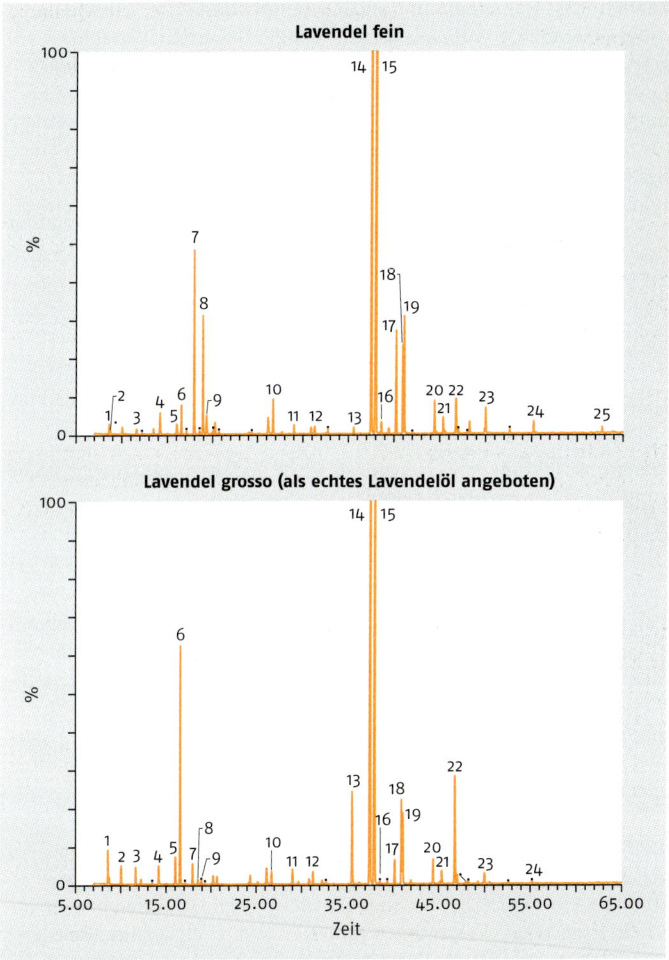

Abb. 1.1 Lavandin, angeboten als Lavendel, im Vergleich zu Lavendel fein, GC-MS-Profile (Erläuterungen S. 22).

Kapillar-Gaschromatographie und Massenspektrometrie: Zur genaueren Analyse der Inhaltsstoffe hat sich die Kapillar-Gaschromatographie gekoppelt an ein Massenspektrometer (GC-MS) bewährt. Anhand des chromatographischen Profils lassen sich die Öle identifizieren und die Chemotypen unterscheiden. Verunreinigungen und Verfälschungen werden bis zu einem gewissen Grad sichtbar, ein Mindestgehalt an wirksamkeitsbestimmenden Inhaltsstoffen und eine Höchstmenge an kritischen Inhaltsstoffen (z. B. Ketongehalt im Salbeiöl) kann sichergestellt werden. Dabei erfolgt Identitätsprüfung und Qualitätssicherung anhand der Leitsubstanzen, die in großer Menge vorhanden sind und entsprechend als große Peaks sichtbar sind. Wirksamkeitsmitbestimmende Inhaltsstoffe sind oft nur in geringsten Menge vorhanden und dementsprechend nur als kleine Peaks erkennbar.

Abbildung 1.1 zeigt ein Beispiel, wie eine Falschdeklaration mittels GC-MS erkennbar ist. Die Beurteilung solcher GC-MS-Profile erfordert viel Erfahrung.

Weitere Verfahren: Weitere grundsätzliche Verfahren zur Qualitätssicherung, die vom Arzneibuch gefordert werden, sind:

- Messung der Peroxidzahl,
- Keimzahlprüfung,
- Prüfung auf Pestizidrückstände (siehe Kap. 1.1.6).

Peroxide: Peroxide entstehen in fetten wie auch in ätherischen Ölen mit Luftsauerstoff meist dann, wenn diese Öle schlecht gelagert oder alt sind. Peroxide sind reaktive Substanzen und können in höherer Konzentration reizend und gesundheitsschädlich sein. Sie selber sind nicht riechbar. Riechbar sind in stark oxidierten Ölen Folgeprodukte wie Aldehyde und Ketone. Deshalb sollen ätherische Öle nach dem Verfalldatum nicht mehr auf der Haut angewendet werden.

1.1.8 Ätherische Öle im Arzneibuch

Im „Deutschen Arzneibuch" (DAB), im Deutschen Arzneimittel-Codex (DAC) und im „Europäischen Arzneibuch" (Ph. Eur.) sind einige Monographien ätherischer Öle zu finden gemäß Ph. Eur. 6 Allgemeine Monographie „Ätherische Öle": Nach dieser Rahmenmonographie sind die Öle zu prüfen. Diese enthalten aber nur qualitative und quantitative Mindestanforderungen bezüglich des Vorhandenseins und Gehalts wichtiger oder charakteristischer Inhaltsstoffe und der weitestgehenden Abwesenheit von Verunreinigungen, wobei die Monographien im Europäischen Arzneibuch nach und nach an die ISO-Normen angeglichen werden. Unter anderem durch die geforderte Keimzahlprüfung und die Prüfung auf Pestizidrückstände gehen die Anforderungen der Arzneibücher über die ISO-Normen hinaus.

Chemotypen: Nachteilig ist bei den alten DAB- und DAC-Monographien, dass oft mehrere Stammpflanzen zugelassen sind, z. B. bei Eucalyptus- und Thymianöl. Nach Chemotypen wird selten unterschieden. Um die Unterschiedlichkeit bei den Chemotypen zu verdeutlichen, zeigt Abbildung 1.2 am Beispiel von Karottensamenöl das GC-MS-Profil von zwei sehr unterschiedlichen Chemotypen. Carotol ist der Chemotyp, der bei der Auswahl von Karottensamenöl aromatherapeutischen Wert besitzt.

1.1.9 Aufbewahrung und Haltbarkeit

Aufbewahrung

Ätherische Öle

- sollen möglichst dunkel in Braunglas-Flaschen bei gleichmäßiger Raumtemperatur (ca. 20 °C) gelagert werden.
- werden nach dem Gebrauch sofort wieder verschlossen, damit ein Verdunsten des ätherischen Öls vermieden wird. Sobald sich der Sauerstoffanteil in der Flasche erhöht, kann es zu Veränderungen der Ölqualität kommen. Durch Aufbewahrung unter Schutzgas (Argon) kann dies vermieden werden.
- sollen nach Ablauf des Haltbarkeitsdatums nicht mehr angewendet werden.
- gehören nicht in Kinderhände und müssen außer deren Reichweite aufbewahrt werden.

Haltbarkeit

- Ätherische Öle aus Schalenpressungen sollen nur maximal ein Jahr lang zur Therapie benutzt werden. Durch die Sauerstoffzufuhr und den Alterungsprozess entstehen vermehrt Keimansammlungen und Peroxide (siehe Kap. 1.1.7). Zu beachten ist, dass kaltgepresste Öle theoretisch leichter verkeimen können, da sie ja nicht erhitzt werden wie die destillierten Öle. Die Erfahrung zeigt aber, dass die Keimbelastung bei reinen ätherischen Ölen aus kontrolliert biologischem Anbau kein Problem darstellt.

- Ätherische Öle aus Kräuter- und Zweigdestillationen, wie Rosengeranie (*Pelargonium graveolens*), Salbei (*Salvia officinalis*) oder Zirbelkiefer (*Pinus cembra*), sind durchschnittlich ein bis maximal drei Jahre verwendbar. Für den therapeutischen Einsatz sind auch hier die Öle aus der jährlich frisch gewonnenen Ernte zu bevorzugen.
- Blütenöle wie Rose (*Rosa damascena*) und Jasmin (*Jasminum grandiflorum*) können relativ bedenkenlos über mehrere Jahre verwendet werden. Ylang-Ylang (*Cananga odorata genuina*) und römische Kamille (*Chamae-*

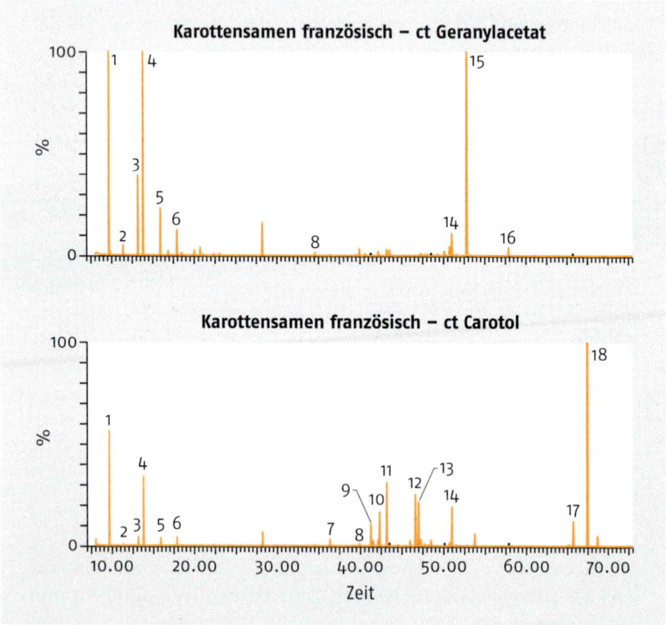

Abb. 1.2 Karottensamenöle der Chemotypen Carotol und Geranylacetat im Vergleich, GC-MS-Profile (Erläuterungen S. 27).

melum nobile) lassen sich zwei bis drei Jahre verwenden. Generell gilt, dass Öle, die aromatische Ester enthalten, recht stabil sind.

- Bewährt hat sich bei der Verwendung von Blütenölen die 10 %ige Verdünnung in Jojobawachs. Dadurch sind die wertvollen Blütendüfte nicht ganz so teuer, besser zu handhaben und in kürzerer Zeit aufgebraucht.
- Viele ätherische Öle aus Holzdestillationen wie Sandelholz (*Santalum album*) und auch Harzauszüge wie Benzoe (*Styrax tonkinensis*) gehören zu den Ölen, die relativ unbedenklich über längere Zeit aufbewahrt werden dürfen, immer vorausgesetzt, dies geschieht unter optimalen Bedingungen.

1.1.10 Anwendung und Dosierung von ätherischen Ölen

Allgemeine Regeln

Um die Aromatherapie im ganzheitlichen Sinn anwenden zu können und das richtige Verhältnis zum ausgewählten Öl zu finden, gelten Regeln. Beim Einsatz von ätherischen Ölen muss individuell gedacht und gehandelt werden.

Erläuterungen zu Karottensamenölen (Abb. 1.2)

Faktor 2 verstärkt:

1 α-Pinen
2 Camphen
3 β-Pinen
4 Sabinen
5 Myrcen
6 Limonen
7 Daucen
8 Linalool
9 Bergamoten
10 Bornylacetat
11 β-Caryophyllen
12 β-Farnesen
13 β-Sesquiphellandren
14 β-Bisabolen
15 Geranylacetat
16 Geraniol
17 Caryophyllenoxid
18 Carotol

unverstärkt:

1 α-Pinen
2 β-Pinen
3 Sabinen
4 Myrcen
5 Limonen
6 Daucen
7 Bergamoten
8 Bornylacetat
9 β-Caryophyllen
10 β-Farnesen
11 β-Sesquiphellandren
12 β-Bisabolen
13 Geranylacetat
14 Caryophyllenoxid
15 Carotol

Für die zu behandelnde Person gilt:
- je jünger, desto sparsamer,
- je leichter, desto weniger,
- je sensibler, desto geringer,
- je älter, desto häufiger.

Für die Befindlichkeit gilt:
- je größer die Schmerzen, desto mehr Öl,
- je chronischer die Beschwerden, desto länger die Behandlung.

Für die Menge eines ätherischen Öls gilt:
- je frischer die Note, desto mehr,
- je kostbarer der Duft, desto sparsamer,
- je schwerer das Öl, desto weniger.

Behandelt wird, so lange und so oft ein Duft der Nase gefällt und der Körper einverstanden ist. Bei Nichtgefallen oder wenn nicht mehr danach verlangt wird, kann die Anwendung beendet werden.

Körperöle

Um ein Körperöl zu erhalten, muss den ätherischen Ölen immer ein Träger wie z. B. ein fettes Pflanzenöl beigemengt werden.

Je höher der Anteil ungesättigter Fettsäuren im Basisöl und je wärmer die Haut ist, desto schneller verläuft dann der Aufnahmeprozess. Das ätherische Öl wirkt meist innerhalb weniger Minuten im Organismus. Es kann davon ausgegangen werden, dass ätherische Öle samt ihrem fetten Trägeröl binnen etwa einer Stunde vollständig von der Haut aufgenommen werden und von einem gesunden Organismus bereits nach etwa 90 Minuten verstoffwechselt sind.

Generell ist die Anwendung auf der feuchten Haut zu empfehlen. Idealerweise wird dazu ein Hydrolat verwendet, welches den Hydrolipidmantel und den ph-Wert der Haut stabilisiert.

Prinzipiell sollen folgende grobe Richtlinien bei der Anfertigung von Eigenrezepturen beachtet werden:
- Ein Körperöl soll eine Maximaldosis von 1 % ätherischem Öl enthalten, ein Babyöl maximal 0,5 %.

- Ein Massageöl kann bei seltener und kleinflächiger therapeutischer Anwendung bis zu 10 % ätherisches Öl enthalten. In den meisten Fällen genügen jedoch etwa 5 % ätherisches Öl.
- Ein Therapieöl wie z. B. für die punktuelle Schmerzbehandlung kann bis zu maximal 30 % ätherisches Öl enthalten. Diese hochprozentige Mischung darf aber nur über einen ganz kurzen Zeitraum angewendet werden, am besten sogar nur als einmalige Behandlung.
- Rezepturen, die individuell als Arzneimittel angeordnet und hergestellt werden, können in Verantwortung des Therapeuten auch deutlich höher dosiert werden.

1.1.11 Fette Pflanzenöle

Kaltgepresste Öle aus den Samen und Früchten von z. B.:

- Olive (*Olea europaea*),
- Mandel (*Prunus amygdalarus*),
- Haselnuss (*Corylus maxima*),
- Walnuss (*Juglans regia*),
- Jojobanuss (*Simmondsia chinensis*),
- Macadamianuss (*Macadamia integrifolia*),
- Hagebutte (*Rosa mosqueta*),
- Schwarzkümmel (*Nigella sativa*),
- Weizenkeimen (*Triticum aestivum*)
- Nachtkerzensamen (*Oenothera biennis*)
- Calophyllumöl (*Calophyllum inophyllum*)

sind hautverträglich, pflegend und heilend.

Dasselbe gilt für die Mazerate wie z. B.:

- Aloe-Vera-Öl (*Aloe vera*),
- Arnikaöl (*Arnica montana*),
- Calendulaöl (*Calendula officinalis*) und
- Johanniskrautöl (*Hypericum perforatum*).

Es sollten Öle aus erster Nativpressung Verwendung finden, da diese reich an ungesättigten Fettsäuren sind. Diese sind unseren Hautfetten sehr ähnlich, werden dadurch in den Hautstoffwechsel mit einbezogen, wirken feuchtigkeitsbindend, rückfettend und stärken die Hautfunktion. Hautprobleme erfahren Besserung.

> **Hinweis**
> Qualitätskriterien für fette Pflanzenöle in Therapie und Körperpflege:
> - möglichst Öle aus nativer Pressung verwenden,
> - möglichst aus kontrolliert biologischem Anbau (kbA),
> - Hinweis auf begrenzte Haltbarkeit, ungesättigte Fettsäuren oxidieren leicht und werden ranzig. Geruchsprüfung!
>
> Aufbewahrung dunkel, in Braunglas-Flaschen an einem Ort mit konstanter Temperatur.

Raffinierte Pflanzenöle

Diese Öle werden zwar als Pflanzenöle deklariert, aber bei der Gewinnung einem ausgeklügelten mechanischen Prozess unterzogen. Mit Lösungsmitteln, Bleichen, Desodorieren (oft als schonende Raffination bezeichnet) und eventuell Färben und Vitaminisieren wird dann ein sogenanntes „verbraucherfreundliches“, geschmacksneutrales und geruchsverfälschtes, haltbares Öl auf den Markt gebracht. Raffinierte fette Öle sind arm an den doch so wichtigen ungesättigten cis-Fettsäuren, da diese durch die Raffination in gesundheitsschädliche trans-Fettsäuren umgewandelt werden.

1.1.12 Aromatherapeutische Anwendungen

Baden mit ätherischen Ölen und Aromamischungen

Eine wohltuende, wirkungsvolle aromatherapeutische Anwendung ist das Baden mit ätherischen Ölen (siehe Tab 1.2). Der Vorteil ist, dass die gesamte Hautoberfläche die Wirkung des ätherischen Öls aufnehmen kann. Wichtig ist, die ätherischen Öle niemals pur ins Badewasser zu geben, sondern mit einem geeigneten reinen, natürlichen Emulgator zu vermischen. Für ein Wannenbad werden ca. 3–15 Tropfen ätherisches Öl benötigt. Diese werden mit 1–2 Esslöffel Emulgator vermischt und nach dem Einlaufen ins Wasser eingerührt.

Bewährte Emulgatoren in der Aromatherapie sind z. B.:
- Honig,
- Sahne,

- Neutralseife,
- Salz.

Waschungen mit ätherischen Ölen

Eine Waschung mit ätherischen Ölen (siehe Tab. 1.2) kann vor allem bei kranken Menschen angewendet werden, die das Bett nicht oder nur kurz verlassen dürfen. Es wird ein milder Reiz auf die Haut ausgeübt, der das Immunsystem stärkt, die Herz-Kreislauf-Funktionen anregt und das vegetative Nervensystem harmonisiert. So können Kreislaufschwäche, Abgeschlagenheit und Müdigkeit oder Einschlafprobleme behandelt werden.

Das entsprechende ätherische Öl muss mit einem Emulgator vermischt werden, ehe es ins Waschwasser gegeben werden kann. Meist genügen ein oder zwei Tropfen eines ätherischen Öls.

Naturparfüms aus ätherischen Ölen

Naturparfüms eignen sich bestens zur Aromatherapie, vor allem bei Anwendungen, die häufiger am Tag angewendet werden sollen, wie z.B. zur Therapieunterstützung bei psychischen Problemen. In diesem Fall erfolgt die nächste Anwendung oftmals im Abstand von ein bis zwei Stunden. Meist kann dann innerhalb von zwei oder drei Tagen auf längere Abständen zwischen den einzelnen Anwendungen übergegangen werden. Intensive Aromabehandlungen sollen unter Aufsicht aromatherapeutisch geschulter Fachleute erfolgen. Die Dauer der Anwendung richtet sich individuell nach „der Nase“, die vorgibt ob der Duft noch gefällt und somit nach den persönlichen Bedürfnissen und den zu behandelnden Themen.

Naturparfümmischungen eignen sich zudem gut zur Therapieunterstützung im Reflexzonenbereich, indem das Parfüm auf die entsprechende Reflexzone aufgetragen bzw. einmassiert wird. Solche Anwendungen sollten aber nur von erfahrenen Therapeuten oder unter deren Anleitung durchgeführt werden.

Naturparfüms sind frei von Konservierungsmitteln, können vollständig verstoffwechselt werden. Zur Anwendung und Aufbewahrung dienen am besten 5-ml-Braunglasflaschen mit einem Tropfeinsatz für fette Öle. Als Grundlage zur Verdünnung der ätherischen Öle eignet sich Jojobawachs (*Simmondsia chinensis*) bei Naturparfüms am besten.

Hinweis

Bei der Herstellung von Naturparfüms gilt auch hier wieder die Grundregel: „weniger ist mehr". Je intensiver und kostbarer ein Duft, desto weniger Tropfen werden verwendet. Bei den teuren Blütenölen genügen erfahrungsgemäß zwei bis drei Tropfen für 5 ml Parfüm. Meistens werden 5–10 %ige Mischungen, also etwa zehn bis zwanzig Tropfen eines ätherischen Öls mit 10 ml Jojobawachs (*Simmondsia chinensis*) verdünnt Von einem Duftparfüm wird immer nur ein Tropfen hinter dem Ohr, in der Brustfalte, im Pulsbereich am Handgelenk, in der Armbeuge oder der Kniekehle oder auf der Fußsohle aufgetragen.

Wechselwirkungen und Gegenanzeigen

Die wichtigste Kontraindikation gegen die Benutzung eines ätherischen Öls bzw. einer Mischung ist damit immer die ablehnende Haltung der eigenen Nase. Auch wenn sonst nichts gegen die Nutzung eines Öls spricht, das Öl jedoch als unangenehm empfunden wird, sollte es sicherheitshalber nicht angewendet werden.

Anwendung in der Schwangerschaft

Es gibt einige Regeln, die in der Schwangerschaft beachtet werden sollten:

- Campheröle, Eucalyptusöle und Pfefferminzöle dürfen auf Grund des Ketongehalts von einer Schwangeren nicht verwendet werden.
- Eine schwangere Frau soll insbesondere Gewürzöle wie Nelke (*Syzygium aromaticum*), Ingwer (*Zingiber officinalis*) und Zimt (*Cinnamomum verum*) meiden, da diese bei einer Neigung zu vorzeitigen Wehen diese verstärken und Frühgeburtswehen auslösen können.
- Blutdrucksteigernde Öle wie Lavandin (*Lavandula burnati*), Rosmarin Typ Camphora (*Rosmarinus oficinalis*), Ravintsara (*Cinnamomum camphora*), Ysop (*Hysopus officinalis*) und Thymian Thymol (*Thymus vulgaris*) sollten nicht ohne Absprache mit einer aromatherapeutisch erfahrenen Hebamme oder Arzt/Ärztin angewendet werden.
- Bei zu niederem Blutdruck gilt es, auf folgende Einzel-Öle zu verzichten: Lavendel extra (*Lavandula officinalis*), Majoran (*Origanum majorana*), Muskatellersalbei (*Salvia sclarea*), Narde (*Nardostachys jatamansi*) und

Ylang-Ylang (*Cananga odorata*). Die Angaben zur Blutdruckbeeinflussung gelten selbstverständlich auch außerhalb einer Schwangerschaft.

Anwendung bei Säuglingen und Kleinkindern

- In der direkten Umgebung eines Säuglings sollen überhaupt keine Düfte verwendet werden, um seine Nase nicht zu irritieren.
- Ätherische Öle werden bei Säuglingen und Kleinkindern nur zur Therapie eingesetzt, z.B. die verdauungsanregenden Öle von Kümmel (*Carum carvi*), Fenchel (*Foeniculum vulgare*), Anis (*Pimpinella anisum*) und Koriander (*Coriandrum sativum*), die bei Bedarf in einem Massageöl angewendet werden können.
- Alle sehr frisch und anregend riechenden Öle werden besser nicht verwendet. Grundsätzlich wird sowohl das grundsätzliche Risiko einer Atemdepression wie auch des Glottisödems immer mit stark riechenden Substanzen, wie Kampfer und Menthol in Verbindung gebracht, deshalb dürfen diese Substanzen keinesfalls beim Säugling angewandt werden.

Ungeeignete Öle bei Sonnenbad und für Allergiker

Photosensibilisierende Öle sind z.B.:

- Gepresste Zitrusöle, außer Orange (*Citrus sinensis dulcis*). Mandarine (*Citrus reticulata*) wirkt nur schwach photosensibilisierend.
- Eisenkraut, französisch (*Lippia citriodora*),
- Angelikawurzel (*Angelica archangelica*),
- Kreuzkümmel (*Cuminum cyminum*).

Diese photosensibilisierenden Öle erhöhen die Lichtempfindlichkeit der Haut und können dosisabhängig auch bei Allergikern zu Hautreizungen führen.

Ungeeignete Öle für Epileptiker und Asthmatiker

Menschen mit chronischen Krankheiten sollten bei der Verwendung von ätherischen Ölen vorsichtig sein. Gerade für sie ist es unerlässlich, immer zuerst an einer ätherischen Ölflasche zu riechen. Epileptiker und Asthmatiker sollten dabei unbedingt darauf achten, die Flaschen mit gebührendem Nasenabstand zu prüfen.

Hinweis

Auf keinen Fall verwenden:
- Rosmarin Typ Camphora (*Rosmarinus officinalis*).
- Campher (*Cinnamomum camphora*).
- Salbei (*Salvia officinalis*) wobei die thujonarme Variante erlaubt ist.
- Ysop (*Hyssopus officinalis*). Der kriechende Ysop (*Hyssopus officinalis* var. *decumbens*) ist erlaubt.

Vorsichtig verwenden:
- Fenchelöl (*Foeniculum vulgare*).
- Anisöl (*Pimpinella anisum*).

Hautreaktionen bei ätherischen Ölmischungen

Sollten trotz aller Vorsichtsmaßnahmen Hautreaktionen auftreten, so muss die Anwendung sofort abgebrochen werden. Gegenmaßnahmen sind Waschungen mit Seife und abführende Maßnahmen, damit der Stoffwechselprozess beschleunigt wird und eine schnelle Ausscheidung erfolgt.

Grundsätzlich gilt zu beachten, dass vor einer aromatherapeutischen Anwendung auf der Haut keine paraffinhaltigen Öle oder Bäder verwendet wurden. Ebenso gilt darauf zu achten, dass nach der Benutzung eines duftenden Pflanzenöls nur atmungsaktive Textilien getragen werden. Bei Babys darf nach einer Bauchmassage die Höschenwindel die Abdunstung nicht behindern.

Hinweis

Sollte ein ätherisches Öl in die Augen geraten sein, so muss das Auge sofort mit reichlich Wasser gespült werden. Anschließend sollte unbedingt eine Ärztin oder ein Arzt aufgesucht werden.

Homöopathie und Aromatherapie

Immer wieder gibt es Diskussionen darüber, inwieweit sich beide Therapieformen gegenseitig ausschließen oder ergänzen. Unstrittig ist, dass

Campher nicht in unmittelbarer Kombination mit einem homöopathischen Arzneimittel eingenommen werden soll. Gleiches gilt für sämtliche campherartigen ätherischen Öle wie Eucalyptusöle und fast alle Minzsorten. Nanaminze enthält kein Menthol, nur Carvon und kann so verwendet werden.

Von diesen Ausnahmen abgesehen lassen sich beide Heilmethoden jedoch gut miteinander ergänzen.

Dosierungen und Anwendungshinweise

Tabelle 1.2 gibt Hinweise, wie Zubereitungen mit ätherischen Ölen und Ölmischungen dosiert werden können. Zu bedenken ist hier, dass die Dosis das Gift macht, d.h. Nebenwirkungen sind oft auf Überdosierungen zurückzuführen.

1.1.13 Rechtliche Grundlagen

Ätherische Öle sind als konzentrierte Natursubstanzen nicht nebenwirkungsfrei. Bei unerwünschten Nebenwirkungen haftet der Hersteller für die Produktqualität, die Apotheke in der Rezeptur auch für die zulässige Anwendung und Konzentration, der verordnende Therapeut für Indikation und Dosierung.

Herstellung individueller Rezepturen für den Eigenbedarf

Für sich selbst können Personen, die ätherische Öle anwenden möchten, eigene Mischungen nach den persönlichen Vorlieben kreieren, da dies keine Herstellung zum „Inverkehrbringen“ darstellt.

Herstellung von Rezepturen in der Apotheke

Einzelne Mischungen können als Rezeptur nach Apothekenbetriebsordnung hergestellt werden. Dabei ist eine Prüfung des Endprodukts nicht notwendig, wenn die Qualität durch das Herstellungsverfahren gesichert ist. Die Kennzeichnung erfolgt nach § 14 ApBetrO, das Produkt steht dem Kunden sofort nach der Herstellung zur Verfügung.

Häufig vorkommende Mischungen können auch als „Bulkware“ vorrätig gehalten werden und bei Bedarf dann abgefüllt und etikettiert werden (Herstellung und Kennzeichnung entsprechen einer Rezeptur).

Bei nachgewiesener häufiger ärztlicher Verordnung (100er Regel) oder bei Vorliegen einer Standardzulassung können Aromatherapeutika auch als Fertigarzneimittel nach § 21 AMG in Verkehr gebracht werden. Es handelt sich dabei um eine Defektur nach § 8 ApBetrO. Hier kann die Herstellung im Voraus erfolgen.

Tab. 1.2 Dosierungen und Anwendungshinweise für Zubereitungen mit ätherischen Ölen.

Art der Anwendung	Hilfsmittel	Dosierung für Kinder	Dosierung für Erwachsene
Duftlampe	Wasser, je nach Raumgröße	1–5 Tropfen	5–15 Tropfen
Vollbad	Honig 2–4 EL, Sahne 2–3 EL, Neutralseife 1–2 EL, Totes-Meer-Salz 250–1000 g	3–7 Tropfen	7–12 Tropfen
Teilbad	Siehe Vollbad	1–3 Tropfen	3–10 Tropfen
Körperöl 100 ml	100 ml natives Pflanzenöl	–	15–20 Tropfen
Massageöl 100 ml	100 ml natives Pflanzenöl	–	25–30 Tropfen
Aromawickel	Honig 1 Teel oder Quark 1 Essl. oder Heilerde	–	1–2 Tropfen
Körperöle oder Massageöle als Badezusatz	Honig oder Sahne s. o.	2 Teel.	1–2 Essl.

Zugelassene Hersteller

Für entsprechend der jeweiligen Gesetzgebung zugelassene Hersteller bestehen folgende Möglichkeiten:

LFGB (Lebensmittel-, Bedarfsgegenstände- und Futtermittelgesetzbuch): Ätherische Öle und Mischungen daraus können als Kosmetikum, als Lebensmittel oder als Bedarfsgegenstand (zur Geruchsverbesserung) nach LFGB in Verkehr gebracht werden. Die Kennzeichnung richtet sich nach der ausgelobten Inverkehrbringung:

- Rezepturen zur Pflege als Kosmetika können mit den entsprechenden Anforderungen der Kosmetikverordnung (u.a. Sicherheitsdossier, GMP-Herstellung, Anmeldung bei der zuständigen Behörde vom dem ersten Inverkehrbringen) in den Verkehr gebracht werden. Kosmetika dienen in erster Linie der Pflege der Haut, sie können aber auch therapieunterstützend eingesetzt werden, wie z.B. die Original IS Aromamischungen.
- Als Lebensmittel unterliegen sie den Vorschriften des Lebensmittelrechts, auch hinsichtlich der Höchstmengenverordnung der eventuell enthaltenen Rückstände.
- Als Bedarfsgegenstand unterliegen sie dem Chemikaliengesetz und sind nicht zur Anwendung am Menschen zugelassen.

Medizinproduktegesetz: Ätherische Öle und Mischungen daraus können auch als Medizinprodukt nach dem Medizinproduktegesetz in Verkehr gebracht werden. Hierbei ist eine Anmeldung beim DIMDI (Deutsches Institut für medizinische Dokumentation und Information) und eine Überprüfung durch die zuständige Behörde vor dem Inverkehrbringen notwendig.

Arzneimittelgesetz: Als Arzneimittel können ätherische Öle und Mischungen daraus nach den Anforderungen des AMG (Arzneimittelgesetz) als Standardzulassung oder mit einer Einzelzulassung von zugelassenen pharmazeutischen Unternehmen in den Verkehr gebracht werden.

Individuelle Rezepturen in entsprechender Dosierung können ebenfalls mit entsprechender Wirkung als Arzneimittel in der Apotheke hergestellt werden.

Biozidgesetz: Bei Präparaten, die Insekten vertreiben sollen (Repellentien) ist das Biozidgesetz zu beachten.

Etikettierung und Kennzeichnung von Aromatherapeutika

Entsprechend der Form der Zulassung und der Inverkehrbringung ist das Etikett zu gestalten.

So sieht z.B. eine Rezeptur mit der Kennzeichnung nach ApBetrO (exakte Rezepturangabe, Name z.T. mit Indikation) anders aus als ein Kosmetikum welches nach Kosmetikverordnung (INCI-Bezeichnungen, Mindesthaltbarkeit, sensibilisierende Stoffe usw.) etikettiert wurde oder als das Etikett eines Bedarfsgegenstandes.

Ziel jeder Kennzeichnung ist die Nachvollziehbarkeit der Inhaltsstoffe und der Schutz des Verbrauchers vor Gesundheits- oder sonstigen Schäden. Die Anforderungen der Kennzeichnung richten sich also nach der Verwendung, daher ist die Anforderung für ein Kosmetikum oder gar ein Arzneimittel zur Anwendung am oder im Menschen höher als bei einem Bedarfsgegenstand zur Anwendung in der Duftlampe.

1.2 Grundlagen der Therapie mit Bach-Blüten

1.2.1 Allgemeines

Die Therapie mit Blütenextrakten wurde von dem britischen Arzt Dr. Edward Bach, (1886–1936) entwickelt. Dr. Bach, ein tiefreligiöser Mensch, der von der Homöopathie fasziniert war, suchte nach einer Heilmethode, die einfacher anzuwenden war als die klassische Homöopathie. Er stellte fest, dass viele Krankheiten eine seelische Ursache haben oder durch seelische Fehlhaltungen verschlimmert werden. Er war als Arzt mit der damaligen Schulmedizin nicht zufrieden und suchte nach einer einfachen Heilmethode, die die seelische Ursache der körperlichen Krankheit heilt. Er entdeckte die Heilkraft von Pflanzen und so entwickelte er die Bach-Blütentherapie mit 38 Blütenessenzen und der Rescue Remedy.

Bach-Blüten werden zur Auflösung psychischer Blockaden verwendet, sie ergänzen das therapeutische Gespräch und helfen, Erkenntnisse im täglichen Leben umzusetzen. Bach-Blüten werden nicht für körperliche Symptome eingesetzt, können aber flankierend zu somatischen Therapien sehr hilfreich sein.

1.2.2 Die 38 Bach-Blüten und Rescue-Tropfen

In Tabelle 1.3 sind die wässrigen Blütenauszüge aufgeführt, die in Stockbottles erhältlich sind.

Tab. 1.3 Beschreibung der 38 Bach-Blüten und der Rescue-Tropfen.

Nr.	Name	Deutsch	Beschreibung
1	Agrimony	Odermennig	Quälende Gedanken werden hinter einer Fassade von Sorglosigkeit verborgen
2	Aspen	Zitterpappel	Hat Angst vor drohendem Unheil
3	Beech	Rotbuche	Hat wenig Mitgefühl, ist überkritisch
4	Centaury	Tausendgüldenkraut	Ist willensschwach, Beeinflussung durch andere
5	Cerato	Bleiwurz	Ist unsicher
6	Cherry Plum	Kirschpflaume	Ist unbeherrscht, Angst vor Kurzschlusshandlungen
7	Chestnut Bud	Knospe der Rosskastanie	Unfähig, aus Fehlern zu lernen
8	Chicory.	Wegwarte	Ist besitzergreifend, mischt sich überall ein
9	Clematis	Weiße Waldrebe	Ist geistig abwesend
10	Crab Apple	Holzapfel	Genügt eigenen Ansprüchen nicht
11	Elm	Ulme	Fühlt sich seiner Aufgabe nicht gewachsen
12	Gentian	Herbstenzian	Zweifelt, ist pessimistisch
13	Gorse	Stechginster	Ist hoffnungslos
14	Heather	Schottisches Heidekraut	Ist egozentrisch, verlangt Zuwendung
15	Holly	Stechpalme	Ist eifersüchtig, neidisch
16	Honeysuckle	Echtes Geißblatt	Verarbeitet vergangene Ereignisse nicht

Nr.	Name	Deutsch	Beschreibung
17	Hornbeam	Weißbuche	Fühlt sich täglichen Anforderungen nicht gewachsen
18	Impatiens	Drüsentragendes Springkraut	Zeigt überschießende Reaktionen, reagiert gereizt
19	Larc	Lärche.	Hat Mangel an Selbstvertrauen
20	Mimulus	Gefleckte Gauklerblume	Ist schüchtern, ängstlich
21	Mustard	Wilder Senf	Ist depressiv und melancholisch
22	Oak	Eiche	Hat großes Pflichtgefühl, ist tapfer
23	Olive	Olive	Alles ist zu viel
24	Pine	Schottische Kiefer	Macht sich Vorwürfe, hat Schuldgefühle
25	Red Chestnut	Rote Kastanie	Hat Angst um andere
26	Rock Rose	Gelbes Sonnenröschen	Reagiert panisch
27	Rock Water	Wasser aus heilkräftigen Quellen	Hat starre Ansichten, unterdrückt eigene Bedürfnisse
28	Scleranthus	Einjähriger Knäuel	Ist unausgeglichen, wechselhaft
29	Star of Bethlehem	Doldiger Milchstern	Ist traurig, voll Kummer
30	Sweet Chestnut	Edelkastanie	Innere Ausweglosigkeit
31	Vervain	Eisenkraut	Ist übereifrig
32	Vine	Weinrebe	Will eigenen Willen durchsetzen
33	Walnut	Walnuss	Ist wankelmütig und verunsichert

Nr.	Name	Deutsch	Beschreibung
34	Water Violet	Sumpfwasser-feder	Ist stolz und zurückhaltend
35	White Chestnut	Weiße Kastanie	Denkt zu viel nach
36	Wild Oat	Waldtrespe	Ist völlig unentschlossen
37	Wild Rose	Heckenrose	Fühlt sich teilnahmslos
38	Willow	Gelbe Weide	Ist verbittert
39	Rescue	Erste Hilfe Trop-fen	Ist durch Schreck und Schock aus dem Gleichgewicht gekom-men

Beispiele

Impatiens, das drüsentragende Springkraut, hilft, wenn eine Frau so in Eile ist, voller Ungeduld, wieder gesund zu sein, dass sie die nötige Schonung nicht einhalten kann und ihrer Gesundung erfolgreich selbst im Wege steht.

Dagegen hat eine Frau, die **Gorse**, den Stechginster, braucht, vor der Krankheit resigniert. Sie lässt „die Flügel hängen“ und glaubt nicht mehr daran, dass es noch Hoffnung auf Besserung für sie gibt.

1.2.3 Wahl der Blüten in der Therapie

Die benötigten Blüten werden nach den aktuell vorherrschenden negativen Einstellungen und seelischen Blockaden aus dem therapeutischen Gespräch heraus ausgewählt. Als Ergänzung kommen Fragebögen oder intuitive Methoden wie Kinesiologie in Frage, die aber das Gespräch keinesfalls ersetzen können. Im Allgemeinen werden 4–6 verschiedene Blüten miteinander kombiniert. Die Dauer der Einnahme beträgt normalerweise sechs Wochen. Bei schwangeren Frauen ändert sich das Befinden oft rasch. Erfahrungsgemäß ist es sinnvoll, nach zwei Wochen zu überprüfen, ob die gewählte Mischung neu angepasst werden muss. Die Mischungen sind individuell sehr verschieden.

Notfalltropfen

Dr. Bach hat lediglich eine fixe Mischung hinterlassen, die „Notfalltropfen“, „Rescue Remedy“. Dabei handelt es sich um eine Mischung aus:

- Star of Bethlehem (doldiger Milchstern, *Ornithogalum umbellatum*),
- Rock Rose (gelbes Sonnenröschen, *Helianthemum nummularium*),
- Impatiens (drüsentragendes Springkraut, *Impatiens glandulifera*),
- Cherry Plum (Kirschpflaume, *Prunus cerasifera*),
- Clematis (weiße Waldrebe, *Clematis vitalba*).

Rescue Remedy wird nach einem seelischen Schock eingesetzt. Zum Beispiel nachdem eine Frau eine belastende Diagnose erfahren hat oder nach einem seelischen Trauma, etwa nach einem Notfallkaiserschnitt. Dr. Edward Bach erprobte diese Mischung in seiner Heimat Wales bei Fischern, die beinahe ertrunken waren und durch den Schock innerlich wie erstarrt waren.

Das Rescue-Spray ist eine andere Darreichungsform der Tropfen und wird genauso eingesetzt. Die Dosierungsempfehlung lautet hier: zwei Sprühstöße auf die Zunge.

Rescue Cream

Bach entwickelte zusätzlich noch die Rescue-Cream, die die gleichen Blütenessenzen wie die Rescue-Tropfen enthält und zusätzlich noch die Blüte Crab Apple. Rescue-Cream wird äußerlich eingesetzt.

Inzwischen gibt es noch weitere Rescue-Präparate.

1.2.4 Dosierung

Bach-Blüten werden als Konzentrate in Vorratsfläschchen, den „Stockbottles“ geliefert. Aus diesen werden die Einnahmemischungen hergestellt.

Herstellung der Einnahmemischungen

Einzelgabe: Bei ganz akuten Ereignissen können direkt aus der Stockbottle 2 Tropfen als Einzelgabe genommen werden. Kinder nehmen die Hälfte.

Wasserglasmethode: Bei akuten bis mittelfristigen Störungen wird die Wasserglasmethode gewählt:

In ein Glas mit Quellwasser (150 ml) werden von jeder gewählten Blütenessenz 2 Tropfen gegeben. Rescue Remedy (Notfalltropfen) zählt als eine Blüte, es werden davon aber 4 Tropfen genommen. Das Glas wird in kleinen Schlucken über eine $^1/_2$ Stunde verteilt ausgetrunken, jeder Schluck sollte eine Weile im Mund behalten werden.

Einnahmefläschchen: Bei längeren Krankheiten und Störungen wird die Mischung über mehrere Tage oder Wochen benötigt, es wird ein Einnahmefläschchen hergestellt:

In ein Pipettenglas (30 ml) werden 20 ml Quellwasser (z. B. Volvic) und 10 ml

40 %iger Brandy oder Weingeist gegeben. Dazu kommen 3 Tropfen von jeder benötigten Blüte, bzw. 4 Tropfen Rescue Remedy.

In der Apotheke wird zur Konservierung oft Ethanol 50 % verwendet. Ist eine Konservierung mit Alkohol nicht gewünscht, so kann mit Obstessig konserviert werden.

Konservierte Bach-Blütenmischungen können sechs Wochen lang verwendet werden. Unkonservierte Mischungen nur eine Woche lang.

Dosierung: 4 × 4 Tropfen pro Tag auf die Zunge außerhalb der Mahlzeiten.

Wenn in der Praxis individuelle Bach-Blütenmischungen hergestellt werden, so müssen immer die Einzelbestandteile, Art der Konservierung, Name, Abfülldatum und die Haltbarkeit auf dem Etikett notiert werden.

1.2.5 Nebenwirkungen und Wechselwirkungen

Unerwünschte Wirkungen sind bei sachgerechter Anwendung nicht bekannt. Bei starker Überdosierung können heftige psychische Reaktionen z. B. Albträume auftreten, die nach dem Absetzen schnell wieder verschwinden. Eine Gefahr droht lediglich dadurch, dass von den Bach-Blüten auch eine Heilung somatischer Beschwerden erwartet wird und eine notwendige schulmedizinische Behandlung verzögert wird.

Wechselwirkungen mit allopathischen Arzneimitteln sind ebenfalls nicht bekannt. Bach-Blüten können adjuvant zu fast allen anderen Therapien eingesetzt werden. Probleme können sich allerdings bei einer klassisch homöopathischen Behandlung ergeben, da sich unter der Einnahme von Bach-Blüten die zur Mittelfindung so wertvollen Geist- und Gemütsymptome verändern und die Anamnese schwieriger wird. Ein wissenschaftlich anerkannter Nachweis ist bislang für die Wirkung nicht erbracht worden, es handelt sich um eine empirisch gut bewährte Therapieform.

1.3 Grundlagen der Homöopathie

Begründer der klassischen Homöopathie ist Samuel Hahnemann (1755–1843). Der Begriff Homöopathie stammt aus dem Griechischen (Homöopathie = ähnliches Leiden) und wurde von ihm geprägt. Homöopathie ist eine Reiz- und Regulationstherapie, bei der das durch Krankheit gestörte Gleichgewicht im Körper wieder hergestellt wird. Die Homöopathie sieht, wie die anderen naturheilkundlich orientierten Ganzheitstherapien auch:

- eine Krankheit als eine Schwächung der Lebenskräfte,
- eine Heilung als eine Stärkung der Lebenskräfte.

1.3.1 Ähnlichkeitsregel

Zugrunde liegt der berühmte Leitsatz von Samuel Hahnemann:

„Similia similibus curentur." Ähnliches werde durch Ähnliches geheilt.

Mit einem Beispiel lässt sich dieses **Simile-Prinzip** leicht veranschaulichen:

Gesunde Menschen essen eine Tollkirsche und erleiden die bekannten Vergiftungserscheinungen, so wie kranke Menschen diese Symptome ohne deren Einnahme haben: hohes Fieber, hochroter Kopf, Delirium, Schweißausbrüche, Sonnenunverträglichkeit, Durst, ohne das Bedürfnis viel zu trinken usw.

Diesen Kranken hilft Belladonna – die Tollkirsche.

Durch die Ähnlichkeitsregel bekommt die Arznei Zugang zu blockierten und geschwächten Ordnungskräften bzw. Abwehrmechanismen, und der Heilungsprozess wird gefördert.

Hahnemann experimentierte mit den Urtinkturen der Pflanzen und musste erkennen, dass sie erhebliche Nebenwirkungen zeigten, im Extremfall sogar zum Tod führen konnten. Er fing an, die Tinkturen zu verdünnen und zu potenzieren, indem er die verdünnte Arznei verschüttelte. Dabei stellte er fest:

Beim Gesunden traten die Krankheitssymptome nur noch in abgeschwächter Form auf. Beim Kranken halfen sie, die Krankheit zu überwinden.

1.3.2 Arzneimittelbilder

Die Arzneimittelprüfung ist eine Methode zur Untersuchung der Wirkung des jeweiligen Mittels. Hahnemann hat daraus die Arzneimittelbilder, die Prüfungssymptome an gesunden Menschen, niedergeschrieben. Sie werden noch heute ständig erweitert, denn die Homöopathie ist eine nie endende Beobachtungsheilkunde.

Leitsymptome und Modalitäten

Das Arzneimittelbild, der Inbegriff aller Krankheitselemente, beinhaltet:

- Gemütssymptome wie z. B. Angst, emotionale Reaktionen, Reizbarkeit, Verschlossenheit.
- Leitsymptome: Beschreibung des Beschwerdebildes sowie Verlangen in Bezug auf die Nahrungsaufnahme, Durst, Hautreaktionen und Schweißbildung.
- Modalitäten wie Verschlimmerung oder Besserung der Symptome. Wirkung von Kälte und Wärme, Bewegung und Ruhe. Veränderung mit der Tageszeit, Jahreszeit, Körperseite.

In der Homöopathie werden keine Diagnosen gestellt und behandelt, sondern der Mensch wird in seiner Gesamtheit betrachtet.

1.3.3 Arzneiwirkung

Eine Arzneiwirkung tritt ein, wenn Besserung auf der psychischen Ebene einsetzt, wie z. B.: aus Angst Zuversicht wird, die Beschwerden nicht mehr diskutiert werden wollen, aber auch bedrohliche Zustände wie Asphyxie oder Wehenkrampf sich sofort lösen. Für eine weitere Beurteilung des Heilungsverlaufs, insbesondere bei chronischen Krankheiten hilft die Hering'sche Regel: Diese besagt:

„Wenn der Krankheitsprozess von oben nach unten und von innen nach außen verläuft, nimmt die Krankheit den richtigen Weg, und Heilung tritt ein."

Das heißt, wenn nach Fieber ein Hautausschlag erfolgt, so ist dies ein gutes Zeichen. Er sollte dann nicht unterdrückt, sondern zugelassen werden. Die Haut ist die äußerste Schicht unseres Körpers und ein großes, wichtiges Ausscheidungsorgan. Wenn aber nach dem Hautausschlag ein Asthma-Anfall auftritt, nimmt die Krankheit den falschen Weg, das heißt der Zustand verschlimmert sich und muss schnellstens behandelt werden.

Beispiele für eine Arzneiwirkung im homöopathischen Sinne:

- Aus Angst wird Zuversicht.
- Die Schwangere empfindet noch Übelkeit, aber leidet nicht mehr darunter.
- Die Frau kann die Geburtsarbeit wieder leisten.
- Das fiebrige Kind wird ruhig, die Angst weicht.
- Bei Unruhe tritt Schlaf ein.
- Die verstopfte Nase läuft.

1.3.4 Arzneiherstellung, Potenzierungsverfahren

Die Arzneien werden gemäß dem homöopathischen Arzneibuch (HAB) aus Pflanzen, Tieren, Mineralien, Metallen und Krankheitserregern hergestellt.

Die Arzneipotenzierung wird heute noch nach einem von Hahnemann festgelegten Potenzierungsverfahren ausgeführt. Es werden feste Substanzen zerkleinert und anschließend im Verhältnis 1:100 mit einem Verdünnungsstoff, wie Milchzucker oder Alkohol vermischt und potenziert. Die Potenzierung erfolgt bei Milchzucker durch genau vorgeschriebene Verreibung, bei Alkohol durch zehn kräftige Schüttelschläge. Auf diese Weise wird die C 1 Potenz hergestellt. Aus dieser wird ein Teil mit 99 Teilen Verdünnungssubstanz wiederum potenziert. Somit entsteht die C 2 Potenz. Daraus wird wieder ein Teil entnommen und wiederum mit 99 Teilen zur C 3 potenziert. Auf diesem Weg wird die Arznei hochpotenziert bis zu C 200 und so weiter. Die Überlegung, mit D-(Dezimal-) oder C-(Centesimal-)Potenzen zu arbeiten ist historisch begründet.

In Deutschland wird sehr häufig mit D-Potenzen gearbeitet. Es werden also zu dem einen Teil der Arzneisubstanz 9 Teile Verdünnungsstoff gegeben. Nach Verschüttelung wird ein Teil übernommen und mit weiteren neun Teilen Verdünnungsstoff die nächste Potenz hergestellt usw. Analog werden die C-Potenzen mit 1 Teil Arzneisubstanz und 99 Teilen Verdünnungsstoff potenziert.

Feststoffe werden vor der Potenzierung erst verrieben. Zur genauen Herstellung der einzelnen Homöopathika ist das HAB (homöopathisches Arzneibuch) das geeignete Nachschlagewerk, da je nach Ausgangssubstanz das Vorgehen differieren kann.

1.3.5 Arzneiformen und Haltbarkeit

Die Arzneien werden in verschiedenen Zubereitungen angeboten:

- Dilutionen,
- Triturationen,
- Tabletten,
- Globuli,
- Ampullen zur Injektion.

Homöopathische Arzneimittel haben in der Regel vom Gesetzgeber eine Haltbarkeit von maximal fünf Jahren. Um auf Alkoholgabe bei Schwangeren und Säuglingen zu verzichten, werden vorzugsweise Globuli gewählt.

1.3.6 Einnahme

Potenzwahl

Die Potenzwahl ist sehr individuell. Es kann je nach Beschwerdebild zwischen Hoch- und Tiefpotenzen gewählt werden.

Die Potenz kann am einfachsten bestimmt werden, indem versucht wird zu erkennen, ob es sich um ein rein körperliches Symptom handelt, oder ob die psychisch-geistigen Symptome im Vordergrund stehen, die körperlichen Beschwerden oft zugrunde liegen.

Hinweis

Richtlinien zur Potenzwahl:

- Je seelischer die Problematik, desto höher die Arzneipotenz.
- Je körperlicher die Beschwerden, desto niederer die Arzneipotenz.

In Akutphasen kann bei entsprechendem Arzneimittelbild die häufige Gabe einer bewährten Tiefpotenz erfolgen, sofern diese angezeigt ist.

Wenn eine Hochpotenz verabreicht wird, muss die Simileregel erfüllt sein, um eine Arzneimittelprüfung zu vermeiden.

Potenzwahl in Schwangerschaft und Stillzeit

Hinweis: Tiefe Potenzen dürfen aus grundsätzlichen rechtlichen Gründen in der Schwangerschaft und Stillzeit nur nach Rücksprache mit Arzt oder Hebamme empfohlen werden. Ab D 6 bzw. C 3 ist rechnerisch noch 1 Millionstel, ab D 23 und ab C 12 sind keine stofflichen Anteile mehr enthalten.

> **Hinweis**
>
> Auch Schüßler-Salze sind homöopathische Mittel in tiefer Potenz und dürfen daher ebenfalls aus grundsätzlichen rechtlichen Gründen in der Schwangerschaft und Stillzeit nur nach Rücksprache mit Arzt oder Hebamme empfohlen werden. Es gibt keine Studien zur Sicherheit und, wie in der Allopathie beschrieben, daher keine Zulassung für Schwangerschaft und Stillzeit.

Dosierung

Die Dosierung wird von den Therapeuten unterschiedlich gehandhabt. Hier eine allgemeine Dosierungsangabe für homöopathische Arzneien.

Einer Einmalgabe entsprechen:

- Zwei bis fünf Globuli.
- Zwei bis fünf Tropfen.
- Eine Tablette.
- Bei tiefen D-Potenzen wird nicht unter 5 Globuli therapiert.

Bei der Arzneigabe beachten:

Je akuter die Störung, desto tiefer die Potenz, desto häufiger die Arzneigabe.

Einnahmeschema: Bei Tiefpotenzen, also bis zur C 30, bewährt sich ein einfaches Einnahmeschema. So oft, wie die Zahl der Potenz sich in 24 Stunden einteilen lässt, so oft wird die Arznei eingenommen. Also eine D/C 6 bis zu viermal am Tag. Eine D/C 12 zweimal am Tag. Bei Schwangeren und Säuglingen empfiehlt sich grundsätzlich, eine Gabe weniger zu verordnen. Bei C-Potenzen sogar nur die Hälfte, denn auf Grund ihrer gesteigerten Sensibilität tritt eine rasche und gute Arzneiwirkung ein.

Ab D 23 ist das homöopathische Mittel wirkstofffrei, wenn stoffliche Wirkungen ganz vermieden werden sollen, so können Potenzen ab D 23 oder ab C 12 gewählt werden.

Bei Hochpotenzen ist im Normfall eine einmalige Gabe ausreichend. Im Bedarfsfall die Arznei noch einmal mit einem (Holz- oder Plastik-, kein Silber-) Löffel in einem Glas Wasser verrühren und schluckweise trinken, nach Angaben des Therapeuten. Eine abwartende Haltung ist immer zu bevorzugen, außer in akuten Situationen muss wiederholt werden. Sollte keine Besserung eintreten, ist es notwendig, die Symptome und Modalitäten noch einmal genau zu überprüfen, ob nicht doch ein anderes Arzneimittel oder ein Folgemittel gegeben werden muss. Auch bei homöopathischen Mitteln in Schwangerschaft und Stillzeit bedarf es einer genauen Abwägung und gegebenenfalls Rücksprache mit Arzt oder Hebamme.

1.3.7 Homöopathische Komplexmittel

Entgegen der erwähnten Simile-Regel (siehe Kap. 1.3.1) können auch verschiedene, sich ergänzende Arzneien gemeinsam in einem Komplexmittel verabreicht werden. In Schwangerschaft und Stillzeit bitte die Warnhinweise der Hersteller beachten, und gegebenenfalls Rücksprache mit dem Arzt halten. Komplexmittel, mit denen gute Erfahrungen gesammelt wurden, gibt es von vielen bekannten Firmen wie z. B. Weleda®, Wala®, Heel® oder Cefak® sowie das Komplexmittel „Aufbaumittel Stadelmann" aus der Bahnhof-Apotheke Kempten.

1.3.8 Wechselwirkungen mit Homöopathika

Im Bereich der Phytopharmazie gibt es Pflanzenauszüge, ätherische Öle und andere Heilsubstanzen, die in sich eine sehr starke Wirkung besitzen und die Heilfunktion eines homöopathischen Arzneimittels beeinträchtigen können, deshalb sollte während der Einnahme einer solchen Arznei beachtet werden:

Keine echte Pfefferminze (*Mentha piperita*) verwenden, auch nicht in Zahncreme, Kaugummi oder ähnlichen Produkten.

Viele Homöopathen sind zudem der Meinung, dass Kaffeegenuss die Wirkung einer Arznei schmälert oder ihre Wirkung gar aufhebt. Hier ist es sicher angebracht, eigene Erfahrungen zu sammeln. Auch wenn es bestimmt sinnvoll ist, solche stark wirkenden Genussmittel zunächst einmal wegzulassen. Sehr viele Therapeuten raten auch von der Einnahme von Essig und Kamillentee ab, doch auch hier gibt es verschiedene Erfahrungen. Mit einem gut gewählten Simile erkennt der Körper selbst, was ihm gut tut, was ja das Ziel einer homöopathischen Behandlung ist.

1.3.9 Ätherische Öle und homöopathische Arzneien

Immer wieder ist zu hören, dass während einer homöopathischen Behandlung keinerlei ätherische Öle zum Einsatz kommen dürfen. Hier ist dringend Klärung erforderlich, denn in der Geburtshilfe kommen seit zwei Jahrzehnten beide Therapieformen parallel zur Anwendung und zwar mit Erfolg. Allerdings sollten in Verbindung mit der Homöopathie einige bestimmte, sehr stark wirkende Öle vermieden werden wie:

- Campher (*Cinnamomum camphora*),
- Pfefferminze (*Mentha piperita*),
- Eucalyptus (*Eucalyptus globulus*).

Alle anderen Essenzen aus der Aromatherapie können sehr gut neben der Homöopathie Verwendung finden.

1.4 Grundlagen der Phytotherapie

1.4.1 Allgemeines

Die Kräuter- oder Pflanzenheilkunde (Phytotherapie) ist so alt wie die Menschheit.

Heute ist die Bestimmung der Pflanzeninhaltsstoffe und die Erforschung ihrer Wirkung eine anerkannte Wissenschaft. Nicht zuletzt durch die Diskussion um Nebenwirkungen und Wechselwirkungen der synthetisch hergestellten Arzneimittel haben Phytopharmaka sehr an Bedeutung gewonnen.

Definition

Phytopharmaka sind Arzneimittel:

- die als wirksame Bestandteile ausschließlich pflanzliche Zubereitungen enthalten (dies können Pflanzenteile, Extrakte, Presssäfte oder Destillate sein),
- die im Sinne einer rationalen Therapie angewendet werden.

Nicht zu den Phytopharmaka zählen isolierte Pflanzeninhaltsstoffe sowie Arzneimittel besonderer Therapierichtungen.

Die pflanzlichen Arzneimittel und Drogen, die in Apotheken erhältlich sind, müssen hochwertig sein und zumindest bei den Anforderungen auf Identität, Reinheit und Wirkstoffgehalt den gültigen Arzneibüchern entsprechen. Ebenso sind Prüfungen auf Rückstände obligat.

1.4.2 Phytotherapie im Arzneimittelgesetz

Laut Arzneimittelgesetz ist die Phytotherapie neben der Homöopathie und der anthroposophischen Medizin eine Kategorie der besonderen Therapierichtungen.

Phytopharmaka (pflanzliche Arzneimittel) zeichnen sich zum Einen durch ihre pflanzliche Herkunft und zum Anderen durch ihre komplexe Zusammensetzung aus. Es handelt sich bei den Inhaltsstoffen immer um Vielstoffgemische. Durch ihren pflanzlichen Ursprung bedingt, ist der Gehalt an Inhaltsstoffen Schwankungen unterlegen. Es wird daher ein standardisierter Herstellungsvorgang, beginnend mit der Qualität der Ausgangsdroge bis zum fertigen Extrakt angestrebt. Die Hälfte des Pflanzenmaterials kommt aus Wildsammlung. Um eine möglichst gleichbleibende Qualität zu erhalten, beginnt bei Kulturpflanzen die Standardisierung schon auf dem Feld. Um die Wirksamkeit des fertigen Extraktes zu gewährleisten, ist eine Standardisierung des Extraktes wünschenswert. Dies bedeutet ein Einstellen des Extraktes auf einen bestimmten definierten Gehalt an wirksamkeitsbestimmenden Inhaltsstoffen, z. B. durch einen standardisierten Herstellungsvorgang (s. o.) und durch das Mischen verschiedener Chargen. Außerdem wird bei manchen Pflanzenextrakten eine Normierung vorgenommen. Das bedeutet, der Extrakt wird auf einen definierten Wirkstoffgehalt eingestellt. Meist wird auf charakteristische Inhaltsstoffe normiert. Allerdings ist bei diesen Vielstoffgemischen eine eindeutige Aussage, auf welchen Bestandteil die

Hauptwirkung zurückzuführen ist, sehr schwierig. Dies ist aber auch nicht unbedingt notwendig, wenn die Wirkung der Pflanze (Droge) gut dokumentiert ist.

1.4.3 Einteilung der Phytopharmaka

Phytopharmaka lassen sich in zwei große Gruppen einteilen. In Deutschland sind derzeit nur diese zwei Gruppen von pflanzlichen Arzneimitteln auf dem Markt.

Zugelassene pflanzliche Arzneimittel

Bei dieser Gruppe wurde für die Zulassung nach dem Arzneimittelgesetz ein Nachweis über Qualität, Wirksamkeit und Unbedenklichkeit erbracht. Das Arzneimittel bekommt dann eine Zulassungsnummer (z. B. Tebonin®, Ginkgotrockenextrakt). Durch die aufwändigen Studienanforderungen in der Zulassung ist auch bei pflanzlichen Arzneimitteln häufig im Beipackzettel die Anwendung für Säuglinge nicht erlaubt (siehe auch Kap. 1.5.1). Beispiel: Phytohustil® als Fertigarzneimittel kann für Kinder ab 1 Jahr verwendet werden, gemäß Zulassung. Eibisch (*Althea officinalis*) als Rezeptur ist für die Anwendungsgruppe „Säuglinge“ erlaubt. Die jeweilige Dosierung für Säuglinge ist den Wirkstoffdossiers zu entnehmen.

Traditionell angewendete pflanzliche Arzneimittel

Bei traditionell angewendeten pflanzlichen Arzneimitteln konnte kein ausreichender Wirksamkeitsnachweis für eine bestimmte Indikation erbracht werden. Die Angaben beruhen ausschließlich auf Überlieferung und langjähriger Erfahrung. Diese Arzneimittel tragen eine Registriernummer (z. B. Klosterfrau® Melissengeist).

Weitere pflanzliche Zubereitungsformen

Neben den Phytopharmaka gibt es eine Vielzahl von Produkten pflanzlichen Ursprungs, die im Handel sein können als:

- Lebensmittel nach dem LFGB (Lebensmittel- Bedarfsgegenstände- und Futtermittelgesetzbuch),
- Nahrungsergänzungsmittel nach dem LFGB und oder
- Medizinprodukte nach dem MPG (Medizinproduktegesetz).

Bei diesen drei genannten Gruppen ist es auch für Fachpersonal schwierig, eine valide Aussage über die Wirksamkeit abzugeben. Sie können dennoch zur unterstützenden Therapie angewendet und auch empfohlen werden.

1.4.4 Kritische Betrachtung von Phytopharmaka

Vor- und Nachteile

Im Gegensatz zu den allopathischen Arzneimitteln beanspruchen Phytopharmaka einige Vorteile. Sie sind natürlich, dies bedeutet für viele Menschen, dass sie weniger schädlich sind. Vor allem die Jahrhunderte lange Erfahrung in der Anwendung kann auf sicher anzuwendende und gut wirksame Arzneimittel schließen lassen.

Ein möglicher Nachteil der Phytopharmaka ist die variable Zusammensetzung und damit verbunden die Dosierung, vor allem bei fehlender Standardisierung. Die Pharmakokinetik eines Vielstoffgemisches ist nicht gut vorhersagbar.

Generelle Probleme

In der Beratung ist es wichtig, mögliche Risiken, die mit der Einnahme einer pflanzlichen Zusammensetzung einhergehen, zu erörtern. Eine gute Hilfestellung sind hierbei die E-Monographien der Arzneibuchkommission, die Beurteilungen der ESCOP (European Scientific Cooperative on Phytotherapy) und der WHO (Weltgesundheitsorganisation). Phytopharmaka können dosisabhängige Wirkungen, aber auch Nebenwirkungen und Interaktionen haben. Daher ist auch hier eine zurückhaltende Dosierung empfehlenswert.

1.4.5 Vielfalt pflanzlicher Zubereitungen

Gewinnung von Arzneipflanzen

Es gibt mehrere Wege, um zu dem Ausgangsmaterial für pflanzliche Arzneimittel zu gelangen:

- Wildsammlung,
- Anbau domestizierter Wildpflanzen,
- Anbau gezüchteter Pflanzen.

Wildsammlung: Die Wildsammlung stellt in Bezug auf die Qualität des Pflanzenmaterials die problematischste Gruppe dar. Häufig kommen Verwechslungen oder Verfälschungen vor. Durch unterschiedliche Wuchsbedingungen können die Inhaltstoffe stark schwanken. Des Weiteren ist auch eine Bedrohung der Art durch zu intensive Wildsammlung zu denken. Dafür sind diese Pflanzen dem Ursprung am nächsten und in ihrer natürlichen Umgebung bei geschulter Sammlung am nachhaltigsten. Daher wird FairWild von den Autoren unterstützt. Es wird darum zertifiziert und aus kontrollierter Wildsammlung eingekauft.

Soweit möglich ist Ware aus kontrolliertem ökologischen Anbau zu bevorzugen, da erfahrungsgemäß der Schadstoffgehalt noch deutlicher als bei kontrolliertem konventionellen Anbau unter den Grenzwerten liegt.

Alternativen: Eine gute Alternative zur Wildsammlung stellt der kultivierte Anbau von domestizierten oder gezüchteten Pflanzen dar. Standortbedingte Inhaltsstoffschwankungen können so auf ein Mindestmaß reduziert werden und dadurch eine relativ gleichbleibende Qualität und auch Verfügbarkeit gewährleistet werden.

Ernte und Trocknung

Der Erntezeitpunkt sollte möglichst konstant gewählt werden, um eine Chargenkonformität zu gewährleisten. Ebenfalls kommen der Trocknung und Lagerung große Bedeutung zu. Fehlerhaftes Trocknen und Lagern kann zu Inhaltsstoffverlust oder gar Schimmelbefall führen. Es ist daher ratsam nur Ware zu beziehen, welche den Anforderungen der Arzneibücher entspricht und auf Gehalt und Rückstände überprüft wurde und dies mit einem Prüfzertifikat bestätigt wird. Die Anforderungen im kontrolliert biologischen Anbau sind noch höher. Bei konventionellem Anbau ist gewährleistet, dass die Grenzwerte für Pestizide unterschritten werden. Im kontrolliert biologischen Anbau ist der Einsatz von Pestiziden deutlich eingeschränkt oder sogar verboten, dadurch liegen die Belastungen deutlich unter den Grenzwerten.

Tee

Eine Teezubereitung zählt zu den einfachsten Methoden, wie pflanzliche Inhaltsstoffe zu therapeutischen Zwecken genutzt werden können. Ein Tee kann sowohl ein Lebensmittel ohne Indikation sein, als auch ein Phytopharmakon, z.B. Kamille (*Matricaria recutita*).

Man unterscheidet drei Zubereitungsarten:

- Infus (Aufguss): häufig verwendete Zubereitungsart. Die vorgeschriebene Menge Teedroge wird mit 150–200 ml kochendem Wasser übergossen und 10–15 min ziehen gelassen. Dieser Vorgang sollte möglichst immer bei abgedecktem Gefäß erfolgen, da die wasserdampfflüchtigen Bestandteile sonst größtenteils verloren gehen. Bei abgedecktem Gefäß können sie am Deckel rekondensieren und zurück in den Tee tropfen.
- Decoctum (Abkochung): für sehr harte Drogen wie Wurzeln und Rinden. Die vorgeschriebene Menge an Droge wird in kaltes Wasser gegeben und zum Sieden erhitzt. Man kocht ca. zehn Minuten und seiht dann ab.
- Mazerat (Kaltauszug): vor allem für hitzelabile Inhaltsstoffe wie Schleime aus z.B. Eibischwurzel geeignet. Man übergießt die vorgeschriebene Drogenmenge mit kaltem Wasser und lässt die Zubereitung mehrere Stunden unter gelegentlichem Umrühren stehen und seiht dann ab. Die Zubereitung muss nach dem Kaltauszug erhitzt werden, um die Keimzahl im Auszug zu verringern.

Tee und mikrobiologische Kontamination: In den Arzneibüchern ist die maximale Anzahl an unterschiedlichen Keimen genau festgelegt. Allgemein ist zu sagen, dass der Zusatz von kochendem Wasser zur Keimzahlreduktion am deutlichsten beiträgt.

Eine Teezubereitung sollte daher am besten frisch getrunken werden.

Die Kaltmazeration birgt im Bereich der Verkeimung das größte Risiko. Es ist daher umso genauer auf die mikrobiologische Ausgangsqualität der Droge zu achten.

Tinkturen

Die Tinktur ist in der Regel ein alkoholischer Auszug im Verhältnis 1:5 bis 1:10. Der Alkoholgehalt und die Auszugsart werden jeweils so gewählt, dass ein weitgehend optimaler Auszug entsteht, um somit ein möglichst breites Spektrum an Inhaltsstoffen zu erreichen. Durch die Herstellung einer Tinktur werden nicht nur wasserlösliche, sondern auch die fett- und alkohollöslichen Bestandteile gewonnen.

Tinkturen sollten niemals unverdünnt auf offene Wunden aufgetragen werden.

Oft werden sie zu innerlich (z.B. Tropfen) oder äußerlich (z.B. Salben) anzuwendenden Arzneimitteln weiter verarbeitet.

Frischpflanzenzubereitungen

Diese Art der Herstellung spielt im pharmazeutischen Bereich eine untergeordnete Rolle. In Homöopathie besitzen Frischpflanzenauszüge mit Ethanol-Wasser-Gemischen einen großen Stellenwert.

Es gibt verschiedene Arten der Frischpflanzenzubereitung:

- Frischpflanzenpresssäfte werden gewonnen, indem frisch geerntete Pflanzen oder Pflanzenteile ausgepresst werden. Die Presssäfte enthalten die wasserlöslichen Bestandteile der entsprechenden Pflanze und einen Anteil an wasserunlöslichen Bestandteilen. Beispiel eines Fertigarzneimittels mit einem Frischpflanzenpresssaft: Echinacea-Stada® Classic.
- Frischpflanzendestillate werden durch Wasserdampfdestillation aus frischen Pflanzen gewonnen. Wirksamkeitsbestimmende Bestandteile sind hier vor allem wasserdampfflüchtige Substanzen. Beispiel hierfür sind Hydrolate, z.B. Rosenblütenhydrolat, die in der Aromatherapie verwendet werden (siehe auch Kap. 1.1.5). Beispiele für die Anwendung von Hydrolaten finden sich im Indikationsteil.
- Frischpflanzenauszüge mit Ethanol-Wasser-Gemischen werden vor allem in der Homöopathie und der Spagyrik benötigt zur Herstellung von Urtinkturen.
- Ölige Frischpflanzenauszüge werden hergestellt, indem die Pflanzenteile in Öl ausgezogen werden. Beispiel hierfür ist Johanniskrautöl.

Extrakte

Ein Pflanzenextrakt ist die eingedickte Tinktur oder ein Trockenextrakt von Pflanzenteilen. Trockenextrakte werden meist in Kapseln abgefüllt oder zu Presslingen verarbeitet.

Wichtige Indikatoren zur Beurteilung von Extrakten sind:

- Ausgangsmaterial,
- Extrakttyp,
- Herstellungsverfahren,
- Verhältnis Droge/Extrakt (DEV),
- Extraktionsmittel (Art und Konzentration),
- Extraktmenge,
- Indikation,
- ggf. Standardisierung oder Normierung nach Wirkkomponenten oder nach Leitsubstanzen.

1.4.6 Teedrogen und Teemischungen

Dosierung der Tees

Es gilt für alle Teemischungen in diesem Buch, soweit nichts anderes angegeben:

- Eine Rezeptur kann aus gleichen Teilen der angegebenen Zutaten hergestellt werden.
- Als Teeaufguss in der Schwangerschaft und im Wochenbett: einen gehäuften Teelöffel auf eine Tasse (150–200 ml) Wasser.
- Als Teeaufguss für die Neugeborenen: einen gestrichenen Teelöffel auf eine Tasse Wasser.
- Tees sollten nicht in zu großen Mengen und nicht zu lange angewendet werden.

Teezubereitung

Bei der Verwendung von Samen wie Kümmel, Fenchel und Anis sollte darauf geachtet werden, dass diese im Mörser frisch angestoßen werden müssen, damit das ätherische Öl seine Wirkung entfalten kann. Diese bleibt allerdings nur für etwa zwei Wochen erhalten, sofern die angestoßenen Samen in einer Dose aufbewahrt werden (siehe auch unter Tee, Kap. 1.4.5).

Trinkmenge

Von den Einzeltees und Teemischungen, die hier im Buch angegeben sind, niemals die Tagestrinkmenge von drei Teelöffeln, die entweder mit einem Liter Wasser oder auch mehr Wasser zubereitet wird, überschreiten, um unerwünschte Nebenwirkungen zu vermeiden. Bei Säuglingen genügen meist wenige Teelöffel fertiger Tee pro Tag und es soll die Menge von einem Teelöffel Kraut nicht überschritten werden. Tee darf niemals als Muttermilchersatz benutzt werden. Vorteilhaft ist es, dem Kind den Tee mit einem Löffel oder Becher zu verabreichen, um eine Saugverwirrung zu vermeiden.

Den Tee immer lauwarm, schluckweise trinken und im Mund „zergehen“ lassen – schlürfen! Tees möglichst immer frisch zubereiten.

Aufbrauchfristen für Teemischungen

Teedrogen sind je nach Art der Inhaltsstoffe unterschiedlich lange haltbar. Als Richtlinien gelten:

- Teemischungen ohne flüchtige Bestandteile: 3 Jahre.
- Teemischungen, die ätherische Öle enthalten: 1 Jahr.
- Angestoßene Teemischungen mit ätherischen Ölen: 2 Wochen.

Wechselwirkungen mit anderen Therapieformen

Kräuteranwendungen können homöopathische und aromatherapeutische Behandlungen gut ergänzen. Andere alternative Heilmethoden beeinträchtigen die Wirkung von Kräuterauszügen ebenfalls nicht.

Bei der Behandlung mit homöopathischen Arzneien sollte auf den Genuss von Pfefferminztee verzichtet werden. Einige Therapeuten empfehlen, dass auch Kamillentee nicht verwendet wird.

Kontraindikationen in der Schwangerschaft und bei Säuglingen

Kontraindizierte Drogen für schwangere Frauen sind abführende Drogen wie Sennesblätter (*Cassia angustifolia, Cassia senna*), Aloe (z.B. *Aloe capensis*), Rhabarberwurzel (*Rheum officinale*) und Faulbaumrinde (*Rhamnus frangula*). Sie wirken über eine starke Darmreizung und können zu einer Störung des Elektrolythaushalts führen und im schlimmsten Fall vorzeitige Wehen fördern, (Kontraktion des kleinen Beckens).

Kamillenblüten (*Chamomilla recutita*) dürfen nie als Aufguss zur Behandlung von Bindehautreizungen bei Neugeborenen empfohlen werden. Hier muss Augentrost (Euphrasia-Arten) verwendet werden. Zu beachten ist, dass der Aufguss partikelfrei und möglichst steril sein muss. Sinnvoller als eigene Aufgüsse zuzubereiten ist es, auf sterile Fertigarzneimittel zurückzugreifen, die für die Anwendung am Auge zugelassen sind (z.B. Euphrasia-Augentropfen von Wala®)

Weitere in der Schwangerschaft kontraindizierte Arzneidrogen ,je nach Dosis, sind z. B.:

- Bärentraubenblätter (*Arctostaphylos uva-ursi*),
- Chinarinde (*Cinchona officinalis*),
- Huflattich (*Tussilago farfara*),
- Mönchspfeffer (*Vitex agnus castus*),
- Petersilienkraut und -wurzel (*Petroselinum crispum*),
- Rauwolfiawurzel (*Rauvolfia serpentina*),
- Süßholzwurzel (*Glycyrrhiza glabra*) (nur bei mehr als 100 mg Glycyrrhizinsäure),
- Wacholderbeeren und -öl (*Juniperus communis*), nur in hohen Dosen.

Ebenso gilt besondere Vorsicht für die Anwendung von Arzneidrogen bei Neugeborenen.

1.4.7 Heilpflanzen in der Geburtshilfe

Heilpflanzen können Krankheiten heilen, sie können vorbeugen und lindern. Eine Heilungsunterstützung wird dabei durch innerliche oder äußerliche Anwendung erreicht. Ihr Einsatz ist dann sinnvoll, wenn die Möglichkeiten und Grenzen ihrer Anwendung genau beachtet werden.

In der Geburtshilfe sind Heilpflanzen eine traditionelle Therapieanwendung. Erfahrungsberichte zeigen deutlich, dass die Wirkung von Heilpflanzen bei Schwangeren, Gebärenden und Wöchnerinnen nicht unterschätzt werden darf. Was sich wohl am deutlichsten zeigt bei der Verbena (officinalis), sowie den Gewürzen Zimt, Nelke und Ingwer: Diese können in der Schwangerschaft eine zu starke Kontraktion der Gebärmutter bewirken und bei der Geburt der Gebärenden eine medikamentöse Geburtseinleitung ersparen. Beobachtungen von Hebammen zeigen, dass Frauen auch mit dem Genuss von Mohn vorsichtig sein sollten, da dieser eventuell Blutungen auslösen kann.

Viele Phytopharmaka, die auf dem Markt sind, haben keine Zulassung für Schwangerschaft und Stillzeit. Dies liegt an den fehlenden Studien für diese Zielgruppe. Die Arzneimittelhersteller sichern sich rechtlich dadurch ab, dass die Therapie mit vielen Phytopharmaka in Schwangerschaft und Stillzeit nur nach Rücksprache mit dem Arzt durchgeführt werden soll. Solche Arzneimittel sind im Indikationsteil dieses Buches nicht erwähnt (siehe auch Kap. 1.5.1).

1.5 Weitere Therapieempfehlungen

Unter den weiteren Therapieempfehlungen finden sich Therapieformen, die für die jeweilige Indikation zur Unterstützung der Therapie sinnvoll sein können. Es ist immer individuell zu entscheiden, was sinnvoll ist.

Weitere Therapieempfehlungen können z. B. sein:
- Akupunktur,
- Akupunktmassage nach Penzel,
- Reflexzonenbehandlung,
- Physiotherapie,
- Ernährung,
- Allopathie.
- Im Folgenden wird kurz auf die Allopathie eingegangen.

1.5.1 Grundlagen der Allopathie

Der Begriff Allopathie wurde von Samuel Hahnemann geprägt, um die gegensätzliche Wirkweise zur Homöopathie darzustellen.

Unterschied zwischen Allopathie und Homöopathie

Allopathische Mittel sind gegen das Symptom gerichtet.

Die Einnahme der Mittel durch Gesunde sollte zu keiner Wirkung führen. Die Dosierung sollte so gewählt sein, dass genau die Menge gegeben wird, die zur Ausschaltung des unerwünschten Symptoms ausreicht. Daher führt, im Gegensatz zur klassischen Homöopathie, die stoffliche Dosierung zur erwünschten Wirkung und zur nicht erwünschten, aber in Kauf zu nehmenden Nebenwirkung. Über- oder Unterdosierungen ergeben demzufolge toxische oder eben unzureichende Wirkungen. Das therapeutische Fenster ist nicht immer einfach zu bestimmen und kann sogar, wie beim Arzneistoff Acetylsalicylsäure, mehrere kleinere Teilfenster haben: Acetylsalicylsäure in der Dosierung 100 mg hat lediglich eine thrombozytenaggregationshemmende Wirkung, während deutlich höhere Dosierungen zusätzlich noch die schmerz- und entzündungshemmende Komponente haben. Die Dosierung kann je nach Arzneistoff nach Gewicht, Körperoberfläche, Nierenfunktion oder anderen Kriterien exakt zu bestimmen sein. Häufig ist die empirisch oder durch Studien ermittelte therapeutische Breite aber doch sehr groß und die Einnahmeempfehlung ist vom Schulkind bis zum Senior nicht immer differenziert.

Die Dauereinnahme kann mit der Aufnahme und dem Bedarf anderer Stoffe korrelieren, wie z. B. bei hormonellen Kontrazeptiva und B-Vitaminen, Cortison und Calcium. Die Folgen können ausgeglichen werden, in dem wie bei diesen Beispielen, der fehlende Stoff substituiert wird. Daher sind die Auswirkungen der Substanzen auf Dauer immer zu bedenken.

Des Weiteren ist die Wirkung der Mittel typischerweise nicht, wie von Hahnemann postuliert, nur auf das unerwünschte Symptom gerichtet, sondern wirkt auch beim Gesunden. Ob Antibiotika, ohne bakterielle Ursache der Erkrankung gegeben, beim Gesunden eine Wirkung haben, lässt sich vielleicht noch diskutieren. In jedem Fall riskiert der Gesunde aber die Nebenwirkungen. Durch ein Antihypertonikum wird auch der Gesunde mit einer in diesem Fall unerwünschten Absenkung seines Blutdrucks reagieren. All dies ist sicherlich bekannt und soll nur nochmals zur ursprünglichen Unterscheidung dieser beiden Wege ins Bewusstsein gerufen werden.

Die Definition liegt also in der Differenzierung zur Homöopathie und dem dortigen Leitsatz: (siehe auch Kap. 1.3.1) „Similia similibus curentur." (Ähnliches werde durch Ähnliches geheilt).

Generell sind also alle Mittel, die nicht diesem Prinzip der Homöopathie folgen, der Allopathie zuzuordnen. Dies findet sich auch in der immer noch häufigen Beschriftung von Apotheken wieder, die mit beiden Bezeichnungen auf die Verfügbarkeit beider Richtungen hinweisen wollen.

Allopathie im engeren Sinne

In diesem Buch ist dieser Begriff noch enger gefasst, er beschreibt die hauptsächlich vorhandenen, meist synthetisch hergestellten Wirkstoffe der sogenannten Schulmedizin. Die Allopathie hat in der Selbstmedikation von Schwangeren und stillenden Frauen sowie von Säuglingen einen sehr geringen Anteil. Die meisten Arzneimittel sollten nur nach Rücksprache mit dem behandelnden Arzt und nach sorgfältiger Nutzen-Risiko-Abwägung angewandt werden.

Die Dokumentationen im deutschsprachigen Raum im Bereich „Schwangere und Stillende bzw. Säuglinge" ist sehr dürftig, da sich allein aus ethischen Gründen die Durchführung von Studien verbietet. Erfahrungen im nicht zugelassenen Bereich (dem sogenannten Off-Label-Use) sind teilweise vorhanden. Diese finden aber in die offiziellen und für den Zweifelsfall versicherten zugelassenen Indikationen und Dosierungen noch keinen Eingang.

Warnhinweise bei Arzneimitteln in Schwangerschaft und Stillzeit

Die ABDA-Datenbank (Bundesvereinigung deutscher Apothekerverbände) hat folgerichtig für die hier insbesondere interessanten Gebiete Schwangerschaft und Stillzeit bestimmte Warnhinweise eingeführt. S steht hier für Schwangerschaft, L für Laktation. Hier einige Beispiele:

S00 Schwangerschaft
S01 Bisher kein Verdacht auf embryotox./teratogenes Risiko beim Menschen (1. Trimenon).
S02 Hinweise auf erhöhtes embryotox./teratogenes Risiko beim Tier. Beim Menschen wahrscheinlich ohne Bedeutung (1. Trimenon).
S03 Keine ausreichenden Erfahrungen in der Schwangerschaft.
S04 Keine ausreichenden Erfahrungen in der Schwangerschaft. Keine Hinweise auf erhöhtes embryotox./teratogenes Risiko beim Tier. (1. Trimenon).
S05 Keine ausreichenden Erfahrungen in der Schwangerschaft. Hinweise auf erhöhtes embryotox./teratogenes Risiko beim Tier. (1. Trimenon).
S06 Erhöhtes embryotox./teratogenes Risiko (1. Trimenon).
S07 Erhöhtes fetotoxisches Risiko (2. und 3. Trimenon).
S08 Erhöhtes Risiko perinataler Komplikationen.
S09 Risiko unerwünschter hormonspezifischer Wirkungen.
S10 Risiko genotoxischer/karzinogener Wirkungen.
S11 Gefährdung des Ungeborenen durch Alkohol.
S12 Kontraindiziert wegen möglicher schwerer unerwünschter Wirkungen (z.B. Blutbildschäden, anaphylaktischer Schock, Elektrolytverluste).
S13 Kombipräparat: Anwendung in der Schwangerschaft nicht empfohlen.
S14 Arzneistoff(e) bei systemischer Gabe embryo/fetotoxisch. Bei lokaler Anwendung liegen keine ausreichenden Erfahrungen vor.
S15 In der Schwangerschaft kontraindiziert.
S16 Ausreichende Untersuchungen liegen nicht vor.

L00 Laktation (Stillzeit)
L01 Geht nicht/nur in Spuren in die Muttermilch über. Anwendung erscheint unbedenklich.
L02 Es ist nicht bekannt, ob die Arzneistoffe in relevanter Menge in die Muttermilch übergehen. Bei zwingender Indikation eventuell abstillen od. Stillpause.
L03 Übergang in Muttermilch. Bisher keine Hinweise auf unerwünschte Wirkung beim Säugling.
L04 Übergang in Muttermilch. Hinweise auf vorübergehende unerwünschte Wirkungen beim Säugling. Bei zwingender Indikation abstillen od. Stillpause.
L05 Übergang in Muttermilch. Hinweise auf ernsthafte Schädigung des Säuglings. Bei zwingender Indikation abstillen oder Stillpause.
L06 Cave Laktationshemmung.
L07 Gefährdung des Säuglings durch Alkohol.
L08 In der Stillzeit kontraindiziert.
L09 Ausreichende Untersuchungen liegen nicht vor.
Die Auflistung zeigt in aufsteigender Folge das zunehmende Risiko in Schwangerschaft und Stillzeit. Die am häufigsten verwendeten Sätze sind
S16 Ausreichende Untersuchungen liegen nicht vor und
L09 Ausreichende Untersuchungen liegen nicht vor.

Diese Warnhinweise sind bei neu entwickelten synthetischen Arzneistoffen sicher wichtig und richtig, wie viele Menschen äußerst leidvoll durch den Arzneistoff Contergan erfahren haben. Zwei eigentlich harmlose Moleküle wurden verbunden und haben in einer kurzen Zeitphase die Entwicklung von Gefäßen verhindert mit den bekannten Folgen.

Für die Phytotherapie (siehe Kap. 1.4) insbesondere gilt aber auch die Umkehrung. Seit langer Zeit sind viele Tees bewährt und haben durch die Erfahrung ihre Unbedenklichkeit bewiesen. Trotzdem erhalten sie diese Sicherheitssätze, da entsprechende Studien nicht durchgeführt werden können und auch von den Kosten her nicht durchgeführt würden. Daher ist die Anwendung der Phytopharmaka mittlerweile deutlich eingeschränkt.

Grundregel für die Anwendung von Arzneimitteln in Schwangerschaft und Stillzeit: Es hat sich bewährt, Mittel anzuwenden, die seit langem im Handel sind und durch Erfahrungen über eine lange Anwendungszeit und Häufigkeit ihre kalkulierbare Auswirkung oder Ungefährlichkeit bewiesen haben. In der Selbstmedikation sollten nur Mittel empfohlen werden, die für Schwangerschaft bzw. Stillzeit zugelassen sind.

Teil 2

Allgemeine Hinweise für Schwangerschaft, Wochenbett, Stillzeit und Neugeborene

2

2 Schwangerschaft, allgemeine Hinweise

2.1 Natürliche Möglichkeiten zur Geburtsvorbereitung

Schwangerschaft und Geburt sind physiologische Vorgänge, sind also etwas Natürliches, und haben nichts mit Krankheit zu tun. Vielmehr sind es einzigartige, schöne und prägende Abschnitte im Leben einer Frau. Die allermeisten (90 %) Schwangerschaften und Geburten verlaufen noch immer regelrecht und somit normal. Die werdende Mutter ist keinesfalls eine Patientin, sondern eine schwangere Frau! Es ist wichtig zu vermitteln, dass viele der auftretenden Beschwerden nicht krankhaft sind, sondern ein Hinweis, sich an die sich verändernde Lebenssituation anzupassen.

Ein Großteil der Beschwerden kann mit natürlichen Mitteln gelindert werden. Dabei muss in der Beratung immer individuell vorgegangen werden. Nicht jedes Mittel hilft allen. Die Naturheilkunde behandelt ganzheitlich, es wird der ganze Mensch betrachtet und nicht nur einzelne Teilaspekte.

2.1.1 Teezubereitungen für Schwangere

Eine seit vielen Jahren bewährte Teemischung kann allen schwangeren Frauen empfohlen werden. Sie kann ab etwa der 15.–20. Schwangerschaftswoche getrunken werden:

- Brennnesselkraut (*Urtica dioica*),
- Frauenmantel (*Alchemilla vulgaris*),
- Himbeerblätter (*Rubus idaei*),
- Johanniskraut (*Hypericum perforatum*),
- Melissenblätter (*Melissa officinalis*),
- Schafgarbenkraut (*Achillea millefolium*),
- Zinnkraut (*Equisetum arvense*).

2.2 Kritische Anmerkungen zur Wunsch-Kaiserschnittgeburt

Ein nachdenklich stimmender Trend macht sich in Europa breit: Der Wunsch, das Kind per Kaiserschnitt zu gebären. Was bislang als Maßnahme für ein Risiko galt, soll Routine werden. Dabei ist und bleibt es ein aufwändiger, großer operativer Eingriff, dessen Risiko für Mutter und Kind weitaus größer ist als eine Spontangeburt. Ganz zu schweigen von den psychischen Belastungen, die die Mutter auf sich nimmt. Noch ist nicht überschaubar, welche Generation von Kindern hier heranwächst, denen wir von Anfang an die Möglichkeit und die Herausforderung nehmen, einen zwar anstrengenden, aber bewältigbaren Weg zu gehen. Den Frauen fehlt das natürliche Glücksgefühl, die Produktion der körpereigenen Glückshormone ist durch die Narkose und Medikamenteneinwirkung auf ein Minimum reduziert.

2.2.1 Risiken

Es ist immer wieder erstaunlich, wie sehr die Risiken eines Kaiserschnitts heruntergespielt werden. Natürlich ist eine solche Operation heute eine recht sichere Angelegenheit, aber:

- die Rate an Thrombosen und Embolien im Wochenbett ist nach einem Kaiserschnitt immer noch um den Faktor 10 höher als nach einer vaginalen Geburt.
- Im Bauch können sich Verwachsungsstränge, sogenannte „Briden“ bilden, die im ungünstigsten Fall einen Darmverschluss fördern können.
- Es kann zu Lücken in der Bauchwand kommen, die zu Bruchpforten werden können, zu Verwachsungen zwischen Blase und Gebärmutter oder anderen Organen.
- Gelegentlich kommt es durch die Verschleppung von Zellen der Gebärmutterschleimhaut an andere Orte zu einer Endometriose in der Bauchdecke.
- Werden später weitere Operationen nötig, z.B. die Entfernung der Gebärmutter oder eines Teils des Dickdarmes bei Krebs, ist die Komplikationsrate deutlich höher, wenn vorher schon in der gleichen Körperregion operiert wurde. Narbengewebe heilt schlechter und Verwach-

sungen fördern das Risiko, nahe liegende Organe wie die Blase unabsichtlich zu verletzen.

Hinweis
All diese Risiken können eingegangen werden, wenn es einen stichhaltigen medizinischen Grund gibt, dass das Kind nicht auf normalem Wege geboren werden kann – aber nur dann.

2.3 Körperliche Veränderungen der Mutter in der Schwangerschaft

2.3.1 Gewicht

Gewichtszunahme

Eine Gewichtszunahme von 12–14 kg in der gesamten Schwangerschaft ist als normal zu betrachten. Eine wöchentliche Zunahme von ca. 300 g ist in den ersten beiden Schwangerschaftsdritteln normal, im letzten Trimenon dagegen wird das Gewicht pro Woche etwa um 500 g ansteigen.

Die gesamte Gewichtszunahme ergibt sich aus:

- Geburtsgewicht des Kindes: ca. 3000–3500 g,
- Fruchtwassermenge: ca. 1000 g,
- Plazenta: etwa 700 g,
- Zunahme der Uterus-Muskulatur von 70 g auf 1500 g,
- Brustwachstum: bis zu 500 g,
- physiologische Wassereinlagerung im Gewebe und im Blut: ca. 6000 g.

Durch eine ausgewogene Ernährung hat eine gesunde schwangere Frau sicher keine größeren Gewichtsprobleme. Nicht zu vernachlässigen ist auch die hormonelle Komponente. Viele Frauen kennen zyklusabhängige Gewichtsschwankungen, somit können diese Frauen auch in der Schwangerschaft mehr an Gewicht zunehmen, das sie nach der Geburt und Stillzeit problemlos wieder abnehmen.

In der Stillzeit sollte eine zu schnelle Gewichtsabnahme vermieden werden, denn dies würde die Ausscheidung von Giftstoffen, wie z.B.

Schwermetallen, Pestiziden und Dioxinen fördern und somit eine zusätzliche Muttermilchbelastung darstellen.

Geringe Gewichtszunahme

Es kommt ebenfalls vor, dass in der Schwangerschaft nur wenig zugenommen wird. Verständlicherweise machen sich die betroffenen Frauen Sorgen, dass ihr Kind schlecht versorgt oder untergewichtig geboren werden könnte. Doch können solche Ängste durch ein Gespräch mit der Hebamme oder dem Arzt aus dem Weg geräumt werden. Das Kind holt sich von der Mutter, was es benötigt, es wird höchstens ein bisschen weniger Fettpölsterchen haben als andere Neugeborene.

2.3.2 Linea fusca

In der Bauchmitte wird bei den Schwangeren eine braune Linie sichtbar, die Linea fusca, die Mittellinie unseres Körpers. Die Körpermittellinie wird bis zum Ende des letzten Schwangerschaftsdrittels sehr stark pigmentiert und erhält dadurch eine braune Farbe, sie wächst mit dem größer werdenden Uterus bis an den Rippenbogen hoch.

Für viele Frauen wird die Linie allerdings erst nach der Geburt so richtig deutlich. Nach der enormen Dehnung wird die intensive Färbung erst wieder bei der erschlafften Bauchdecke sichtbar. Alle verstärkten Pigmentierungen an Gesicht, Brust und Mittellinie werden nach der Geburt im Laufe von einigen Monaten wieder verblassen. Diese Pigmentierung lässt sich weder vermeiden noch beeinflussen.

2.3.3 Brustveränderung während der Schwangerschaft

Eine enorme Veränderung erfahren die Brüste der schwangeren Frau. Die anfängliche Empfindlichkeit der Brustwarzen (siehe Kap. 13) ist vielleicht etwas zurückgegangen, dafür hat sich aber inzwischen die Pigmentierung des Warzenhofes sehr verstärkt. Er ist dunkler und auch größer geworden. Die Größe und das Gewicht der Brüste haben sich verändert. Bei den meisten Frauen ist eine enorme Gewichtszunahme der Brüste festzustellen. Für die wachsenden Brüste gilt wie für den übrigen Körper auch, dass eine pflegende Massage mit einem guten Körperöl wichtig ist. Die Frau kann für die Brust selbstverständlich Ihr Lieblings-Körperöl verwenden. Die Brüste sollten kräftig und mit gleichmäßigem Druck von außen in Richtung der Brustwarzen, stern- und kreisförmig massiert werden. Dies ist der erste Weg, um die Brust auf die Stillzeit vorzubereiten. Durch diese regelmäßige Massage kann jede Frau ihre Brüste kennen lernen und wird sich bewusst werden, dass sie ein ganz wichtiges Organ sind, und nicht nur ein Symbol der Sexualität.

Vorbereitung auf die Stillzeit

Um die Brüste für die Stillzeit abzuhärten, gibt es einige bewährte Tipps (siehe Kap. 14.1.1).

Mit der Abhärtungsmethode werden häufig auch sogenannte Flach- oder gar Schlupfwarzen beginnen, sich aufzurichten. Um aus Flach- oder Schlupfwarzen eine ideale Brustwarzenform für das Stillen eines Kindes zu erhalten, müssen viele Wochen lang Vorbereitungsmaßnahmen getroffen werden.

Vormilch in der Schwangerschaft

In der Schwangerschaft kommt es häufig vor, dass einige Tropfen Vormilch aus den Brustdrüsen abgesondert werden. Die Menge variiert von einzelnen Tropfen bis zu großen gelbe Flecken, die auf der Kleidung sichtbar werden.

Die Menge der austretenden Flüssigkeit hat jedoch überhaupt keine Aussagekraft hinsichtlich der späteren Milchmenge.

2.3.4 Hautpflege in der Schwangerschaft

Um Schwangerschaftsstreifen (siehe Kap. 53) vorzubeugen ist eine frühzeitige Bauch- und Brustpflege in Form einer Massage empfehlenswert. Auch das Gesäß und die Oberschenkel sollten miteinbezogen werden. Bei einer Bindegewebsschwäche wird sich die Entstehung von Streifen, Striae aber nicht ganz vermeiden lassen, bereits vorhandene Striae lassen sich nicht mehr wegzaubern. Aber fast alle Dehnungsstreifen verschwinden in den ersten Monaten nach der Geburt wieder. Das Pflegeöl sollte reichlich Vitamin E enthalten, um die Elastizität der Haut zu unterstützen. Zudem wird die Frau durch die regelmäßige Massage ihren wachsenden Bauch annehmen lernen und eine Beziehung zu ihrem Kind aufbauen. Die Hautpflege kann in Form einer Zupf- und Bürstmassage mit einem Bouretteseide- oder Luffahandschuh noch verstärkt werden, vor allem nach einem Vollbad oder Saunabesuch. Die Haut sollte auf jeden Fall vor der Massage immer gut erwärmt und feucht sein.

Sauna: Saunagänge kann eine gesunde Schwangere beibehalten. Sie soll die Temperatur selbst wählen. Die Sauna wirkt kreislaufstabilisierend und regt das Immunsystem an.

2.4 Vorsorgeuntersuchungen

Vorsorgeuntersuchungen sind ein Angebot der Krankenkassen, das eine schwangere Frau in Anspruch nehmen kann. Die Termine können bei Gynäkologen wie auch einer Hebamme wahrgenommen werden. Dies gilt von der Feststellung der Schwangerschaft bis zur Geburt. Hebammen können bei regelrecht verlaufenden Schwangerschaften die Frau betreuen, bei auftretenden Unregelmäßigkeiten oder Pathologien wird die Hebamme die Schwangere an einen Facharzt überweisen. Aber auch wechselnde Untersuchungen zwischen Arzt und Hebamme sind gängig.

2.4.1 Ultraschall

Lediglich der laut Mutterschaftsrichtlinien bestehende Anspruch auf Ultraschall sollte beim Arzt wahrgenommen werden. Bei einer normal verlaufenden Schwangerschaft kann die Schwangere entscheiden, ob sie den Ultraschall durchführen lassen will. Die Hebamme ertastet das Wachstum und die Lage des Kindes. Sollten Probleme auftauchen, wird die Hebamme die schwangere Frau zum Arzt schicken.

Die Notwendigkeit eines Ultraschalls wird nach wie vor kontrovers diskutiert. Eltern sollten selbst entscheiden, ob sie ihr Kind in dieser wohlbehüteten und intimen Welt der Gebärmutter stören und filmen möchten.

Studien beweisen mittlerweile, dass hebammenbegleitete Schwangerschaften risikoärmer verlaufen. Unkomplizierte Schwangerschaften werden durch Arztbesuche und hohen Geräteaufwand nicht sicherer. Im Gegenteil, manche Frauen fühlen sich durch Befunde, die sich nicht verstehen, verunsichert.

2.4.2 Zervixabstriche

Zervixabstriche, die Bakterien wie Chlamydien entdecken sollen, und das Abtasten des Muttermundes sind in den Vorsorgerichtlinien vorgesehen, aber nicht zwingend Pflicht.

2.4.3 Kritische Anmerkungen zur Pränataldiagnostik

Alle Untersuchungen, die über die übliche Vorsorge hinausgehen, sollten sich die Frauen gründlich überlegen. Häufig wird eine scheinbare Sicherheit über den gesunden Zustand des Kindes mit einer tiefen Verunsicherung der Schwangeren erkauft. Mittels Labortests und Ultraschallfeindiagnostik in der 11.–13. sowie 18.–20. Schwangerschaftswoche und mit der Amniozentese lassen sich nur ein Bruchteil an genetischen und Stoffwechselerkrankungen erkennen. Normale Befunde garantieren also kein gesundes Kind. Da gerade die Amniozentese ein geringes, aber doch vorhandenes Risiko für eine Fehlgeburt (0,5–1 %; Bundesanzeiger 5/02) darstellt, sollte die Schwangere gut überlegen, ob sie sie durchführen lassen will. Die Medien machen uns gerne weis, dass sich viele früh erkannte Krankheiten schon im Mutterleib therapieren lassen. Dem ist nicht so. Die einzige „Therapie", die für bestimmte genetische Fehlbildungen, die durch die Pränataldiagnostik erkannt werden kann, ist eine Spätabtreibung. Es soll hier keine Frau verurteilt werden, die eine Amniozentese durchführen lässt oder die sich ein Leben mit einem behinderten Kind nicht zutraut. Doch wenn für die Eltern aus religiösen oder ethischen Gründen eine Abtreibung keinesfalls in Frage kommt, sollten sie von pränataler Diagnostik, vor allem aber von einer Amniozentese Abstand nehmen, um kein Risiko für eine Fehlgeburt einzugehen.

2.5 Geburtsvorbereitungskurs

2.5.1 Zeitpunkt und Umfang

Wenn die Frau nicht bereits Kontakt zu einer Hebamme hat, so ist zwischen der 18. und 20. Schwangerschaftswoche der ideale Zeitpunkt für den Kurs zur Geburtsvorbereitung. Die Kurse beginnen meist in der Zeit von der 24. bis spätestens 28. Schwangerschaftswoche. Sie werden als geschlossene Kurse, Frauen- oder Paargruppen angeboten und dauern entweder 8 oder 14 Wochen.

Die Kurse werden ebenso wie alle Beratungen oder Schwangerschaftshilfen von der Hebamme direkt mit der Krankenkasse abgerechnet. Leider können die Hebammen das umfangreiche Informationsangebot häufig nicht in diesen 14 Stunden vermitteln.

Die werdenden Eltern finden in der Gruppe Ruhe, Entspannung, Bestätigung. Sie erhalten Informationen über die kommenden Wochen der Schwangerschaft, die Geburt, das Wochenbett und die Stillzeit. Außerdem schätzen sie den Austausch mit anderen Frauen oder Paaren. Das Wichtigste, was die werdenden Eltern aus den Kursen mit in die Zukunft nehmen sollten, ist folgender Leitsatz:

„Erstens kommt es anders, zweitens als Eltern denken, drittens irgendwann ganz von allein!"

2.5.2 Inhalt der Geburtsvorbereitung

Ein Geburtsvorbereitungskurs hat nichts mit Schwangerschaftsgymnastik zu tun. Hebammen vermitteln der werdenden Mutter, was aus der Sicht des Berufes wichtig ist. Folgende Themen werden besprochen:

- Schwangerschaftsbeschwerden, in Verbindung mit Ernährungshinweisen und entlastenden Körperübungen.
- Inhalt des Mutterpasses und der Vorsorgeuntersuchungen.
- Körperwahrnehmungs- und Haltungsübungen.
- „Loslassen" und „Niederkommen".
- Kennenlernen und Üben von Atembewegungen.
- Atemübungen für die Eröffnungsphase und die Geburt.
- Geburtshaltungen bei der Austreibungsphase
- Geburtsphasen und -mechanismus.
- Klinikaufenthalt bei der Geburt und im Wochenbett.
- Möglichkeiten des Geburtsortes: Geburtshaus, Hausgeburt, ambulante Geburt, Klinikgeburt.
- Vorbereiten der Brust auf das Stillen (siehe Kap. 14.1.1).
- Stillinformationen für die ersten Wochen.
- Die Frau im Wochenbett.
- Wickeln und Pflege des Kindes.
- Anwendung von Naturheilmitteln in Schwangerschaft, Geburt und Wochenbett.

2.6 Schwangerschaftsverlauf

2.6.1 1. Trimenon

Die ersten zwölf Wochen sind die wichtigste Zeit für die Entwicklung sämtlicher Sinnesorgane als auch des gesamten Organismus des Kindes. Nach wie vor sollten Frauen in diesen Wochen zurückhaltend sein mit der Einnahme von Medikamenten, um eine Fruchtschädigung zu vermeiden.

Die Schwangere selbst durchlebt eine Flut an oft neuen Gefühlen, die zwischen Euphorie und Panik schwanken, zwischen Freude und Ablehnung, Stolz und Ungewissheit. Nur wenige Menschen sind sich bewusst, dass nur jede zweite Schwangerschaft weltweit ausgetragen wird. Viele Schwangerschaften enden ganz natürlich in einer Fehlgeburt in den ersten Wochen.

Es erstaunt nicht, dass viele Schwangerschaften in diesen zwölf Wochen geprägt sind von Kreislaufproblemen, Übelkeit und Erbrechen. Dies sind zum einen nachweisbare physiologisch bedingte hormonelle Umstellungsprobleme und zum anderen verständliche psychologisch ablaufende Prozesse.

2.6.2 2. Trimenon

Die mittleren zwölf Wochen, also die Zeit von der 13. bis zur 28. Schwangerschaftswoche, wird als die Zeit der Anpassung, des Wohlbefindens und der Umstellung bezeichnet. Es sind die Wochen des größten Wachstums von Gebärmutter und Kind.

Nach der Symbiose der ersten drei Monate, in denen die werdende Mutter davon spricht, dass sie schwanger ist, vollzieht sich die erste Trennung: Der Frau wird jetzt ganz deutlich, dass in ihrem Bauch ein Kind heranwächst. In diesen Wochen sollte die Frau Kontakt zur Hebamme aufnehmen und sich über Geburtsvorbereitungskurse und Geburtsort informieren. Das zweite Trimenon ist meist von Zuversicht und Zukunftsplanung geprägt.

Um einer Frühgeburt vorzubeugen, ist neben einer ausgewogenen Frischkosternährung und erholsamen Spaziergängen das Sofa noch immer die beste Maßnahme. Eine frühzeitige Wehentätigkeit wird am besten durch angemessenes Verhalten verhindert. Die „anderen

Umstände“ erfordern eben auch andere Verhaltensweisen, d.h. alles mit Maß und einem Gespür, wann eine Pause angebracht ist.

2.6.3 3. Trimenon

Die letzten zwölf Wochen dienen dem Kind zur Vorbereitung auf das Leben draußen, außerhalb des Mutterleibes. Die Entwicklung des Kindes ist soweit abgeschlossen. Es ist bald lebensfähig, bekommt noch ein schützendes Fettpolster und seine Sinnesorgane reifen täglich. Das Baby nimmt regen Anteil am Leben der Mutter. Durch entsprechendes Verhalten teilt es ihr oft mit, dass es ihm gut geht oder dass ihm etwas unangenehm ist. Das Kind kann nun auch bereits ganz deutlich Geräusche wahrnehmen. Die Einheit Mutter – Kind ist also schon sehr intensiv geworden.

Die werdende Mutter merkt immer deutlicher, dass ihr dicker Bauch dem Kind gehört, das ihr allmählich unbequem wird. Mit seinen kräftigen Bewegungen, seinen Fußtritten in die Magengegend oder den Nierenraum kann es der Mutter mitteilen, dass ihre momentane Körperhaltung unbehaglich ist, weil dadurch vielleicht die Durchblutung der Plazenta gestört wird oder weil es mehr Platz in der Gebärmutter hätte, wenn sie z.B. eine andere Schlafstellung einnimmt.

Das Ungeborene kann sich jetzt nicht mehr frei bewegen, es wird immer größer und schwerer:

- am Anfang des achten Monats (von zehn Mondmonaten) wiegt es ungefähr 1400 Gramm,
- am Anfang des neunten Monats schon 2100 Gramm und
- am Anfang des zehnten Monats 3000 Gramm.

Fast (!) alle Kinder nehmen ab der 34. Schwangerschaftswoche eine für die Geburt günstige Lage ein, nämlich die mit dem Kopf nach unten.

In diesen Monaten wird der Mutter deutlich bewusst, dass ein kleines Individuum heranwächst, das seine Umgebung schon sehr deutlich wahrnimmt und beeinflusst.

2.7 Ernährung in der Schwangerschaft

2.7.1 Allgemeine Hinweise

Für spezielle Ernährungsfragen sollte eine Ernährungsberaterin hinzugezogen werden. Im Allgemeinen aber ist eine abwechslungsreiche Mischkost mit einem großen Anteil von Frischgemüse und Obst aus möglichst kontrolliertem biologischem Anbau empfehlenswert. Tierisches Eiweiß sollte nur mäßig verzehrt werden und das Fleisch aus bekannter Schlachtung stammen. Auf Leber sollte wegen des zu hohen Vitamin-A-Gehaltes verzichtet werden. Wichtig sind auch Molkereiprodukte bzw. Alternativen hierzu, um ausreichend Kalzium zuzuführen.

Der gesunde Körper einer Frau sendet ausreichend Signale und teilt mit, was ihm gut tut und was er im Moment benötigt. Die Schwangerschaft ist ein idealer Zeitpunkt, dem Körper wieder mehr Vertrauen zu schenken, ihn beobachten zu lernen und seine normalen Reaktionen wahrzunehmen.

Flüssigkeitszufuhr

Insbesondere der Flüssigkeitszufuhr muss ausreichend Beachtung geschenkt werden. Bis zu drei Liter dürfen es täglich sein. Wasser und dünn aufgebrühte, ungesüßte Kräutertees sind die besten Durstlöscher. Ein Glas Fruchtsaft morgens genügt, ansonsten ist Leitungswasser ideal, denn zu viel Fruchtsäure oder Kohlensäure führt gern zu einer Übersäuerung (siehe Kap. 55) und zu Blähungen (siehe Kap. 9). Ab der 15.–20. Schwangerschaftswoche trägt auch der Schwangerschaftstee zur täglichen Flüssigkeitsaufnahme bei.

2.7.2 Nährstoffbedarf

In der Schwangerschaft wie auch in der Stillzeit, ist der Bedarf an vielen Nährstoffen gesteigert, es ist also durchaus ein gesteigertes Augenmerk auf die Ernährung zu richten. Wichtig ist dabei die Nährstoffdichte und nicht der Energiebedarf. Allerdings passt der Körper sich dem erhöhten Bedarf auch physiologisch an, indem beispielsweise die Eisenresorption am Ende der Schwangerschaft deutlich erhöht wird.

Problematische Nährstoffversorgung

Ein großes Problem für die Versorgung in der Schwangerschaft sind die aufgrund von Mangelernährung oft leeren Depots bei untergewichtigen Frauen. Dazu kommt oft eine einseitige Ernährung mit nur wenig Rohkost und viel Fastfood. Noch schwieriger ist die Situation bei jugendlichen Schwangeren, die durch die allzu frühe Schwangerschaft nur wenig motiviert sind.

Die Versorgung wird außerdem durch mögliche Erkrankungen erschwert. Ein Drittel der Schwangeren neigt zu Erbrechen, dazu kommen teilweise monatelange Aversionen gegen bestimmte Nahrungsmittel wie z. B. Milchprodukte.

Leere Nährstoffdepots kann auch eine vorangegangene Dauermedikation wie die jahrelange Einnahme der Pille ohne Folsäure- und B-Komplexsubstitution u. a. verursachen.

2.7.3 Ernährung bei erhöhtem Bedarf

Vitamine, Mineralstoffe, Eiweiß und Fette

In der Schwangerschaft und Stillzeit sollte auf die Ernährung geachtet werden und für eine ausreichende Zufuhr an Vitaminen, Mineralstoffen, essenziellen Aminosäuren und Fettsäuren gesorgt werden. Der Anteil an Kohlehydraten muss nicht unbedingt erhöht werden. Aber was heißt das praktisch für den Speiseplan der Schwangeren oder Mutter?

In Tabelle 2.1 sind einige Nahrungsmittel zusammengestellt, mit denen die empfohlenen Mengen im Rahmen eines ausgewogenen Speiseplans gut erreicht werden. Ein Frühstücks-Müsli aus Haferflocken, Sonnenblumenkernen, Leinsamen, Nüssen und Weizenkeimen zusammen mit frischen Früchten, Milch oder Joghurt enthält bereits einen Großteil der lebenswichtigen Stoffe. Eine Handvoll Nüsse sorgt für die essenziellen Fettsäuren, Fisch liefert hochwertiges Eiweiß.

Tab. 2.1 Vitamine und Mineralstoffe und ihr Vorkommen in Lebensmitteln.

Vitalsstoff	Empfohlene Zufuhr*	Lebensmittel
Eisen	30 mg	Hirse, Weizenkeime, Quinoa, Amaranth, Fleisch, Brennesselgemüse, Melasse, eisenangereicherter Saft, Sesam, Kakaopulver, weiße Bohnen
Zink	15 mg	Weizenkeime, Haferflocken, Leinsamen, Sonnenblumenkerne, Emmentaler, Rindfleisch, Hühnerei
Jod	230 µg	Seefisch, Vollmilch, Jodsalz
Selen	50 µg	Paranuss, Hühnerei, Fisch, Weizenvollkornbrot, Weizenkeime, Vollkornreis, Haferflocken
Magnesium	400 mg	Cashewnüsse, Sesam, Sonnenblumenkerne, Linsen, Bohnen, Avocado, Banane, Haselnüsse, Amaranth (z. B. gepoppt im Müsli)
Calcium	1200 mg	Vollmilch, Parmesan, Mineralwasser mit > 300 mg/l Ca^{2+}, Nüsse, Sesam; grünes Gemüse: Brokkoli, Lauch, Grünkohl, Fenchel, Spinat, Kohlrabi; Kräuter: Thymian, Majoran, Estragon, Rosmarin CT-Cineol, Basilikum, Oregano
Folsäure	600–800 µg	Brokkoli, Feldsalat, Haferflocken, Weizenkeime, Bierhefe, Erdnuss, Walnuss
Vitamin C	100 mg	Frisch gepresster Orangensaft, Sanddornsaft, Ananas, schwarze Johannisbeere, Paprika
Vitamin E	12–14 mg	Weizenkeimöl, Sonnenblumenkernöl, Avocado, Butter
Vitamin B_1	1,5 mg	Sonnenblumenkerne, Bierhefe, Vollkorngetreide, Hülsenfrüchte, Kartoffel

Vitalsstoff	Empfohlene Zufuhr*	Lebensmittel
Vitamin B_2	1,8 mg	Bierhefe, Vollmilch, Joghurt, Brokkoli, Avocado
Vitamin B_6	2,6 mg	Lachs, Vollkornbrot, Fleisch, Walnuss
β-Carotin	2–4 mg	Möhrensaft, Trockenaprikosen, Mango, Rote Beete, Grünkohl, Brokkoli

* Empfohlene Zufuhr pro Tag in Schwangerschaft und Stillzeit

Biologische Wertigkeit von Eiweiß

Eiweiß wird in der modernen Ernährungsmedizin nach seiner biologischen Wertigkeit eingeordnet. Das heißt, der Anteil der essenziellen Aminosäuren entscheidet über den Wert des Nahrungsmittels.

Diese essenziellen Aminosäuren sind: Valin, Leucin, Isoleucin, Phenylalanin, Tryptophan, Threonin, Methionin, Lysin.

Formel für die biologische Wertigkeit eines Eiweißes: Biologische Wertigkeit = Anzahl von Gramm Körpereiweiß, die durch 100 g des betreffenden Nahrungsproteins gebildet werden kann.

Tabelle 2.2 zeigt eine Übersicht über die biologische Wertigkeit wichtiger Nahrungsmittel.

Tab. 2.2 Übersicht über die biologische Wertigkeit wichtiger Nahrungsmittel.

Nahrungsmittel	Biologische Wertigkeit
Vollei	100
Vollmilch	84
Kartoffel	86
Sojabohnen	84
Rindfleisch	83
Bohnen (weiße)	71
Weizen (Vollkorn z. B. Mehl, Grieß)	59

Das beste Einzelnahrungsmittel, so wie es in der Natur vorkommt ist, das Hühnerei, es enthält viele essenzielle Aminosäuren in günstigen Mengenverhältnissen, daher wird der Wert eines Eis mit 100 % gleichgesetzt. Die biologische Wertigkeit einer Mahlzeit erhöht sich durch geschicktes Kombinieren von Proteinlieferanten auf mehr als 100 % (siehe Tabelle 2.3).

Tab. 2.3 Erhöhung der biologischen Wertigkeit durch sinnvolle Kombination von Lebensmitteln.

Kombinationen	Mischverhältnis	Biologische Wertigkeit
Kartoffel und Vollei	2 : 1	138
Milch und Weizenmehl (Vollmehl, Vollgrieß)	3 : 1	106
Vollei und Vollmilch	5 : 2	122
Milch und Kartoffel	2 : 3	114
Vollei und Reis	3 : 2	106

Eine ausgewogene Ernährung sollte ca. 10–15 % der Energie in Form von Protein liefern. Die tatsächliche Proteinzufuhr liegt in Deutschland vor allem bei Erwachsenen wesentlich höher, aber meistens als wenig wertvolles Eiweiß.

Gerade für Schwangere ist es sehr wichtig, auf eine ausreichende Eiweißzufuhr zu achten und genügend hochwertige Milchprodukte, Fleisch und Fisch zu verzehren, bzw. auf einen guten Kombinationswert der Nahrungsmittel zu achten.

In der Schwangerschaft ungeeignete Lebensmittel

Schwangere sollten möglichst verzichten auf:

- rohen Fisch,
- rohes Fleisch,
- Rohmilch,

wegen der Gefahr einer Toxoplasmose und der möglichen Kontamination mit Listerien.

- Alkohol wegen Alkoholembryopathie.
- Coffein, da intrauterine Wachstumsstörungen und eine erhöhte Diabetesinzidenz möglich sein können.

3 Wochenbett, allgemeine Hinweise

Das Wochenbett schließt sich unmittelbar an die Geburt an und dauert insgesamt acht Wochen. Es ist ein besonderer, aber natürlicher Zustand im Leben einer Frau.

Ziele für die Zeit des Wochenbetts:

- Erholung nach der Schwangerschaft,
- Ruhe nach der Geburt, physische und psychische Verarbeitung des Geburtsgeschehens,
- neue Kraft schöpfen für die kommenden anstrengenden Monate mit einem Säugling.

3.1 Hebammenhilfe

In den ersten zehn Tagen sind die Hebammen verpflichtet:

- täglich nach der Wöchnerin zu sehen, sich nach Ihrem Befinden zu erkundigen,
- die Gebärmutterrückbildung zu kontrollieren,
- beim Stillen und der Pflege des Kindes behilflich zu sein und
- den Nabel des Neugeborenen zu versorgen.

Diese Wochenbettnachsorge kann die Frau bis zu acht Wochen nach der Geburt in Anspruch nehmen.

3.2 Die Bedeutung des Wochenbetts

Das Wochenbett wird aufgeteilt in das Frühwochenbett und das Spätwochenbett.

3.2.1 Frühwochenbett

Das Frühwochenbett dauert bis zum zehnten Tag nach der Geburt. Diese Zeit ist geprägt von der Abheilung der Geburtswunden, ebenso soll die Milchbildung in Gang kommen (siehe auch Kap. 15, 38, 45, 64). Es ist die Zeit der innigsten Verbindung zwischen Mutter und Kind.

3.2.2 Spätwochenbett

Das Spätwochenbett endet nach etwa acht Wochen und dient dem Anpassungsprozess an das Leben mit dem Kind sowie der hormonellen Umstellung der Mutter.

Die ersten Tage von Mutter und Kind sind geprägt von Glück und Euphorie. Danach aber kehrt langsam der Alltag wieder zurück, Müdigkeit und erkennbare Überforderung stellen sich ein. Mit Beginn der zweiten, spätestens der dritten Woche hält dann die Routine Einzug und das tägliche Weltgeschehen wird langsam wieder wahrgenommen. Die ersten Wochen mit dem neugeborenen Kind sind ein Prüfstein in jeder Lebensgemeinschaft. Die Kinder fordern ihre Eltern heraus und zwingen sie zu einer Neuorientierung. Immer wieder wird, ähnlich wie beim Geburtsgeschehen, das Durchhaltevermögen der Eltern gefordert, letztendlich aber wird die Zeit des Wochenbetts ein besonderes Erlebnis in der Beziehung sein.

3.2.3 Zeit und Zuwendung für die Mutter

Alle Menschen, die mit einer Familie im Wochenbett Kontakt haben oder als betreuende oder beratende Person tätig sind, sollten sich des Ausnahmezustands bewusst sein.

Bei der Betreuung und Beratung einer Wöchnerin müssen sich alle klar darüber sein, welchen enormen Hormonschwankungen sie ausgesetzt ist. Um die ersten Tage dieser Erschöpfung mit der gleichzeitigen Euphorie über die überstandene Geburt gut zu überbrücken, benötigen alle Frauen vor allem Liebe, **Z**eit, die ihr gewidmet wird, **Z**uneigung sowie **Z**uwendung. Dies kann sie am besten von ihrem Lebensgefährten erfahren. Für die Hebamme sind diese drei Wörter mit **Z** ebenso wichtig wie eine kompetente Beratung und ganzheitliche Betreuung.

3.3 Physische Veränderungen im Wochenbett

3.3.1 Blutungen, Wochenfluss

Die Nachgeburt hinterlässt eine tiefe Wunde in der Gebärmutterwand, die etwa handtellergroß ist und sich innerhalb von drei Wochen auf ca. 3 cm verkleinert. Die Eihäute haben beim Ablösen an der übrigen Uterusmuskulatur Schürfwunden verursacht. Da Schleimhäute stark durchblutet sind, fängt die Wunde enorm zu bluten an. Der gesamte Blutverlust wird im Wochenbett eine Menge von mind. 200 und meist bis zu 500 ml erreichen.

Bei allen Darstellungen über einen Normablauf des Wochenbetts muss bei jeder Betreuung und Beratung dennoch berücksichtigt werden, dass Art und Umfang der Blutung von Frau zu Frau unterschiedlich sind. Die Gebärmutter bildet sich bei der einen Frau langsam, bei der anderen schneller zurück. Nach einem Kaiserschnitt ist die Gebärmutterückbildung verzögert. Die Fähigkeit, Kreislaufbelastungen zu meistern, ist ebenfalls bei jeder Frau unterschiedlich. Jeder Wochenbettverlauf ist deshalb ganz individuell.

Der wichtigste Aspekt jedoch ist: Fühlt sich die Mutter wohl, geht es dem Kind gut.

Verlauf des Wochenflusses

Der Blutfluss im Wochenbett ist an den ersten beiden Tagen am stärksten. Ab dem dritten Tag wird die Blutung fleischfarben und wässrig-blutig, das ist der sogenannte Wochenfluss (Lochien). Dabei handelt es sich um ein Wundsekret, das zwar von Keimen besiedelt, aber nicht infektiös ist. Ein leicht fader, eher käsiger Geruch der Lochien ist normal. Am vierten und fünften Wochenbetttag bleibt der Wochenfluss noch leicht blutig, ähnlich einer ausklingenden Periodenblutung.

Im Zeitraum zwischen dem sechsten und zehnten Wochenbetttag wird aus der Blutung ein bräunlicher, dünnflüssiger Wochenfluss. Spätestens jetzt nehmen die Lochien den typischen Geruch an. Es kann aber immer wieder vorkommen, dass der Wochenfluss nach dem Stillen eine rötliche Farbe annimmt.

3.3.2 Nachwehen

Die Nachwehen, die von der Frischentbundenen als krampfartiges Ziehen im Bauch empfunden werden, sind unbedingt erforderlich. Insbesondere für den Uterus ist die Wehentätigkeit wichtig, denn durch die starke Muskelkontraktion zieht sich die Gebärmutter wieder zusammen. Dabei verkleinert sich die Wunde der Nachgeburt erheblich und die Blutung wird geringer. Dies bedeutet: je mehr Nachwehen, desto kleiner die Gebärmutter und desto geringer der Blutverlust. Mehrgebärende werden die Nachwehen bereits kurz nach der Plazentageburt deutlich spüren. Diese krampfartigen Schmerzen sind notwendig, da die Muskulatur jedes Mal mehr Kraft benötigt, um sich wieder ganz zusammenzuziehen. Die Gebärmutter muss nach jeder Geburt wieder ihre ursprüngliche Größe erreichen und braucht dafür im Wochenbett immer mehr Energie.

Eine der wichtigsten Maßnahmen, damit die Nachwehen auch für Mehrgebärende erträglich bleiben, ist eine konstante Körperwärme, im Bett, im Bedarfsfall ab dem 2. Tag auch mit einer Wärmflasche auf dem Bauch. Die Nachwehen werden von Tag zu Tag schwächer, ab dem vierten Tag sind sie dann endlich vorbei.

3.3.3 Gebärmutterrückbildung

Die Gebärmutterrückbildung beginnt unmittelbar mit der Ablösung der Plazenta und den einsetzenden Nachwehen. Beides wird durch das frühzeitige Anlegen des Kindes unterstützt, weil sich dann die Gebärmutter kontrahiert. Das Stillen trägt somit am besten zu einer guten Gebärmutterrückbildung bei.

Die Frau kann ihre Gebärmutter in den ersten Stunden nach der Geburt deutlich als kugelförmiges Gebilde in der Nabelgegend tasten.

Unterstützung der Gebärmutterrückbildung

Sehr hilfreich ist es, wenn die Frau am ersten Tag so oft wie möglich auf dem Bauch liegt. Dadurch wird Druck auf den Uterus ausgeübt, das Blut kann gut abfließen und der eventuell verwundete Damm wird entlastet. Dies ist nur in der kurzen Zeit der ersten Wochenbetttage möglich, bevor sich die Brust mit Milch füllt. Eine ganz wichtige Voraussetzung für eine gute Rückbildung ist das regelmäßige Entleeren der Harnblase, mindestens vor jedem Stillen. Mit regelmäßigem Wasserlassen können also auch unnötige Nachwehen vermieden werden.

Die Gebärmutterrückbildung stagniert meist zwischen dem vierten und fünften Tag, da der Körper jetzt zur Milchbildung viel Energie benötigt. Solange der Wochenfluss fließt und das Abtasten der Uteruskante nicht schmerzhaft ist, ist dies normal. Fast immer steht die Gebärmutter jetzt zwischen Nabel und Symphyse.

Ab dem sechsten Wochenbettag wird die Gebärmutter nun schon langsam Richtung Schambein wandern. Meistens ist sie drei bis vier

Querfinger über der Symphyse zu tasten. Die Gebärmutterrückbildung wird bis zum zehnten Tag soweit fortschreiten, dass der Uterus gerade noch hinter dem Schambein zu tasten ist.

Rückbildungsgymnastik mit Unterstützung der Hebamme sollte selbstverständlich sein. Idealerweise gehen die Frauen ab der etwa sechsten bis achten Woche nach der Geburt zur Rückbildungsgymnastik in der Gruppe. Geburtsverletzungen sind bis dahin soweit abgeheilt und die Muskulatur soweit zurückgebildet, dass optimale Übungen zur Stärkung von Bauch- und Beckenbodenmuskulatur durchgeführt werden können.

3.3.4 Intimhygiene

Vor dem ersten Toilettengang haben viele Wöchnerinnen Angst, da sie nicht wissen, wie sie mit ihrem verwundeten Beckenboden Wasser lassen sollen. Deshalb empfiehlt es sich, mit einer desinfizierenden, kühlen und wundheilungsfördernden Lösung den Scheidenbereich zu spülen. Mit dem Abspülen bereits während des Wasserlassens wird ein Brennen vermieden oder gemildert, denn auch die Harnröhre wurde durch den Geburtsvorgang gereizt.

Die Wöchnerin kann, sobald sie sich kreislaufmäßig stabil fühlt, wieder regelmäßig duschen, das regelmäßige Spülen während und nach der Toilette wird sie meist eine Woche und länger beibehalten. Ein zusätzliches Sitzbad nach jedem Toilettengang dient nicht nur der täglichen Körperhygiene, sondern unterstützt auch die Wundheilung. Die Zeit für Sitzbäder wird stationär sehr unterschiedlich angeordnet. Zu Hause können die Wöchnerinnen meistens schon am zweiten Tag ein Sitzbad nehmen.

3.4 Der Beckenboden

Durch die Geburt erfährt das Beckengewebe eine maximale Belastung. Im Frühwochenbett benötigt dieser Körperteil erst einmal Entlastung, Erholung und Heilung. Im Spätwochenbett erfährt die Muskulatur dann eine Festigung. Der gesamte postpartale Vorgang verläuft wieder unter hormonellem Einfluss und kann ebenfalls mit gymnastischem Training sowie naturheilkundlichen Anwendungen unterstützt werden.

3.4.1 Schonung des Beckenbodens

Frischentbundene sollten unbedingt ihren Beckenboden schonen und so viel wie möglich liegen. Die kontrahierte Gebärmutter ist sehr schwer und der überdehnte Beckenboden erfährt dadurch im Stehen eine große Belastung.

3.4.2 Beckenbodenverletzungen

Verhalten bei einem Dammriss

Bettruhe und insbesondere das Vermeiden jeder Spreizhaltung der Beine ist oberstes Gebot für Frauen, die einen Dammriss erlitten haben, der nach der Geburt des Kindes nicht genäht werden musste. Im Hausgeburtsbereich wird häufig auf das Nähen von kleinen Rissen verzichtet.

Schamlippenverletzungen (Labienriss)

Bettruhe und Spreizverbot gelten auch für Schamlippenverletzungen. In der Tat kommt es bei einem intakten Damm häufig zu Verletzungen der Labien. Stationär werden diese nur manchmal genäht, denn Schleimhautverletzungen, um die es sich ja hier handelt, heilen meist gut und schnell.

Dammschnitt

Bei einem Dammschnitt ist der Wundschmerz abhängig von Länge und Tiefe der Wunde. Nicht nur die Größe und Tiefe, sondern auch die Nahttechnik und der körpereigene Wundheilungsvorgang sind ausschlaggebend für den Wundschmerz. Der lokale Schmerz wird in den ersten Tagen vom allgemeinen Zerschlagenheitsgefühl überdeckt und sich erst am zweiten bis dritten Wochenbetttag deutlich als Schnittschmerz bemerkbar machen. Am vierten und fünften Tag erreicht das Verletzungsgefühl meist einen Höhepunkt, da das Nahtmaterial aufquillt und dadurch eine zusätzliche Spannung verursacht. Die erste Erleichterung wird mit dem Auflösen und Abgehen der Fäden spürbar. Je nach Fadenqualität kann die Selbstauflösung zwischen fünf Tagen und drei Wochen dauern.

3.4.3 Hilfreiche Maßnahmen bei Geburtsverletzungen

Hilfreiche Maßnahmen können sein:

- Möglichst viel Liegen in den ersten Tagen.
- Sitzen vermeiden, oder einen Sitzring benutzen.
- Stehen wird erträglicher, wenn die Frau ihren Oberkörper abstützt: z.B. an einer Stuhllehne oder am Tisch, dadurch wird ihr Beckenboden entlastet.
- Laufen wird nur mit kleinen Schritten ohne Schmerzen möglich sein.
- Physikalische Anwendungen, z.B. Kälteanwendungen wirken wohltuend und schmerzlindernd (Cold-Packs etc).
- Regelmäßige Spülungen: sind wohltuend und gleichzeitig heilungsfördernd.
- Eine altbewährte Methode zur Wundbehandlung und Heilungsunterstützung sind Luft und Sonne. Die Wöchnerin kann immer wieder die Vorlage entfernen und so eine Luftzirkulation an ihren Wunden ermöglichen. Auch Fönen oder Rotlicht fördert die Wundheilung. Allerdings wird diese intensive Wärme meistens erst nach einigen Tagen ertragen.
- Sitzbad: Die erfolgreichste und für Wöchnerinnen sehr angenehme Methode zur Wundheilungsförderung im Wochenbett ist ein Sitzbad, zu Beginn leicht lauwarm (ca. 28°), dann mit dem Nachlassen des Wundschmerzes körperwarm.

3.5 Die postnatale Depression

Ein wachsendes und ernst zu nehmendes Syndrom ist die Depression im Wochenbett, die vielfältige Ursachen haben kann. Häufig wird dieses Krankheitsbild von den Familienmitgliedern nicht oder erst spät erkannt (siehe Kap. 56). Die Frauen wissen oft nicht, wem sie sich anvertrauen sollen. Deshalb ist es auch wichtig, dass alle Fachpersonen, die eine stillende Frau betreuen, ein offenes Ohr für ihre Nöte und negativen Gedanken haben. Bei verdächtigen Diagnosen sind oftmals die Hebammen die vermittelnden Personen. Neben allen anderen Maßnahmen ist eine Gesprächstherapie sehr wichtig. Im Ernstfall bedarf es natürliche einer neurologischen Behandlung oder Einweisung auf eine geschlossene Station. Einige Frauenärzte und Psychiater empfehlen in schweren Fällen zusätzlich zur oder statt der Medikation mit Psychopharmaka Hormone, um die Schwankungen abzufangen. Dabei sollte allerdings beachtet werden, dass die Östrogeneinnahme die Milchmenge mindert. Der Wunsch und die Möglichkeit, weiter zu stillen, sollten gerade bei frühen Depressionen mit der Hebamme oder dem Arzt besprochen werden, damit die Frau nicht auch noch Schuldgefühle wegen der geringeren Milchproduktion bekommt.

3.6 Natürliche Erscheinungen im Spätwochenbett

3.6.1 Wieder auftretende Blutungen

Immer wieder zeigt der eigene Körper einer Wöchnerin die „rote Karte", wenn sie sich körperlich oder seelisch zu viel zumutet. Dann können die Schleimhäute der Gebärmutterinnenwand wieder abbrechen und mit einer erneuten Blutung ausgeschwemmt werden, weil die inneren Wunden noch nicht gänzlich abgeheilt sind. Bei einer anhaltenden Blutung ist ein Arztbesuch unumgänglich.

Die erste Menstruation

Sollte die Blutung allerdings sechs bis zwölf Wochen nach der Geburt auftreten, dann könnte es die erste erneute Periodenblutung sein. Es kommt auch bei stillenden Müttern vor, dass schon so früh wieder ein regelmäßiger Zyklus einsetzt. Diese erste Blutung wird höchstwahrscheinlich sehr stark und oft auch mit erheblichen Kreuz- und Unterleibsschmerzen verbunden sein. Genauso ist aber möglich, dass die Frau erst nach dem Abstillen ihre erste Menstruation bekommt.

3.6.2 Verhütung in der Stillzeit

Stillen ist kein absolut sicheres Verhütungsmittel! Dafür sind am besten Barrieremethoden geeignet, die nur bei Bedarf verwendet werden müssen. Hormonelle Kontrazeptiva mindern durch ihren Östrogenanteil die Milchmenge. Minipillen, die nur Gestagene enthalten, beeinträchtigen die Milchproduktion nicht, müssen aber immer exakt zur gleichen Tageszeit genommen werden. Spiralen sollten frühestens zwölf Wochen nach der Entbindung eingesetzt werden, wenn die Gebärmutter sich vollständig zurückgebildet hat.

3.6.3 Hormonschwankungen

Haarausfall

Von Haarausfall im Spätwochenbett sind Frauen sehr unterschiedlich betroffen (siehe Kap. 23). Die einen werden überhaupt nichts bemerken, andere wiederum beobachten ängstlich die wachsenden „Geheimrätinnenecken". Doch bald werden aus den Ecken wieder schöne, volle neue Haare sprießen. Es kommt übrigens sogar vor, dass sich die Haarstruktur verändert. Dünnes Haar wird dick und voll, glattes Haar wird lockig und umgekehrt.

Schweißausbrüche

Nicht wenige junge Mütter sind außerdem wie bei Wechseljahresbeschwerden ständig in Schweiß gebadet. Ursache sind wie beim Haarausfall Hormonschwankungen, ein natürlicher Schutz des Frauenkörpers, und ein eindeutiger Hinweis sich zu schonen. Am Ende des Spätwochenbettes verschwindet diese Erscheinung und sie wird allenfalls noch ein oder zwei Tage vor der einsetzenden Periode wieder auftreten.

Konzentrationsstörungen

Im Spätwochenbett werden viele Frauen auch sehr vergesslich und können sich die einfachsten Dinge nicht merken. Diese Vergesslichkeit ist zunächst ein normales Erscheinunsbild und durch das Stillhormon „Prolaktin" bedingt. Oft sind Konzentrationsstörungen auch ein Zeichen von Anämie. Sollte sie größere Ausmaße annehmen, ist ein Bluttest angebracht, um nachzuprüfen, ob eine Blutarmut besteht. Früher oder später verliert sich die „Still-Demenz" wieder.

3.6.4 Das Abenteuer des Mutterseins

Trotz allen körperlichen Beschwerden und seelischen Tiefen im Wochenbett ist das Mutterwerden und Muttersein eine wunderschöne Zeit im Leben einer Frau. Doch sollten Mütter und Väter immer daran denken, dass sie ihr Kind nur ein Stück auf seinem Lebensweg begleiten. Irgendwann werden sie es wieder loslassen müssen, um es in sein eigenes Leben zu entlassen.

4 Das Neugeborene, allgemeine Hinweise

4.1 Die ersten Lebenstage des Neugeborenen

Das Neugeborene kommt aus einer Geborgenheit mit konstanter Körperwärme. Es war monatelang in Wasser gebettet, lebte aber zuletzt doch recht beengt.

Auf seinem Weg in diese Welt wird das Kind bei einer natürlichen Geburt durch einen knöchernen, aber gut gepolsterten Kanal teils geschoben, teils gedrückt, dann wieder versucht es, sich selbst hinauszuwinden.

4.1.1 Geburtsstrapazen

Einige der noch nicht geborenen Kinder sind kurz vor dem Ziel schon so strapaziert, dass sie in der letzten Geburtswegkrümmung einfach aufgeben. Mit operativer Hilfe von Saugglocke, Zange oder Kaiserschnitt werden sie ans Licht der Welt gezerrt. Kinder, die mit Saugglocke, Zange oder Kaiserschnitt geboren wurden, haben häufig lange Zeit unruhige Schlafphasen. Dann hilft es übrigens oft, die Kinder eng und fest an sich zu halten, sie zu pucken und ihnen damit noch einmal die enge Geborgenheit im Mutterleib zu geben.

Saugglocke

Insbesondere die Saugglockenkinder bereiten ihren Eltern mit ihrem Aussehen Sorge. Sie haben meistens eine sogenannte Geburtsgeschwulst am Kopf. Dieser kreisrunde, etwa sechs Zentimeter große blaue Fleck ist durch die Belastung mit dem Unterdruck der Saugglocke zustande gekommen und wird in kürzester Zeit verschwunden sein. Für den Kopf des Kindes ist die Saugglocke sicherlich eine Belastung, die Eltern sollten deshalb in den ersten Tagen sehr behutsam mit dem Köpfchen sein und es schonen. Empfehlenswert ist einmalige homöopathische Arzneigabe mit Arnica C 30, das in die Wangentasche des Babys gelegt wird. Bei ambulanten Saugglockenkindern wenden Hebammen auch Arnica- oder Ysop-Immortellen-Öl-IS-Kompressen zur Unterstützung an, damit das Hämatom schnell zurückgeht.

4.1.2 Die ersten Lebensminuten

In den ersten Lebensminuten sieht das Kind überhaupt nicht rosig aus, sondern eher blass-weißlich bis graublau. Erst mit Einsetzen der Eigenatmung wird das Neugeborene, zunächst am Rumpf, danach am Kopf und später an Armen und Beinen, seinen für ein Baby typischen zartrosa farbenen Teint erhalten.

Mit nachlassender Nabelschnurpulsation werden die Babys zunehmend rosiger. Spätestens beim Aufhören dieser Pulsation fangen fast alle Kinder kräftig zu schreien an. Sobald die Mutter ihr Kind in den Arm nimmt, sind die meisten Neugeborenen sofort auf der Suche nach der Mutterbrust.

4.1.3 Der Start ins Leben

Wärmebedürfnis

Konstante Wärme ist für das Neugeborene in den ersten Tagen sicherlich das Wichtigste, damit alle Körperfunktionen optimal aufrechterhalten werden können. Babys können nämlich in ihren ersten Lebenswochen ihre Körpertemperatur nicht selbstständig regulieren. Sie kühlen sehr schnell aus, kommen sogar in den Bereich von Untertemperatur.

Bei zu warmer Verpackung geschieht genau das Gegenteil: die Körpertemperatur steigt an, das Baby ist heiß und bekommt Fieber. Deshalb wird die Hebamme bei ihren Hausbesuchen immer wieder die Temperatur kontrollieren. Geeignete Stellen zur Kontrolle der Körpertemperatur sind auch die Stirn und der Nacken des Kindes. Sind diese so warm wie die eigene Hand, dann ist das Kind richtig angezogen oder zugedeckt. Ist es an Stirn, Nacken, Füßen oder Bauch kälter, dann muss dem Neugeborenen Wärme zugeführt werden.

Im ersten Lebensjahr dürfen sich Eltern nicht von kalten Händen irritieren lassen, denn die sind beim Neugeborenen sogar das ganze erste Jahr hindurch fast immer kühl.

Grundsätzlich gilt, dass ein ausgetragenes Neugeborenes weniger Wärmeverlust zeigt als ein frühzeitig geborenes Kind. Ebenfalls kann als Faustregel gelten, dass mit zunehmendem Geburts- und Lebensgewicht der Wärmehaushalt stabiler wird. Je reifer, schwerer und älter ein Neugeborenes, desto stabiler also seine Körpertemperatur.

Beim Windelwechsel sollte es auf alle Fälle angenehm warm sein, mindestens 22 °C, eher noch wärmer, deshalb ist eine Wärmelampe über dem Wickelplatz ideal, insbesondere bei Neugeborenen, die sichtbar oder nachweislich viel Geburtsgewicht verloren haben. Kinder mit einem Geburtsgewicht von ca. 3800 bis 4000 g werden beim Auswickeln dagegen nicht mehr so schnell frieren.

Schlafverhalten

Bei Eltern, die selbst über Schlafplatz und Schlafhaltung des Kindes bestimmen können, schlafen die Kinder die ersten Tage fast nur bei der Mutter oder dem Vater im Bett. Ab dem dritten oder vierten Tag haben die Eltern meist das Bedürfnis, dass das Kind in seinen Schlafphasen etwas mehr Abstand zu ihnen gewinnt.

Wenn das Kind gerne auf dem Rücken liegend schlafen möchte, die Eltern aber Sorge haben, da es gerne spuckt, empfiehlt es sich allerdings, es so auf die Seite zu legen, dass es auf seinem Schulterblatt zu ruhen kommt, nicht auf den Oberarm, da das Blut im Ärmchen sonst gestaut wird. Zum Stabilisieren wird dem Kind die gerollte Spuckwindel oder ein Lagerungskissen in den Rücken gelegt.

Mit der Stabilisierung der Körpertemperatur findet das Kind allmählich auch seinen eigenen Schlaf- und Wachrhythmus. Dennoch kann nach längeren Wachphasen ein warmer Kirschkernsack oder eine Wärmflasche an den Füßchen beim Einschlafen gute Dienste leisten, ebenso in kalten Räumen oder kühlen Nächten. Oft ist es auch sinnvoll, die Wiege des Babys mit einer Bettflasche oder Kirschkernsack am Kopfende vorzuwärmen und beim Hineinlegen des Babys an das Fußende zu legen. Mit diesem Trick lässt sich übrigens so manches Neugeborene davon überzeugen, im eigenen Bett zu schlafen.

Nahrungsaufnahme

Die Nahrungsaufnahme ist in den ersten Tagen sehr individuell und wird von der Hebamme oder der Neugeborenenstation überwacht. Das Neugeborene möchte in den ersten 24 Stunden oft nur zwei- bis dreimal gestillt werden. Hat die Mutter unter der Geburt Medikamente erhalten, so sollte das Stillen in den ersten 24 Stunden ohnehin mit Bedacht angeboten werden und längere Ruhepausen des Kindes akzeptiert werden.

Der zweite Lebenstag wird oft mit einer Unruhe des Neugeborenen zu jener Tageszeit beginnen, als die Wehen einsetzten oder die Geburt stattfand. Das Baby wird seine Stimme vielleicht mit mehr Kraft benutzen und nun meistens öfter nach Nahrung verlangen. Jedoch nach fünf Minuten kräftigem Saugen an beiden Brüsten wird es wieder erschöpft und gesättigt von der eiweiß- und kohlenhydratreichen Vormilch einschlafen. Die Muttermilch wird übrigens nie wieder so einen hohen Prozentsatz an Eiweiß aufweisen, wie in den ersten Lebenstagen. Das Kind wird also ganz sicher an der Brust satt werden.

Fast immer stellt sich bei dem Neugeborenen am dritten Tag Heißhunger ein. Das bisher ruhige, verschlafene Kind wandelt sich jetzt völlig. Es möchte am liebsten alle zwei Stunden gestillt werden. Die Dauer des Stillens beansprucht nun meistens pro Brust 15–20 Minuten. Ob es tatsächlich satt wird, wird am Windelinhalt sichtbar.

4.2 Babypflege

Die Hautpflege im Windelbereich wird am ersten Tag nur darin bestehen, das klebrige Mekonium (Kindspech) mit warmem Wasser und notfalls mit Seife abzuwaschen (siehe Kap. 27). Danach wird die sensible Haut des Neugeborenen eingeölt. Bereits am zweiten oder dritten Tag bildet sich bei vielen Neugeborenen eine sogenannte Neugeborenenakne.

4.2.1 Baden

Mit zunehmendem Windelinhalt bewährt es sich, das Baby anstatt mit Waschlappen, Seife und Handtuch besser gleich im Waschbecken zu waschen. Selbstverständlich können die Kinder zuhause auch in der Babybadewanne gebadet werden, wenn dies praktischer ist. Ob ein Neugeborenes täglich oder nur wöchentlich gebadet wird, bestimmt die Mutter. Sinnvoll ist, alle Hautfalten hinter den Ohren, im Hals-, Achsel- und Leistenbereich alle zwei Tage mit Wasser zu waschen. Beim Waschen des ganzen Körpers oder beim Baden sollte der Raum gut warm sein oder die bereits erwähnte Wärmelampe zur Verfügung stehen. Selbstverständlich sollte es sein, dass der Windelbereich regelmäßig gut gesäubert und gepflegt wird, um ein Wundwerden zu vermeiden.

4.2.2 Saugbedürfnis

Oft hat das Saugen nichts mit Hunger zu tun, sondern ist eine lieb gewordene Gewohnheit aus dem Mutterleib. Tatsächlich muss das Thema Schnuller oft schon am zweiten Lebenstag in der Familie diskutiert werden. Der Ersatz kann besser sein, als das Neugeborene zu häufig an die Brust zu legen. Viele Frauen werden nämlich in der Folgezeit gereizte oder gar wunde Brustwarzen bekommen (siehe Kap. 15) und gleichzeitig wird der Milchflussreflex so stark angeregt, dass der Milcheinschuss sehr stark wird und ihr unnötige Beschwerden verursachen kann (siehe Kap. 39). Die Hebamme wird schnell feststellen, ob das Baby „nur" ein ausgeprägtes Saugbedürfnis hat oder wirklich Flüssigkeit benötigt. Dies erfolgt mit Kontrolle des Saugverhaltens, des Hautturgors, des Ausscheidungsvorgangs und der Oberbauchvölle. Grundsätzlich gilt aber immer, das Stillen des Kindes zu bevorzugen.

4.2.3 Körperausscheidungen

Mekonium

Beim ersten Windelwechseln wird ein noch immer schwarzes bis dunkelbraunes Kindspech zum Vorschein kommen, doch wird die Konsistenz schon etwas weicher sein.

Ziegelmehlurin

Mütter sind oft erstaunt über die Stuhlmengen ihres Neugeborenen. Die Urinmengen dagegen halten sich in den ersten beiden Tagen in Grenzen. Es sind meist nur kleine feuchte Flächen in der Windel. Am zweiten oder dritten Tag kann es sein, dass die Mutter einen rosafarbenen ziegelmehlähnlichen Fleck in der Windel entdeckt. Dieser sogenannte Ziegelmehlurin wird von vielen Neugeborenen ausgeschieden, häufiger allerdings von Jungen. Dies ist ein ganz normaler Ausscheidungsvorgang und zeigt, dass das Baby Harnsäurekristalle ausscheidet und nun bald etwas mehr Flüssigkeit benötigt.

Übergangsstuhl

Das Windelwechseln wird nun bald im Vier-Stunden-Rhythmus stattfinden. Die Windeln werden nämlich zusehends feuchter. Mit steigender Muttermilchmenge wird aus dem Kindspech der sogenannte Übergangsstuhl, der alle Farbnuancen von Braun über Gelb bis Grün beinhalten kann. Die Konsistenz wird flüssiger werden. Es ist nicht weiter beunruhigend, wenn wenig Stuhl vorhanden ist, ja oft sogar nur eine Spur davon in der Windel sichtbar ist. Erhält das Kind aber schon reichlich Muttermilch, wird auch der Windelinhalt ebenso reichlich ausfallen.

Blut in der Windel

Häufig sind die Eltern überrascht, wenn sie plötzlich Blutspuren in der Windel finden oder beim Wickeln sehen, wie winzige blutige Schleimspuren oder Blutströpfchen aus der Scheide ihrer Tochter abgehen. Es besteht überhaupt kein Grund zur Beunruhigung, denn es ist völlig normal, dass zwischen dem dritten und fünften Lebenstag bei Mädchen ein dicker weißer Schleimabgang oder eine erste kleine Periodenblutung stattfindet. Dadurch, dass es reichlich Muttermilch trinkt und damit sehr viele weibliche Hormone erhält, kommt es zu dieser ersten Monatsblutung. Die Eltern können dann sicher sein, dass sie funktionsfähige Geschlechtsorgane besitzt.

4.3 Gewichtszunahme

Direkt nach der Geburt nehmen die meisten Neugeborenen etwas an Gewicht ab. Eine Gewichtsabnahme des Neugeborenen ist physiologisch normal. Ein Kind darf nach der Geburt bis zu zehn Prozent seines Geburtsgewichtes verlieren. Spätestens am vierten Tag ist deutlich zu erkennen, wie sich der zunächst eher abgeflachte Oberbauch wieder füllt und rundlich wird. Dies ist ein sicheres Zeichen für die Gewichtszunahme. Das regelmäßige Wiegen einmal am Tag oder gar nach jeder Mahlzeit bedeutet meistens mehr Stress denn Nutzen. Deshalb werden die Kinder meist erst ab dem vierten oder fünften Lebenstag gewogen. Bei erkennbaren Risiken wird selbstverständlich auch früher das Gewicht beobachtet.

5 Stillzeit, allgemeine Hinweise

5.1 Voraussetzungen für erfolgreiches Stillen

Jede Mutter kann stillen. Eine umfassende Information darüber ist die Grundlage dafür, dass sie auch über eine längere Zeit stillt. Jede Frau sollte wissen, dass Muttermilch die optimale Nahrung für ihr Kind ist. Es gibt keine einzige industriell gefertigte Milchnahrung, die der Zusammensetzung der Frauenmilch wirklich entspricht. Nur in dieser sind die Immunglobuline enthalten, die die Neugeborenen benötigen, um in den ersten Lebensmonaten vor Krankheiten geschützt zu sein.

Zu der Überzeugung, eine gute stillende Mutter zu sein, gehört eine große Portion Selbstbewusstsein und ein gesundes Vertrauen in Mutter Natur. So wie die Natur den Frauen das Gebären und den Kindern einen normalen Geburtsverlauf zumutet, so hat sie es ermöglicht, dass das Kind von der Mutter ernährt werden kann. Eine Mutter kann davon überzeugt sein, dass die Muttermilch immer in der richtigen Zusammensetzung individuell auf ihr Kind abgestimmt sein wird. Sie wird immer richtig temperiert sein und Tag und Nacht ausreichend zur Verfügung stehen.

Eine stillende Frau braucht Unterstützung von allen Seiten, dass Stillen das einzig Richtige und Beste für ihr Kind ist.

Voraussetzungen für ein erfolgreiches Stillen:

- Ruhe. Vor allem während der Wochenbettzeit muss in der Umgebung der Mutter für Ruhe gesorgt werden, damit sie sich ganz und gar ihrer Aufgabe, dem Stillen, widmen kann.
- Viel entscheidender noch ist jedoch die innere Ruhe und Gelassenheit der Mutter.
- Ausdauer und Geduld im Umgang mit dem zu ernährenden Kind, auch in schwierigen Phasen. Manche Wöchnerin muss lange warten, bis endlich der ersehnte Milcheinschuss stattfindet. Bei manchen kann es bis zu fünf Tagen dauern, bis das erhoffte Spannungsgefühl eintritt. Geduld wird auch erforderlich sein, um die Zeit der Hormonumstellung mit häufig einhergehendem Milchmangel zu überbrücken und

das Kind häufig anzulegen. Ausdauer kostet es ebenso, einen kranken Säugling stündlich zu stillen, weil er Schmerzen beim Schlucken hat.

- Sehr viel Kraft kann es eine Mutter kosten, ihre Umgebung davon zu überzeugen, weshalb sie ihr Kind ausschließlich mit Muttermilch ernährt und dass es dabei trotzdem nicht verhungern wird.

5.2 Der Stillvorgang

Voraussetzung für ein erfolgreiches Stillen ist eine entspannte Körperhaltung. Weitere praktische Hinweise zum Stillen können Frauen von ihrer Hebamme oder Laktationsberaterin bekommen.

5.2.1 Milcheinschuss

Erster Milcheinschuss

Das Einschießen der Muttermilch findet etwa zwischen dem dritten und fünften Wochenbetttag statt. Das bedeutet, dass ab diesem Zeitpunkt die Milchproduktion so richtig in Gang kommt.

Es kommt immer wieder vor, dass Frauen während des Milcheinschusses über Probleme beim Anlegen und Schmerzen in der Brust klagen. Sie werden durch harte Knoten und eine heiße, unter enormer Spannung stehende Brust verursacht.

Wenn zu viel Milch produziert wird, (siehe Kap. 39) kommt der Milchfluss nicht richtig in Gang.

Weiterer Milcheinschuss

Ein zweiter und dritter Milcheinschuss kann zehn Tage nach dem ersten und nach weiteren drei Wochen einsetzen. Diese beiden zusätzlichen Milcheinschusszeiten gehen fast immer einher mit einem Wachstumsschub des Kindes, das dann auch mehr Nahrung benötigt. Somit bleiben schlimmere Beschwerden meistens aus, weil es nicht so schnell zu einer spannenden, übervollen Brust kommt.

Letzter Milcheinschuss

Der letzte Milcheinschuss nach etwa acht Wochen ist fast immer mit einem Hormonschub des weiblichen Körpers verbunden. Nach dieser Zeit ist sehr häufig zunächst noch einmal eine Milchmangelphase zu beobachten, denn der Körper der Frau versucht zu klären, ob das Östrogenhormon Oberhand gewinnt und somit einen Eisprung hervorrufen kann, oder ob doch das Prolaktin-, das Milchbildungshormon, bestimmend bleibt. Durch wiederum häufiges Stillen können Frauen in dieser Zeit selbst mit beeinflussen, ob sie weiterhin ausreichend Muttermilch für ihr Kind zur Verfügung haben. Innerhalb von einigen Tagen wird ihre Geduld durch einen sanften Milcheinschuss belohnt. Das Baby wird weiterhin, auch mit wieder längeren Trinkpausen, satt werden.

Das bedeutet also, dass der „Stillzug" acht Wochen lang zur Verfügung steht und die Mutter innerhalb dieser Zeit immer wieder die Chance hat, einzusteigen. Sollte aus irgendwelchen, sicherlich berechtigten Gründen das Kind teilgestillt und mit Zusatznahrung zugefüttert worden sein, so besteht in dieser Zeit nach wie vor die Möglichkeit, das Kind doch noch voll zu stillen. Insbesondere wenn die Mutter krank war, oder ein frühgeborenes oder krankes Kind geboren wurde, sollten diese acht Wochen „Bedenkzeit" ein Ansporn und Lichtblick sein.

In solchen Fällen kann eine Stillbetreuung und die Begleitung in Stillgruppen sinnvoll sein.

5.2.2 Praktische Hilfen zur Beeinflussung der Muttermilchmenge

Die wichtigste Faustregel für die gesamte Stillzeit ist:

- Das Anlegen beider Brüste pro Mahlzeit steigert die Milchmenge.
- Das Anlegen einer Brust pro Mahlzeit reduziert die Milchmenge.

Steigerung der Milchmenge

- Häufiges Anlegen. Durch Stillen nach Bedarf wird sich die Relation von Milchangebot und Nachfrage ganz von selbst regeln. Die Mutter sollte also nicht zufüttern und nicht mit allen Mitteln einen Vier-Stunden-Rhythmus erzwingen, sondern anlegen, wenn das Baby schreit und sucht.
- Eine einfache, aber sehr hilfreiche Methode, um die Milchmenge zu unterstützen, ist das Verzichten auf einen Still-BH. Die Brust wird durch das Freiheitsgefühl und Raumvolumen sicherlich mehr Milch produzieren können.

Reduktion der Milchmenge

Eine zu reichlich fließende Brust ist genauso belastend wie das Gegenteil. Mit den folgenden Maßnahmen kann vielen Frauen geholfen werden:

- Anlegen des Kindes: Das Baby immer nur eine Seite leer trinken lassen. Dabei sollte aber währenddessen die andere Brust mit Kälte in Form von Kühlakkus oder Eiswürfelauflagen gekühlt werden. Mit einem kräftigen Daumendruck auf die Warze für etwa ein bis zwei Minuten kann die Brust ebenfalls am Einschießen weiterer Milch gehindert werden.
- Büstenhalter: Zwischen den Stillmahlzeiten ist es hilfreich, einen engen, festen BH zu tragen oder gar nach Möglichkeit für kurze Zeit auf dem Bauch und der Brust zu liegen.
- Quark: Auch während den Stillpausen sind kalte Umschläge, z.B. mit Quark angebracht.

5.3 Veränderung der Brust während der Stillzeit

Jede Frau sollte darüber informiert sein, dass ihre Brust sich durch die Hormonumstellung verändern wird, nicht allein durch das Stillen.

In den ersten Tagen nach der Geburt wird die Brust immer voller und praller werden. Doch schon etwa ab dem dritten Tag, wenn die Milch „einschießt", werden die Brüste fest, knotig oder gar hart, was durchaus als schmerzhaft empfunden werden kann. Spätestens um den sechsten Tag nach der Geburt sollte so ein unangenehmes Gefühl nur noch kurz vor dem Anlegen des Kindes auftreten.

Spätestens mit Ende des Spätwochenbetts, häufig auch schon nach den ersten Wochen, wird die Brust wieder weich werden und kann die frühere Größe wieder annehmen.

5.3.1 Vorbeugende Pflegemaßnahmen

Um ein Wundwerden der Brustwarzen zu vermeiden, sollte die Frau darauf achten, dass ihre Warzen weich und geschmeidig bleiben, sich also vor einem Hitze- oder Nässestau und vor extremer Kälte schützen (siehe Kap. 15).

Eine gute vorbeugende Maßnahme ist das Tragen von Stilleinlagen aus naturbelassener Wolle oder reiner Seide, denn mit diesen Textilien können Nässestau und Kälte vermieden werden. Wolle und Seide sind tierische Eiweißfasern und somit auf Grund des Wollwachsgehaltes bakterizid. Sie bieten deshalb keinen Nährboden für Keime und sind entzündungshemmend und heilend. Beide Naturfasern sind atmungsaktiv und gewährleisten somit eine gute Luftzirkulation an der Brust.

5.4 Ernährung der stillenden Mutter

Eine gesunde und ausgewogene, dem Körper vertraute Kost wird dem Säugling nicht schaden. Die Mütter sollten vermeiden, in der Stillzeit ihre Ernährungsgewohnheiten umzustellen. Sie sollte keine scharfen Gewürze verwenden und vorsichtig mit Blumenkohl und Brokkoli beginnen, wenn sie eine Vorliebe für Kohl hat. Diese beiden Sorten bereiten den Neugeborenen vielleicht am wenigstens Blähungen. Kartoffeln und Karotten stellen in vielerlei Variationen eine ausgewogene, gesunde Ernährung dar. Insbesondere unter Verwendung von Kümmel und Fenchelgewürz werden die Mütter keine Schwierigkeiten feststellen. Die gute altbewährte Hühnersuppe ist auch für eine stillende Mutter sehr bekömmlich.

Ein Glas Wein oder ein alkoholreduziertes Bier, in großem Zeitabstand zum nächsten Stillen getrunken, wird das Wohlbefinden fördern und dem Kind nicht über Gebühr schaden. Dasselbe gilt für Kaffee. Wenn dieser seit Jahren zur Lebensfreude der Mutter beiträgt, kann Kaffee getrunken werden. Ideal wäre aber, den Koffeinkonsum zu reduzieren und auf Getreidekaffee umzusteigen.

5.5 Schadstoffbelastung der Muttermilch

Ein Problem unserer Zeit, das alle Menschen trifft, ist die Umweltbelastung. So machen beispielsweise auch Schadstoffe in der Muttermilch immer wieder Schlagzeilen. Dennoch wurde anhand von Untersuchungen der Muttermilch festgestellt, dass diese Schadstoffbelastung in der Frauenmilch in den vergangenen Jahren zusehends geringer wurde, und vor allem kein einziger Grund besteht abzustillen. Die höchste Schadstoffbelastung ist in den ersten sechs bis acht Wochen nach der Geburt nachweisbar, danach nimmt sie ständig ab.

Sollten die Mütter trotzdem verunsichert sein, können sie das zuständige Gesundheitsamt um eine Untersuchung ihrer Muttermilch bitten. Allerdings wird nur in begründeten Fällen eine Untersuchung auf Dioxinbelastung vorgenommen, denn diese erfordert teure Tests.

Um die Belastung der Muttermilch nicht unnötig zu erhöhen, ist es besonders wichtig, in der Stillzeit keinen unnötigen Gewichtsverlust zu provozieren. Fastenkuren oder Diäten, die zu einem schnellen Abnehmen führen, tragen dazu bei, dass Schadstoffe über die Muttermilch ausgeschieden werden, die sich vorher im Fettgewebe abgelagert haben. Die Frauen sollten sich keinesfalls unter Druck setzen, schnell wieder ihr Gewicht und die Figur von vor der Schwangerschaft haben zu müssen.

5.6 Brustentwöhnung

Irgendwann zwischen dem dritten Lebensmonat und dem ersten oder zweiten Lebensjahr wird die Brustentwöhnung ein Thema (siehe auch Kap. 12). Sehr viele Kinder bestimmen diesen Zeitpunkt selbst und lehnen von heute auf morgen die Brust ab. Dies ist natürlich ein idealer Vorgang.

Bei vielen Frauen überträgt sich der persönliche Wunsch abzustillen sehr schnell auf die Milchproduktion und auf das Kind. Die Milchmenge wird von Woche zu Woche weniger, der Säugling trinkt gerne am Abend eine Milchflasche und nimmt immer mehr feste Kost zu sich.

Bis zum Ende des ersten Lebensjahres kann es sinnvoll sein, das Baby im Laufe von etwa zwei bis drei Wochen an Flaschennahrung zu gewöhnen und die Brustmahlzeiten ständig zu reduzieren. Das kann unter Umständen problematisch werden, wenn das Kind bislang noch nie eine Flasche erhalten hat. Dann ist es vielleicht einfacher, den Säugling erst von der Brust zu entwöhnen, wenn er bereit ist, feste Kost vom Löffel zu essen.

Je überzeugter die Mutter von ihrem Tun ist und je mehr Ruhe und Zeit sie sich nimmt, desto einfacher und unproblematischer wird das Abstillen sein. Sie kann das Abstillen unterstützen, indem sie ihre eigene Trinkmenge auf ein Minimum reduziert und alle treibenden Flüssigkeiten wie Bier, Weizenbier, Apfelwein oder Sekt vermeidet. Sehr empfehlenswert ist das schluckweise Trinken von Salbeiblättertee zu dem Pfefferminze gegeben werden kann, wenn die Mutter nicht gerade in homöopathischer Behandlung ist. Außerdem kann sie Zitrone in allen Variationen essen oder trinken. Das Tragen eines engen, gut sitzenden Büstenhalters unterstützt das Abstillen ebenso wie kalte Wickel, die möglichst oft auf die Brust gelegt werden.

Vielleicht aber hat sich das Kind so sehr an die Brust gewöhnt, dass es sich weigert, irgendeinen Ersatz anzunehmen. Dann hilft oft nur eine „Entziehungskur": Ein paar Tage verreisen, während der Partner die Betreuung und Fütterung des Kindes übernimmt. Erst wenn die Mutter nicht mehr zu sehen und zu hören und vor allem auch nicht mehr zu „riechen" ist (denn sie duftet ja nach Muttermilch), akzeptiert das Baby einen Ersatz.

Teil 3

Indikationen

3

6 Anämie

6.1 Allgemein

Bei Anämie wird auch in der Schulmedizin kontrovers diskutiert, ob ein Abfall des Hämoglobins wirklich pathologisch ist oder ob lediglich eine Blutverdünnung vorliegt. Bei körperlichen Symptomen wie Müdigkeit und Infektanfälligkeit sollte jedoch immer eine sinnvolle Therapie durchgeführt werden. Auf allopathische Eisensubstitution allerdings reagieren viele Frauen mit Obstipation.

Hinweis
Wichtig ist, die Schwangere und Stillende auf ausreichend Vitamin-C-Zufuhr aufmerksam zu machen, damit pflanzliches Eisen aus der Ernährung aufgenommen werden kann. Schwarzer Tee und Kaffee, die Eisenräuber sind, sollten in der Schwangerschaft ohnehin gemieden werden, wenn überhaupt, dann außerhalb der Mahlzeiten trinken.

6.2 Aromatherapie

Die Aromatherapie hat sich etabliert und nimmt mittlerweile einen großen Stellenwert in der Komplementärmedizin ein. Mit den folgenden Empfehlungen können Hebammen, Therapeuten und Apotheken aus den ausgewählten ätherischen und fetten Pflanzenölen, Hydrolaten und Salbengrundlagen individuelle Rezepturen empfehlen, verordnen bzw. herstellen.

Rezepturvorschläge und Empfehlungen

- Ätherische Öle als Naturparfüm (10 % in Jojobawachs) am Oberbauch auftragen oder ein bis fünf Tropfen ätherisches Öl in ein Körperöl mischen und morgens anwenden.

6.2.1 Ätherische Öle

Engelwurz (*Angelica archangelica*): immunstimulierend, entschlackend, Herz-Kreislauf-stärkend.

Karottensamen (*Daucus carota*): krampflösend, blutbildend, leber- und galleanregend.

6.2.2 Original IS Aromamischungen

Karotten-Limetten-Öl 10 % in Jojobawachs: Leberstoffwechsel unterstützend. Als Naturparfüm: 1 Tropfen dreimal täglich am Oberbauch auftragen oder einen feucht-warmen Leberwickel auflegen.

6.3 Bach-Blüten

Keine Empfehlung.

6.4 Homöopathie

6.4.1 Bewährte Arzneien

Ferrum metallicum (Eisen)

Erscheinungsbild: fröhliche, eher juvenile Frau mit Pseudo-Plethora.

Leitsymptome: neigt zum Erröten, Schwindel, Schwäche und Hinterkopfschmerz; verträgt keine Eier; Schwäche mit vollem, nachgiebigem Puls.

Modalitäten: V beim Stillsitzen.
B langsames Gehen.

Potenzwahl: D 4, D 6, C 6.

Ferrum phosphoricum (Eisenphosphat)

Erscheinungsbild: fröhliche, juvenile Frau mit Pseudo-Plethora.

Leitsymptome: neigt zum Erröten, Schwindel, extremer Schwäche mit weichem, raschem Puls; Folge von Sonnenhitze; Nasenbluten.

Modalitäten: V Nachtschweiß 4.00 Uhr.
B kalte Anwendungen.

Potenzwahl: D 4, D 6, C 6.

6.4.2 Weitere mögliche Mittel

Phosphor (Phosphor), Pulsatilla (Küchenschelle), China (Chinarinde).

6.4.3 Komplexmittel

Aufbaumittel Stadelmann.

6.4.4 Anthroposophie

Anaemodoron Weleda® Tropfen.

6.4.5 Biochemie nach Dr. Schüßler

Ferrum phosphoricum D 12 (Nr. 3).

6.5 Phytotherapie

6.5.1 Teezubereitungen

Bitterstoffdrogen können zur Appetitanregung in Maßen als Tee getrunken werden, z.B.

- Enzianwurzel (*Gentiana lutea*),
- Tausendgüldenkraut (*Centaurium erythraea*).

Gute Erfahrungen werden oft mit „Floradix® mit Eisen"-Tonikum gemacht.

6.6 Weitere Therapieempfehlungen

6.6.1 Ernährung

- Wichtig ist die Zufuhr eisenhaltiger Lebensmittel wie Getreide, Hirse, Amaranth, Hülsenfrüchte, Sesam, Sonnenblumenkerne, Nüsse, Mangold, Spinat, Rote Beete, Broccoli, rotes Fleisch.
- Vitamin C fördert die Eisenresorption.

- Coffeinhaltige Getränke wie Tee, Kaffee, Cola vermindern die Eisenaufnahme; diese meiden bzw. nicht zeitgleich einnehmen (siehe auch Kap. 6.1).
- Folsäure ist ein wichtiger Bestandteil bei der Erythropoese und ist vor allem in grünem Blattgemüse enthalten.
- Vitamin B_{12} ist ebenfalls für die Bildung der Erythrozyten wichtig, es ist in Fleisch und Innereien enthalten, letztere sind aber wegen der Belastung mit Schadstoffen in der Schwangerschaft nicht zu empfehlen. Vor allem Veganerinnen und Frauen die sich vor der Schwangerschaft makrobiotisch ernährt haben, haben oft sehr leere Vitamin-B_{12}-Speicher, ggf. ist eine Substitution zu erwägen.

7 Ängste in der Schwangerschaft

7.1 Allgemein

Ängste und Träume in der Schwangerschaft sind normal. Wichtig ist es, Mut zu machen und Zuversicht zu wecken. Bemerkungen, die Angst bei der Schwangeren verstärken, müssen vermieden werden. Einzel-Geburtsvorbereitung ist dann empfehlenswert, wenn es sich um eine Frau handelt, die sich schlecht gegen die Geschichten anderer Frauen in der Gruppenvorbereitung abgrenzen kann.

Hinweis

Bei Mehrgebärenden sind Angst und schlechte Träume oft Ursache von traumatischen Erstgeburten und der Sorge, den wachsenden Aufgaben nicht gerecht zu werden. Häufig wird von den betroffenen Frauen dieses Thema nicht ausgesprochen. Hebammen kennen die Ängste von Frauen und haben Zeit für Gespräche und ermutigen die Frau zu einer Gesprächstherapie.

7.2 Aromatherapie

Die Aromatherapie hat sich etabliert und nimmt mittlerweile einen großen Stellenwert in der Komplementärmedizin ein. Mit den folgenden Empfehlungen können Hebammen, Therapeuten und Apotheken aus den ausgewählten ätherischen und fetten Pflanzenölen, Hydrolaten und Salbengrundlagen individuelle Rezepturen empfehlen, verordnen bzw. herstellen.

Rezepturvorschläge und Empfehlungen

- Ätherische Öle entsprechend 1–3 %ig in native Pflanzenöle, neutrale und konservierungsmittelfreie Salbengrundlagen wie Sheabutter (*Butyrospermum parkii*) einarbeiten.
- Rezepturvorschlag: 5 Tr. Iris 1 %, 3 Tr. Neroli, 7 Tr. Orange 1 Tr. Vanille in 20 ml Jojobawachs mischen und als Naturparfüm mehrmals täglich anwenden.

7.2.1 Ätherische Öle

Benzoe (*Styrax tonikinensis*): beruhigend, Geborgenheit und Wärme vermittelnd.

Iris (*Iris germanica*): psychisch stärkend, schutzgebend.

Jasmin (*Jasminum grandiflorum*): entspannend.

Lavendel extra (*Lavandula officinalis*): klärend, beruhigend.

Lemongrass (*Cymbopogon flexuosus*): beruhigend, konzentrationsfördernd, gefäßerweiternd.

Melisse (*Melissa officinalis*): beruhigend, ausgleichend.

Neroli (*Citrus aurantium* ssp. *aurantium*): das aromatherapeutische Anxiolytikum schlechthin. Beruhigend, antidepressiv, ausgleichend; bei Angstzuständen, psychisch anregend und stärkend.

Orange (*Citrus sinensis*): erheiternd, leicht entspannend.

Rose (*Rosa damascena*): hormonell ausgleichend.

Rosengeranie (*Pelargonium graveolens*): harmonisierend, stärkend.

Vanille (*Vanilla planifolia*): entspannend, beruhigend, aphrodisierend, stimmt versöhnlich.

7.2.2 Trägersubstanzen

Jojobawachs (*Simmondsia chinensis*): hautverträglich, Vitamin-E-haltig, fördert die Hautelastizität. Neutral riechendes Öl, ideal zur Verdünnung als Naturparfüm.

Wildrosenöl (*Rosa mosqueta*): Vitamin-A-haltig, fördert die Elastizität der Haut.

7.2.3 Original IS Aromamischungen

Sprachlos: konzentrierte Mischung. Einhüllend, schützend, beruhigend.

Familienbad: entspannend und beruhigend. Zwei Esslöffel für ein Aromabad.

Geborgenheit: konzentrierte Mischung. Beruhigend, ausgleichend; bei Heimweh, Burn-out-Syndrom und Abgespanntheit; löst Kindheitsängste.

Iris 1% in Jojobawachs: ausgleichend, stärkend, schützend, bei berechtigten Ängsten.

Melisse 10 % in Jojobawachs: innerlich beruhigend, entspannend. Bei Nervosität, berechtigten Ängsten.

Neroli 10 % in Jojobawachs: beruhigend, ausgleichend; unterstützend bei Angstzuständen, die den Alltag zum Albtraum werden lassen; psychisch anregend und stärkend.

Rosen-Körperöl: sinnlich ausgleichend; ein kostbares Körperöl für Rosenduftfans. Hüllt die Frau schützend ein und stabilisiert die Psyche.

Rose 10 % in Jojobawachs: beruhigend, ausgleichend, wenn Herzklopfen und innere Unruhe im Vordergrund stehen.

Sandelholz 10 % in Jojobawachs: balsamisch, entspannend, erdend, beruhigend, meditativ, bei hypertonen Frauen.

Anwendung

- Die 10 %igen Jojobawachsmischungen, ebenso wie die konzentrierten Mischungen und Iris 1 %ig der Original-IS-Aromamischungen eignen sich für die Duftlampe, am besten als Naturparfüm oder als Aromabad mit 15 Tropfen vermischt in zwei Esslöffeln Honig oder Sahne.
- Naturparfüms können hinterm Ohr, an der Schläfe, im Nacken, in der Herzgegend, auf dem Handgelenkspuls oder der Kniekehle von der Frau nach Bedarf beliebig oft eingesetzt werden.

7.3 Bach-Blüten

Es gibt mehrere spezifische „Angstblüten", die differenzialdiagnostisch voneinander abgegrenzt werden müssen. Selten braucht eine Frau mehr als eine dieser Blüten, sondern noch andere, sie in ihrer Persönlichkeit unterstützende Blüten, dazu.

Aspen: vage Ängstlichkeiten, Ahnungen, die Patientin scheint vor Angst zu zittern „wie Espenlaub", kann dies aber nicht recht ausdrücken, da sie nicht benennen kann, wovor sie Angst hat. Unspezifische Vorahnungen von „etwas Schlimmem", Albträume, Übersensibilität, mangelnde energetische Abgrenzung.

Mimulus: viele kleine, konkrete Ängstlichkeiten, die viel Raum in der Gedankenwelt einnehmen. Die Patientin kann genau sagen, wovor sie Angst hat, z. B. Schmerzen, Kaiserschnitt, das Objekt der Angst ist gut nachvollziehbar, nur das Ausmaß nicht.

Rock Rose: von Angst überrollt und wie gelähmt, Panikanfälle, vor Angst nicht mehr rational reagieren können.

Red Chestnut: die Patientin hat keine Angst um sich, macht sich aber vor lauter Angst um das Kind, oder auch um die größeren Kinder verrückt. Sinngemäß fragt sich die werdende Mutter oft: „Was soll aus denen werden, wenn ich im Krankenhaus bin".

Cherry Plum: Angst vor Kontrollverlust, Angst, loszulassen und sich „danebenzubenehmen", Angst, „verrückt" zu werden und vom Partner abgelehnt zu werden. Die Angst vor Liebesverlust, die hinter der Angst vor dem Kontrollverlust steht, ist häufig nicht bewusst.

Larch: für Frauen, die mit Ängsten zu tun haben, Minderwertigkeitsgefühle, Gefühl, die Geburt nicht schaffen zu können.

Rescue Remedy: als erste Hilfe ist Rescue Remedy im Wasserglas immer richtig, bis Zeit für ein ausführlicheres Anamnesegespräch ist.

7.4 Homöopathie

7.4.1 Bewährte Arzneien

Aconitum (Eisenhut)

Das erste Mittel bei akuten Geschehen um Mitternacht!

Leitsymptome: plötzliche mitternächtliche Angst- und Panikattacken mit Herzenge; Angst das Kind lebt nicht mehr, sie selbst (Frau) werde sterben; Folge von kaltem Wind.

Modalitäten: V Mitternacht.
B im Freien.

Potenzwahl: C 30, C 200.

Gelsemium (gelber Jasmin)

Leitsymptome: schlechte Nachrichten lösen Ängste aus, einhergehend mit migräneartigen Kopfschmerzen; Hypotonie.

Modalitäten: V morgens.
B Wasserlassen, frische Luft.

Potenzwahl: C 30.

Pulsatilla (Küchenschelle)

Leitsymptome: kann nicht einschlafen, unangenehme Träume in der ersten Nachthälfte; will nicht allein sein, braucht frische Luft; Stimmungsschwankungen.

Modalitäten: V allein; 20.00–21.00 Uhr.
B Trost.

Potenzwahl: C 30, C 200.

7.4.2 Weitere mögliche Mittel

Arsenicum album (weißes Arsenik), Ignatia (Ignatiusbohne), Platinum (Platin).

7.5 Phytotherapie

7.5.1 Teezubereitungen

Teezubereitungen aus z. B.

- Baldrian (*Valeriana officinalis*).
- Hopfen (*Humulus lupulus*).
- Johanniskraut (*Hypericum perforatum*).
- Lavendel (*Lavandula angustifolia*).
- Melisse (*Melissa officinalis*).
- Passionsblume (*Passiflora incarnata*).

wirken beruhigend und anxiolytisch

Tees sollten nur unterstützend eingesetzt werden. Bei Ängsten, die sich verselbstständigen, ist ärztlicher Rat einzuholen. Bäder mit Lavendel oder Melisse, Lavendelsäckchen oder auch Kissen, die beruhigende Kräutermischungen (s. o.) enthalten, können empfohlen werden.

7.6 Weitere Therapieempfehlungen

7.6.1 Ernährung

Zur Ernährung gibt es keine spezielle Empfehlung. Eine, auf die Bedürfnisse der Frau abgestimmte, mediterrane, vitalstoffreiche Kost, möglichst fleischarm kann zu einem erhöhten Wohlbefinden sicher beitragen. Generell gilt es, eine freundliche Umgebung zu schaffen, mit Licht, Blumen, schönen Dingen.

7.6.2 Weitere Therapievorschläge

- Akupunktur.
- Verschiedene Entspannungstechniken.
- Massagen.
- Bewegung (im Freien).

8 Bauchnabelempfindlichkeit in der Schwangerschaft

8.1 Allgemein

Diese unangenehmen Beschwerden in der Region des Bauchnabels sind meist mit einer hohen Sensibilität verbunden. Diese fremde Körperwahrnehmung verstärkt die ohnehin vorhandenen Wachstums- bzw. Dehnungserscheinungen.

Hinweis

Bei starken Schmerzen kann auch ein Nabelbruch vorliegen; abklären lassen.

8.2 Aromatherapie

Die Aromatherapie hat sich etabliert und nimmt mittlerweile einen großen Stellenwert in der Komplementärmedizin ein. Mit den folgenden Empfehlungen können Hebammen, Therapeuten und Apotheken aus den ausgewählten ätherischen und fetten Pflanzenölen, Hydrolaten und Salbengrundlagen individuelle Rezepturen empfehlen, verordnen bzw. herstellen.

Rezepturvorschläge und Empfehlungen

- Massageöle entfalten eine intensive Wirkung, wenn sie in Kombination mit einem feuchtwarmen Bauchwickel angewendet werden.
- Ätherische Öle entsprechend 1–3 %ig in native Pflanzenöle oder in Totes-Meer-Salz einarbeiten.
- Drei Tropfen eines ätherischen Öls oder einer Aromarezeptur mit einem Teelöffel Salz oder Honig vermischt für einen Aromawickel.

8.2.1 Ätherische Öle

Fenchel (*Foeniculum vulgare* var. *dulce*): blähungswidrig, krampflösend, östrogenähnlich.

Kamille römisch (*Chamaemelum nobile*): entspannend, beruhigend, schmerzstillend.

Lavendel extra (*Lavandula officinalis*): klärend, schmerzstillend, beruhigend.

Linaloeholz (*Bursera delpechiana*): ausgleichend, entspannend.

Mandarine (*Citrus reticulata*): aufmunternd, entspannend.

Muskatellersalbei (*Salvia sclarea*): euphorisierend, östrogenartig, hypophysenwirksam, entspannend.

Neroli (*Citrus aurantium* ssp. *aurantium*): beruhigend, antidepressiv, ausgleichend; bei Angstzuständen, psychisch anregend und stärkend.

Rose (*Rosa damascena*): hormonell ausgleichend, schmerzlindernd.

Rosengeranie (*Pelargonium graveolens*): harmonisierend, adstringierend.

Sandelholz (*Santalum album*): entstauend, ausgesprochen hautpflegend.

Weihrauch (*Boswellia sacra*): entspannend, beruhigend, blutdrucksenkend.

Zeder (*Cedrus atlantica*): beruhigend, kräftigend, Lymphfluss anregend.

8.2.2 Trägersubstanzen

Calendulaöl (*Calendula officinalis*) in Olivenöl (*Olea europaea*): für empfindliche Haut.

Johanniskrautöl (*Hypericum perforatum*) in Olivenöl (*Olea europaea*): beruhigend, nervenstärkend.

Jojobawachs (*Simmondsia chinensis*): hautverträglich, fördert die Hautelastizität, heilungsfördernd. Neutral riechendes Öl.

Weizenkeimöl (*Triticum aestivum*): Hoher Vitamin-E-Gehalt, fördert die Hautelastizität.

Totes-Meer-Salz: hoher Mineralgehalt, hautpflegend, heilend, kreislaufstabilisierend.

8.2.3 Original IS Aromamischungen

Dammmassageöl: bei allen Beschwerden geeignet, die durch Dehnung entstehen. Während der Hauptwachstumsphasen ca. dreimal täglich einige Tropfen des Öls in und um den Bauchnabel herum einmassieren.

Entspannungsbad: bei Stress und Unruhe. Abends ein Vollbad nehmen oder bei Bedarf einen halben Teelöffel der Salzmischung in einer Tasse Wasser auflösen und einen feuchtwarmen Wickel auflegen.

Massageöl entspannend: für eine wohltuende Massage in Wachstumsphasen. Bei Bedarf immer wieder in und um den Bauchnabel herum einmassieren.

Rosengeranie-Lavendel-Massage-Öl: kühlend, beruhigend und entspannend. Bei heftigen Beschwerden mehrmals täglich in und um den Bauchnabel herum einmassieren.

Lavendel extra 10 % in Jojobawachs: schmerzlindernd, beruhigend. Bei Bedarf mehrmals täglich einen Tropfen auftragen.

Kamille römisch 10 % in Jojobawachs: beruhigend, entkrampfend. Bei Bedarf mehrmals täglich einen Tropfen auftragen.

8.3 Bach-Blüten

Bei Überempfindlichkeit kommt in Frage:

Crab Apple: körperliche Missempfindungen, körperliche Veränderungen werden als unangenehm empfunden, Haften an Details, Überbewertung von körperlichen Symptomen, oft als eine Verschiebung von inneren Spannungen.

Impatiens: Unduldsam und überreizt, Schwangerschaft kann nicht schnell genug vorbeigehen.

8.4 Homöopathie

Keine Empfehlung.

8.5 Phytotherapie

Keine Empfehlung.

8.6 Weitere Therapieempfehlungen

Ein Abhärtungstraining ähnlich wie für Brustwarzen (siehe Kap. 14) mit Schwarzteebeuteln und Zitronenscheiben kann Linderung verschaffen.

9 Blähungen in der Schwangerschaft

9.1 Allgemein

Durch die schnell wachsende Gebärmutter wird der gesamte Darm verdrängt und durch die hormonelle Situation kommt es zur Darmträgheit. Wenn die Frau bislang prämenstruell auch schon unter Blähungen gelitten hat, wird sie auch in der Frühschwangerschaft damit konfrontiert werden.

> **!**
> **Hinweis**
> Ausreichende Bewegung und genügende Flüssigkeitszufuhr außerhalb der Mahlzeiten reichen meist als Therapie neben regelmäßiger Bauchmassage im Uhrzeigersinn.

9.2 Aromatherapie

Die Aromatherapie hat sich etabliert und nimmt mittlerweile einen großen Stellenwert in der Komplementärmedizin ein. Mit den folgenden Empfehlungen können Hebammen, Therapeuten und Apotheken aus den ausgewählten ätherischen und fetten Pflanzenölen, Hydrolaten und Salbengrundlagen individuelle Rezepturen empfehlen, verordnen bzw. herstellen.

Rezepturvorschläge und Empfehlungen

- Ätherische Öle entsprechend 1–3 %ig in native Pflanzenöle einarbeiten und als Massageöl anwenden. Bewährt haben sich Ölkompressen zur Auflage.
- Bauchmassagen immer im Uhrzeigersinn ausführen.

9.2.1 Ätherische Öle

Anis (*Pimpinellea anisum*): verdauungsfördernd, beruhigend, entkrampfend, galleanregend, hormonell wirksam.

Bergamotte (*Citrus bergamia*): entkrampfend.

Fenchel (*Foeniculum vulgare*): blähungswidrig, krampflösend.

Kamille römisch (*Chamaemelum nobile*): entspannend, beruhigend.

Koriander (*Coriandrum sativum*): magenberuhigend, verdauungsfördernd, entblähend.

Kreuzkümmel (*Cuminum cyminum*): entblähend, verdauungsfördernd, entkrampfend.

Linaloeholz (*Bursera delpechiana*): ausgleichend, entspannend.

Rose (*Rosa damascena*): entkrampfend.

9.2.2 Trägersubstanzen

Calendulaöl (*Calendula officinalis*) **in Olivenöl** (*Olea europaea*): für empfindliche Haut.

9.2.3 Original IS Aromamischungen

Fenchel-Kümmel-Öl: für eine wohltuende Bauchmassage im Uhrzeigersinn

Kamille-Fenchel-Öl: für eine entspannende, entkrampfende, beruhigende Massage.

9.3 Bach-Blüten

Keine Empfehlungen.

9.4 Homöopathie

9.4.1 Bewährte Arzneien

Carbo vegetabilis (Holzkohle)

Leitsymptome: fauliges Aufstoßen, Völlegefühl, Blähungen, mit Kältegefühl insbesondere der Unterschenkel, häufiges Aufstoßen.

Modalitäten: V fette Speisen.
B keine Angaben

Potenzwahl: D 12, C 6.

Lycopodium (Bärlappsporen)

Erscheinungsbild: alt wirkende Frau mit Leberflecken, klare Ausdrucksform.

Leitsymptome: hat Blähungen und Hämorrhoiden; Neigung zur Venenentzündung.

Modalitäten: V 16.00–20.00 Uhr.
B Bewegung.

Potenzwahl: D 12, C 6.

Nux vomica (Brechnuss)

Leitsymptome: Folge von schlechter, einseitiger Ernährung, Stress; Genuss von vielen Reizmitteln: Kaffee, Nikotin, Alkohol vor der Schwangerschaft.

Modalitäten: V morgens, nach dem Essen, 4.00 Uhr, 16.00 Uhr, Zugluft.
B Ruhe, ungestörter Schlaf.

Potenzwahl: D 12, C 6.

9.4.2 Weitere mögliche Mittel

Aletris (Stern- und Runzelwurzel), Magnesium phosphoricum (zweibasisches Magnesiumphosphat), Pulsatilla (Küchenschelle).

9.5 Phytotherapie

9.5.1 Teezubereitungen

Teezubereitungen können zur Unterstützung getrunken werden, z.B.:

- Fenchel (*Foeniculum vulgare*).
- Kümmel (*Carum carvi*).
- Anis (*Pimpinella anisum*).
- Kamille (*Matricaria recutita*).
- Pfefferminze (*Mentha piperita*).

9.6 Weitere Therapieempfehlungen

9.6.1 Allopathie

Der Einsatz der Silikate Dimeticon bzw. Simeticon bei übermäßiger Gasansammlung im Magen-Darm-Trakt gilt auch in der Schwangerschaft als unbedenklich. Sie werden nicht resorbiert und wirken rein physikalisch (Tensidwirkung).

Fertigarzneimittel sind z.B. Espumisan®, Lefax®, Sab simplex®.

9.6.2 Ernährung

Blähungsfördernde Nahrungsmittel wie Hülsenfrüchte, bestimmte Kohlsorten, Zwiebeln, frisches Hefegebäck, Kuhmilch sollten vermieden werden. Allerdings lassen sich keine pauschalen Verbotsregeln aufstellen.

Weitere unterstützende Maßnahmen bei Blähungen:

- Häufiger kleine Mahlzeiten einnehmen.
- Süßigkeiten meiden oder nur in Maßen verzehren.
- Sich Zeit nehmen zum Essen.
- Die Speisen gründlich kauen.
- Während des Essens keine Getränke zu sich nehmen, erst mit einer Stunde Abstand.

10 Blähungen bei Säuglingen

10.1 Allgemein

In den ersten 14 Lebenswochen treten bei Säuglingen vermehrt Blähungen auf, oft auch Dreimonatskoliken genannt. Sie sind am mit Luft gefüllten, harten Bauch zu erkennen und treten gerne in wellenartigen Beschwerden auf. Sobald das Kind Luft absetzen kann, bessern sich die Beschwerden meist.

Hinweis

Ob täglich, zu bestimmten Stunden, nur hin und wieder, die Eltern sind verunsichert, oft genervt, das Kind fühlt sich unwohl und schreit. Die Hebamme erkennt beim Hausbesuch am schnellsten, ob es nun Blähungen sind oder doch nur die abendliche „Erzählstunde" des Neugeborenen. Wichtig ist, dass die Eltern Verständnis und Hilfe erfahren. Nackt strampeln, baden und massieren sind neben anderen Hilfsmitteln sehr wichtig. Vorsicht ist geboten bei Ernährungshinweisen für die stillende Mutter, denn auch Flaschenkinder haben Blähungen!

Ein Nabel- oder Leistenbruch muss unbedingt ärztlich ausgeschlossen worden sein!

10.2 Aromatherapie

Die Aromatherapie hat sich etabliert und nimmt mittlerweile einen großen Stellenwert in der Komplementärmedizin ein. Mit den folgenden Empfehlungen können Hebammen, Therapeuten und Apotheken aus den ausgewählten ätherischen und fetten Pflanzenölen, Hydrolaten und Salbengrundlagen individuelle Rezepturen empfehlen, verordnen bzw. herstellen.

Rezepturvorschläge und Empfehlungen

- Ätherische Öle entsprechend 1–3 %ig in native Pflanzenöle, neutrale und konservierungsmittelfreie Salbengrundlagen wie Sheabutter oder in Totes-Meer-Salz einarbeiten. Alle Ölrezepturen können als wohltuende Bauchmassage im Uhrzeigersinn oder als Ölkompresse angewendet werden. Idealer Zeitpunkt ist vor der Mahlzeit, nach der erwartungsgemäß die Blähungen auftreten, oder bei jedem Wickeln. Zusätzlich: eine feucht-warme Bauchkompresse auf den einmassierten Bauch legen.
- Für ein Aromabad vor der Blähungszeit 1 Teelöffel Öl in Honig oder Sahne vermischen.
- Rezepturvorschlag (M. Werner, R. Braunschweig: Praxis Aromatherapie): 1 Tr. Fenchel, 1 Tr. Kardamom, 1 Tr. Koriander 1 Tr. Kreuzkümmel in 50 ml Johanniskrautöl. Die mögliche Photosensibilisierung durch das Johanniskrautöl ist zu beachten.
- Bewährt hat sich auch folgende Rezeptur: 2 Tr. Fenchel (süß), 1 Tr. Kardamom, 2 Tr. Koriander 2 Tr. Lavendel in 50 ml nativem Sonnenblumenöl.

10.2.1 Ätherische Öle

Anis (*Pimpinella anisum*): milch- und verdauungsfördernd, beruhigend, entkrampfend, galleanregend, hormonell wirksam.

Bergamotte (*Citrus bergamia*): hypophysenwirksam, stimmungsaufhellend.

Fenchel (*Foeniculum vulgare dulce*): blähungswidrig, krampflösend.

Kamille römisch (*Chamaemelum nobile*): entspannend, beruhigend, schmerzstillend.

Koriander (*Coriandrum sativum*): magenberuhigend, verdauungsfördernd, antiblähend.

Kreuzkümmel (*Cuminum cyminum*): entblähend, verdauungsfördernd, schmerzstillend, entkrampfend.

Lavendel extra (*Lavandula officinalis*): klärend, schmerzstillend, beruhigend.

Linaloeholz (*Bursera delpechiana*): ausgleichend, entspannend.

Neroli (*Citrus aurantium* ssp. *Aurantium*): beruhigend.

Orange (*Citrus sinensis*): erheiternd, leicht entspannend.

Rose (*Rosa damascena*): hormonell ausgleichend, schmerzlindernd.

Sandelholz (*Santalum album*) besänftigend, beruhigend, ausgesprochen hautpflegend.

Zeder (*Cedrus atlantica*): beruhigend, kräftigend.

Zirbelkiefer (*Pinus cembra*): durchblutungsfördernd, schmerzlindernd.

10.2.2 Trägersubstanzen

Jojobawachs (*Simmondsia chinensis*): hautverträglich, Vitamin-E-haltig, fördert die Hautelastizität, heilungsfördernd. Neutral riechendes Öl, ideal zur Verdünnung als Naturparfüm.

Calendulaöl (*Calendula officinalis*) **in Olivenöl** (*Olea europaea*): für empfindliche Haut.

10.2.3 Original IS Aromamischungen

Fenchel-Kümmel-Öl für Kinder: für eine wohltuende Bauchmassage.

Kamille-Fenchel-Öl: für eine entspannende, entkrampfende, beruhigende Massage, wenn der Bauch drückt. Vor allem, wenn Unruhe den Schreiattacken vorausgeht.

Sandmännchen: entspannend, beruhigend; hilft den Tag zu verdauen. Ein Tropfen vermischt mit wenig fettem Pflanzenöl.

Stillöl: 1 : 1 vermischt mit einem nativen Pflanzenöl.

10.3 Bach-Blüten

10.3.1 Bach-Blüten für Säuglinge

Holly: wütendes, gereiztes Kind, emotionale Irritation, ärgerliches Schreien.

Impatiens: ungeduldiges, hastiges Trinken, verschluckt sich häufig, schluckt in seiner Gier häufig Luft mit.

Rock Rose: Angstzustände, nach traumatischer Geburt.

Heather: mag nicht alleine sein, schreit, sobald es alleine in seinem Bettchen liegt, braucht Publikum, sehr nähebedürftig.

10.3.2 Bach-Blüten für die Eltern

Pine: Schuldgefühle, als Eltern zu versagen.

Larch: Minderwertigkeitsgefühl, Empfinden, dem Elternsein nicht gewachsen zu sein: „Alle Nachbarinnen können das, nur ich bin zu dusselig". Unsicherheit im Umgang mit dem Kind, kein Vertrauen in die eigene Wahrnehmung.

Impatiens: Ungeduld und überschießende Reaktionen.

Holly: Wut, Ablehnungsgefühle dem Kind gegenüber, niedrige Frustrationstoleranz. Es handelt sich nicht um eine primäre Ablehnung des Kindes, sondern um negative Gefühle, die durch eigene emotionale Verletztheit entstehen: „Wir meinen es doch so gut, warum reagiert das Kind nicht darauf?". Holly ist die Blüte, die das eigene verletzte Herz besänftigt, dieser Mechanismus ist den Eltern oft nicht bewusst.

Rock Water: starre Vorstellungen, wie es mit dem Kind laufen soll, wenig flexibel, hohe Ansprüche an sich selber, übergeht eigene Bedürfnisse nach Ruhe und Essen und überträgt die resultierende unterschwellige Unzufriedenheit auf das Kind.

10.4 Homöopathie

10.4.1 Bewährte Arzneien

Carbo vegetabilis (Holzkohle)

Erscheinungsbild: unruhiges, blasses Kind

Leitsymptome: Koliken während und nach jedem Stillen; praller Bauch (Trommelbauch); Unruhe dauert bis zum Aufstoßen; erschwertes und spätes Aufstoßen; Beine kalt bis zu den Knien.

Modalitäten: V Ablegen, enge Kleidung (Achtung Windel).
B aufstoßen, Luft fächeln, aufrecht sein.

Potenzwahl: D 12, C 6, C 30.

Chamomilla recutita (echte Kamille)

Erscheinungsbild: eine Wange rot, eine blass. Wirkt ungeduldig und zornig, will ständig getragen werden. Will Brust, Spielzeug etc. und lehnt es dann doch ab.

Leitsymptome: Blähungen beim Zahnen; zahnendes Kind mit Stuhl wie gehackte Eier mit Spinat.

Modalitäten: V 21.00 Uhr.
B umhertragen (nur für kurze Zeit).

Potenzwahl: D 12, C 6, C 30.

Magnesium phosphoricum (Magnesiumphosphat)

Erscheinungsbild: Lachen wechselt mit plötzlichem Schreien und sich krümmen.

Leitsymptome: Schmerzen plötzlich da – plötzlich weg; saures Erbrechen von Milch, Kind riecht sauer; schaumiger und spritziger grünlicher Stuhl.

Modalitäten: V morgens, Kälte, nachts.
B Bewegung, im Freien, abends, Massage, Druck, Zusammenkrümmen.

Potenzwahl: D 12, C 6.

Lycopodium (Bärlapp)

Erscheinungsbild: altklug erscheinendes Neugeborenes; großer Kopf in der Relation zum Körper.

Leitsymptome: hastiges Trinken mit Luftschlucken; kann nicht Aufstoßen, Schluckauf. Blähungen eine Stunde nach der Mahlzeit.

Modalitäten: V nachmittags, 16.00 – 20.00.
B nach Mitternacht.

Potenzwahl: D 12, C 6, C 30.

Nux vomica (Brechnuss)

Erscheinungsbild: Folge von Medikamenten, Tokolyse in der Schwangerschaft, Narkose; Flaschenkind; Stillkind ist wie Spiegel der gestressten Eltern.

Leitsymptome: völlig ohne Rhythmus, schreit nachts; Blähungen mit schwallartigem Erbrechen des letzten Schluckes Milch (Pylorusspasmus).

Modalitäten: V morgens, 4.00, 16.00, Zugluft.
B Ruhe.

Potenzwahl: D 12, C6, C30

10.4.2 Weitere mögliche Mittel

Belladonna (Tollkirsche), Colocynthis (Koloquinte), Cuprum metallicum (Kupfer), Dioscorea (zottige Yamswurzel), Magnesium carbonicum (basisches Magnesiumcarbonat), Pulsatilla (Küchenschelle).

10.4.3 Anthroposophie

- Carum carvi Kinderzäpfchen Wala®.
- Falls nicht ausreichend: Belladonna Chamomilla Globuli, Wala®, Nicotiana comp. Globuli Wala®.

10.5 Phytotherapie

10.5.1 Teezubereitungen

Teezubereitungen aus carminativen Drogen wie:

- Fenchel (*Foeniculum vulgare*),
- Kümmel (*Carum carvi*),
- Anis (*Pimpinella anisum*),

können dem Säugling in kleinen Mengen verabreicht werden. Die Flaschenmilch kann statt mit Wasser mit solch einer Teemischung zubereitet werden.

Beim gestillten Säugling wirkt auch ein Milchbildungstee blähungshemmend, die stillende Mutter trinkt 3–4 Tassen täglich.

10.6 Weitere Therapieempfehlungen

10.6.1 Allopathie

Für den Säugling problemlos anzuwenden sind die Wirkstoffe Dimeticon bzw. Simeticon, die nicht resorbiert werden und auf rein physikalische Weise entschäumend wirken, z. B. Lefax® Pump Liquid, Sab simplex® Suspension.

10.6.2 Ernährung

Blähungsfördernde Lebensmittel sollten Mütter vermeiden.

- Hülsenfrüchte,
- verschiedene Kohlsorten,
- Zwiebeln,
- frisches Hefegebäck,
- Kuhmilch,
- stark Vitamin-C-haltige Südfrüchte,
- exotische Speisen.

Es lassen sich allerdings keine pauschalen Gebote und Verbote aufstellen, häufig sind es die Lebensmittel, die auch der Mutter Verdauungsprobleme bereiten. Am besten mit gewohnter Kost möglichst ausgewogen ernähren. Entgegen neuen wissenschaftlichen Erkenntnissen, die besagen, dass Lebensmittel im Stoffwechsel der Mutter verarbeitet werden,

werden nach wie vor Reaktionen bei Babys festgestellt. Es bedarf also nach wie vor einer individuellen Beratung.

10.6.3 Sonstige Therapievorschläge

- Reflexzonenbehandlung.
- Akupunktmassage nach Penzel.
- Akupunktur.
- Cranio-Sacral-Therapie.
- Babymassage.

11 Blutungen in der Schwangerschaft

11.1 Allgemein

Blutungen in der Schwangerschaft müssen immer medizinisch abgeklärt werden. Bei unauffälligem medizinischem Befund (Vitalfunktionen von Mutter und Kind ungestört), tröpfelnder, passiver und dunkler Blutung kann eine konservative, häusliche Behandlung einsetzen.

Hinweis

Bei aktiver, hellroter Blutung muss die Frau unverzüglich in eine Klinik!

11.2 Aromatherapie

Die Aromatherapie hat sich etabliert und nimmt mittlerweile einen großen Stellenwert in der Komplementärmedizin ein. Mit den folgenden Empfehlungen können Hebammen, Therapeuten und Apotheken aus den ausgewählten ätherischen und fetten Pflanzenölen, Hydrolaten und Salbengrundlagen individuelle Rezepturen empfehlen, verordnen bzw. herstellen.

Rezepturvorschläge und Empfehlungen

- Die ätherischen Öle können benutzt werden als Riechfläschchen, morgens ins Waschwasser, 10 %ig in Jojobawachs als Naturparfüm. Es können auch drei Tropfen ätherisches Öl oder Aromarezeptur mit 10 Tropfen Jojobawachs vermischt und auf die Innenseite der Oberschenkel aufgetragen werden.
- Drei Tropfen eines ätherischen Öls oder einer Aromamischung (Konzentrationsöl frisch) mit einem Teelöffel Salz oder Honig vermischt für einen Aromawickel.

Naturparfüm und Riechfläschchen dürfen in diesem Fall nur über einen kurzen Zeitraum von der Frau eingesetzt werden. Besserung muss innerhalb weniger Stunden eintreten.

11.2.1 Ätherische Öle

Linaloeholz (*Bursera delpechiana*): ausgleichend, entspannend.

Myrte (*Myrtus communis*): adstringierend, entstauend.

Pfefferminze (*Mentha piperita*): erfrischend, belebend, kreislaufanregend, kühlend. Wechselwirkung mit Homöopathie beachten.

11.2.2 Trägersubstanzen

Jojobawachs (*Simmondsia chinensis*): hautverträglich, Vitamin-E-haltig, fördert die Hautelastizität, heilungsfördernd. Neutral riechendes Öl, ideal zur Verdünnung als Naturparfüm.

11.2.3 Original IS Aromamischungen

Konzentrationsöl frisch 10%: fünf bis zehn Tropfen idealerweise auf die Innenseite der Oberschenkel auftragen. Sehr hilfreich ist das Aufträufeln von zehn Tropfen in stündlichem Abstand auf eine Damenbinde. **Cave**: Kontraindikation bei homöopathischer Konstitutionstherapie.

11.3 Bach-Blüten

Keine kausale Therapie möglich. Die Angstblüten (siehe Kap. 7.3) und andere Pflanzen können sehr hilfreich sein, Episoden von leichten Blutungen, die es in vielen Schwangerschaften gibt und die lange nicht immer zu einer Fehlgeburt führen, zu überstehen, oder die empfohlene körperliche Schonung auch einzuhalten.

Mimulus: konkrete Ängste, das Kind zu verlieren, nehmen viel Raum im Geist ein.

Larch: Minderwertigkeitsgefühl, Erwartung von Fehlschlägen, Gefühl, nicht gut genug zu sein, um die Schwangerschaft auszutragen.

Gentian: Zweiflerin und Pessimistin, leicht entmutigt, sieht Fehlschläge und Rückfälle im Sinne einer sich selbst erfüllenden Prophezeiung herbei.

Pine: Schuldgefühle dem Kind gegenüber, meint sich durch bestimmte Aktivitäten am Kind versündigt zu haben.

Impatiens: kann die Zeit der erzwungenen Bettruhe zu Hause oder in der Klinik nicht abwarten, hat „Hummeln im Po", ungeduldig und gereizt.

Vervain: die Frau ist mental wenig beim Kind, ist erfüllt von Tatendrang für Beruf oder soziale Projekte, die sie als so dringend empfindet, dass Bettruhe und Schonung schlecht toleriert werden. Vor Übereifer aus guten Intentionen heraus hat sie keinen Blickwinkel für sich und ihre Schwangerschaft frei.

11.4 Homöopathie

> **Hinweis**
> Richtige Potenzwahl! Keine tiefen D-Potenzen anwenden! Gefahr einer Blutungsverstärkung darf nicht unterschätzt werden.

11.4.1 Bewährte Arzneien

Arnica (Bergwohlverleih)

Erscheinungsbild: Folge von körperlicher und geistiger Überanstrengung, von Unfall oder Sturz.

Leitsymptome: typisch bei retroplazentarer Blutung; hellrotes und wässriges Blut im Wechsel mit Klumpen; paradoxes Verlangen von Bewegung und Ruhe.

Modalitäten: V morgens.
B Bewegung, Ruhe, Liegen.

Potenzwahl: C 30, C 200.

Erigeron (kanadische Dürrwurz)

Leitsymptome: das bewährte Mittel bei geringer hellroter Blutung! Tröpfelnde Blutung mit Blasen-Darm-Reizung.

Modalitäten: V jede Bewegung.
B absolute Ruhe.

Potenzwahl: C 6.

Ignatia (Ignatiusbohne)

Erscheinungsbild: Frau weint (kontrolliert) beim Erzählen.

Leitsymptome: Folge von seelischem Trauma und Schreck; wirkt widersprüchlich und übertrieben; Kloßgefühl im Hals; Herzklopfen.

Modalitäten: V morgens, nach Kaffee, Trost.
B durch Essen, Wärme, Ablenkung, Lageveränderung.

Potenzwahl: C 30, C 200.

Phosphor (gelber Phosphor)

Erscheinungsbild: schlanke, freundliche, gut aussehende, lebenslustige Frau, trägt leuchtende Farben.

Leitsymptome: hellrote Blutung mit Beginn bei Gewitter.

Modalitäten: V allein, warme Getränke und Nahrung; Liegen links.
B kalte Getränke, kalte Auflagen.

Potenzwahl: C 30.

Sabina (Sadebaum)

Leitsymptome: Abortus incipiens; reichlich hellrotes Blut; krampfhafte Schmerzen vom Kreuzbein zum Schambein ziehend.

Modalitäten: V geringste Bewegung; Wärme.
B kühle, frische Luft.

Potenzwahl: C 30.

Secale (Mutterkorn)

Erscheinungsbild: hagere, geschwächte Mehrgebärende.

Leitsymptome: dunkle, passive wässrige Blutung.

Modalitäten: V warmes Zudecken.
B Kälte, Aufdecken.

Potenzwahl: C 30.

Ustilago (Maisbrand)

Leitsymptome: das bewährte Mittel bei geringer dunkelroter Blutung! Blutung mit schwarzen Fäden; in Folge von vaginaler Untersuchung.

Modalitäten: V Berührung, Druck.
B keine Angaben

Potenzwahl: C 6.

11.5 Phytotherapie

Keine Empfehlung.

11.6 Weitere Therapieempfehlungen

Keine Empfehlung.

12 Brustentwöhnung

12.1 Allgemein

Primäres Abstillen gleich nach der Geburt erfolgt unter Aufsicht von Arzt und Hebamme. Sekundäres Abstillen, Brustentwöhnung, kann nach Wochen oder Monaten erfolgen. Je später die Mutter abstillt bzw. wenn sie wartet, bis das Kind die Brust von selbst ablehnt, desto leichter verläuft die Brustentwöhnungsphase meist.

Hinweis

Beim sekundären Abstillen genügt oftmals:

- keine übermäßigen Mengen zu trinken,
- ab und zu die Bauchlage einzunehmen,
- regelmäßig kühle Auflagen zu machen,
- etwa alle zwei Tage eine Brustmahlzeit weniger zu geben,
- 2–4 Tassen Salbei- oder Pfefferminztee am Tag trinken.

Wichtig ist vor allem die eigene innere Überzeugung der Mutter, dass es jetzt gut ist, den Milchfluss versiegen zu lassen. Ein Spannen in der Brust ist in den ersten Tagen, wenn immer seltener oder gar nicht mehr angelegt wird, ganz normal. Ebenfalls normal ist, wenn nach Wochen oder gar Monaten noch einige Milchtropfen abgesondert werden.

12.2 Aromatherapie

Die Aromatherapie hat sich etabliert und nimmt mittlerweile einen großen Stellenwert in der Komplementärmedizin ein. Mit den folgenden Empfehlungen können Hebammen, Therapeuten und Apotheken aus den ausgewählten ätherischen und fetten Pflanzenölen, Hydrolaten und Salbengrundlagen individuelle Rezepturen empfehlen, verordnen bzw. herstellen.

Rezepturvorschläge und Empfehlungen

- Ätherische Öle entsprechend 1–3 %ig in native Pflanzenöle einarbeiten. Aus diesen Ölmischungen können Quarkwickel gemacht werden, die nach dem Stillen angelegt werden.
- Quarkwickel: einen Teelöffel Ölmischung mit ca. fünf Esslöffeln raumtemperiertem Quark vermischen und als Wickel anwenden, so lange, bis der Quark trocken und krümelig ist. Wird eine 10 % Mischung (z. B. Kräuterkorb) verwendet, so werden 10 Tropfen der ätherischen Ölmischung pro Brust, mit Quark vermischen, in eine Kompresse einschlagen und als Wickel aufgelegt.
- Pfefferminzöl kann als Riechfläschchen, in der Duftlampe oder auch als Mischung 10 %ig in Jojobawachs verwendet werden. Dabei Wechselwirkungen mit der Homöopathie beachten.

12.2.1 Ätherische Öle

Myrte (*Myrtus communis*): adstringierend, entstauend, hautpflegend, hautstraffend.

Nanaminze (*Mentha spicata*): erfrischend, kühlend, zusammenziehend.

Pfefferminze (*Mentha piperita*): erfrischend, belebend, kreislaufanregend, kühlend.

Rosmarin CT-Cineol (*Rosmarinus officinalis*): stärkend.

Salbei (*Salvia officinalis*, ketonarm): adstringierend, klärend.

Zitrone (*Citrus limon*): erfrischend, belebend, konzentrationsfördernd.

Zypresse (*Cupressus sempervirens*): adstringierend, blutstillend, entstauend, bindegewebsstärkend.

!

Hinweis

Während der Verwendung von Salbei- und Pfefferminzöl darf der Säugling nicht auf dem Arm der Mutter sein, da diese Öle bei hohem Ketongehalt beim Kind Atemdepressionen auslösen können!

12.2.2 Trägersubstanzen

Jojobawachs (*Simmondsia chinensis*): hautverträglich, Vitamin-E-haltig, fördert die Hautelastizität, heilungsfördernd. Neutral riechendes Öl, ideal zur Verdünnung als Naturparfüm.

12.2.3 Alkoholfreie Hydrolate

Hydrolate können auf einfache Art als Pumpspray oder kühle Auflage immer wieder zwischen den Stillmahlzeiten benutzt werden.

Myrtenhydrolat: adstringierend, gewebestraffend, erfrischend.

Pfefferminzhydrolat: bei Hypotonie, kühlend, erfrischend.

Salbeihydrolat: adstringierend, entzündungshemmend, schweißbindend.

12.2.4 Original IS Aromamischungen

Salbei-Zypressen-Öl: kühlend und zusammenziehend. Zum Beenden der Stillzeit mehrmals mit einer feucht-kalten Kompresse auflegen oder als Quarkwickel (siehe Kap. 35.2). Nach dem Stillen die Brüste sanft einstreichen, massieren fördert den Milchfluss!

Kräuterkorb: erfrischend, aktivierend, belebend und hautfreundlich, bei kreislauflabilen Frauen empfehlenswert. Als Pumpspray immer wieder zwischendurch benutzen oder 10 %ig in Jojobawachs und die Brüste damit einölen, besser noch einen Quarkwickel machen.

12.3 Bach-Blüten

Es gibt keine spezifischen Bach-Blüten zum Abstillen. Wenn die Milch nach dem Abstillen noch lange läuft, kann das ein Fall sein für:

Red Chestnut: dem Abstillen wird lange hinterher getrauert, Patientin hat viel Angst um das Kind und kann neue Entwicklungsschritte in größere Selbstständigkeit hinein schlecht akzeptieren. Möchte das Kind am liebsten immer als Baby bei sich haben.

Walnut: die Blüte für den seelischen Durchbruch in Umstellungsphasen. Wenn aus medizinischen Gründen abgestillt werden muss:

Pine: Schuldgefühle dem Kind gegenüber, macht sich Vorwürfe.

12.4 Homöopathie

12.4.1 Bewährte Arzneien

Lac caninum (Hundemilch)

Erscheinungsbild: naiv wirkende, juvenile, vergessliche Frau.

Leitsymptome: empfindliche Brustwarzen, muss Stillbüstenhalter tragen. Langes Nachträufeln der Milch, nach medikamentösem Abstillen z.B. nach einer Totgeburt oder Fehlgeburt, „die Wolfsnatur in der Frau heult um ihr Junges".

Modalitäten: V morgens, allein, Kälte.
B Gesellschaft, Bewegung in frischer Luft.

Potenzwahl: D 4, D 6.

Zunächst häufige Arzneigaben in kurzen Abständen, evtl. zweistündlich, dann 6 × täglich, dann 3 × täglich. Beenden, wenn das Spannen der Brüste gering und erträglich ist.

Phytolacca (Kermesbeere)

Phyto-homöopathisches Mittel zum Abstillen.

Erscheinungsbild: gleichgültige Wöchnerin mit Verlust des Feingefühls aufgrund der quälenden Beschwerden.

Leitsymptome: viele kleine Knoten oder ein entzündeter schmerzhafter Knoten; hohes Fieber wechselt mit Frösteln; das Saugen des Kindes schmerzt über den gesamten Körper; Frau meldet sich und meint, sie habe einen grippalen Infekt mit Gliederschmerzen.

Modalitäten: V Spannung in der Atmosphäre, feuchtes, kaltes Wetter, rechts.
B Wärme, Ruhe, trockenes Wetter.

Potenzwahl: D 1, D 2.

Zunächst häufige Arzneigaben in kurzen Abständen, evtl. zweistündlich, dann 6 × täglich, dann 3 × täglich. Beenden, wenn das Spannen der Brüste gering und erträglich ist, bzw. einnehmen nach Bedarf. Aber nicht bedenkenlos, denn die Kermesbeere ist eine tiefgehende phytotherapeutische Pflanze.

Pulsatilla (Küchenschelle)

Erscheinungsbild: Wechselhaft in der Meinung, ob Abstillen gut ist, bzw. traurig, dass Kind nicht mehr gestillt werden will.

Leitsymptome: Weinerlich, braucht Zuwendung und Trost; durstlos; braucht frische Luft; typisches Mittel für die Zeit während hormoneller Wechselphasen.

Modalitäten: V allein; morgens und abends.
B Trost.

Potenzwahl: D 4, D 6.

12.4.2 Weitere mögliche Mittel

Bryonia (Zaunrübe).

12.4.3 Biochemie nach Dr. Schüßler

Natrium sulfuricum D 6 (Nr. 10).

12.5 Phytotherapie

12.5.1 Teezubereitungen

Salbeiblätter (*Salvia officinalis*) wirken hemmend auf die Milchsekretion und haben sich bewährt beim Abstillen. Um eine Unterstützung des Abstillens zu erreichen, soll der Tee schluckweise über den Tag verteilt getrunken werden.

Positive Erfahrungsberichte zum Abstillen gibt es auch zu Pfefferminztee (*Mentha piperita*) und zu Walnussblättern (*Juglans regia*). Hier gilt das gleiche wie bei Salbeitee, in Maßen schluckweise über den Tag verteilt trinken.

12.6 Weitere Therapieempfehlungen

12.6.1 Ernährung

Um die Brustentwöhnung zu erleichtern und die Milchbildung nicht unnötig anzukurbeln, kann die tägliche Trinkmenge der stillenden Mutter leicht reduziert werden. Sie soll nur noch soviel trinken, wie sie wirklich benötigt, nicht mehr so große Mengen wie in der Stillzeit.

13 Brustspannen, Empfindlichkeit der Brustwarzen in der Schwangerschaft

13.1 Allgemein

Das Spannen der Brüste in der Schwangerschaft ist auf deren starkes Wachstum zurückzuführen und ein normales Erscheinungsbild. Die Frau benötigt Verständnis und sollte ihre BH-Gewohnheiten auch in Hinsicht auf die Textilie überprüfen, denn oftmals hilft es auf Naturtextilien umzusteigen oder eine andere Passform zu wählen, die groß genug ist und gut sitzt.

13.2 Aromatherapie

Die Aromatherapie hat sich etabliert und nimmt mittlerweile einen großen Stellenwert in der Komplementärmedizin ein. Mit den folgenden Empfehlungen können Hebammen, Therapeuten und Apotheken aus den ausgewählten ätherischen und fetten Pflanzenölen, Hydrolaten und Salbengrundlagen individuelle Rezepturen empfehlen, verordnen bzw. herstellen.

Rezepturvorschläge und Empfehlungen

- Bei Bedarf ein oder mehrere ätherische Öle als 10 %ige Mischung in Jojobawachs oder einem nativen Öl wie Aprikosenkernöl herstellen. Davon 2–3-mal täglich einen Tropfen auf die Warze träufeln
- Die ätherischen Öle können entsprechend 1–3 %ig in Trägersubstanzen wie native Pflanzenöle, neutrale und konservierungsmittelfreie Salbengrundlagen wie Sheabutter eingearbeitet werden.
- Es können auch 1–3 Tropfen ätherisches Öl mit einem Teelöffel Totes-Meer-Salz vermischt werden. Daraus wird ein Teilbad bereitet, um die Brüste 3–5 Min. darin zu baden, zum Schluss mit klarem Wasser abduschen, um Juckreiz durch das auf der Haut verbleibende Salz zu vermeiden.
- Rezepturvorschlag: 2 Tr. Immortelle und 5 Tr. Lavendel in 30 ml Aprikosenkernöl.

13.2.1 Ätherische Öle

Immortelle (*Helichrysum italicum*): adstringierend, antirheumatisch, wundheilend.

Kamille römisch (*Chamaemelum nobile*): entspannend, beruhigend, schmerzstillend.

Lavendel extra (*Lavandula officinalis*): klärend, schmerzstillend, beruhigend.

Linaloeholz (*Bursera delpechiana*): ausgleichend, entspannend.

Neroli (*Citrus aurantium ssp. aurantium*): psychisch stärkend.

Rose (*Rosa damascena*): hormonell ausgleichend, schmerzlindernd, entzündungshemmend.

Rosenholz (*Aniba parviflora*): ausgleichend, entspannend.

Sandelholz (*Santalum album*): entstauend, hautpflegend.

Zeder (*Cedrus atlantica*): beruhigend, kräftigend, Lymphfluss anregend.

13.2.2 Trägersubstanzen

Jojobawachs (*Simmondsia chinensis*): hautverträglich, Vitamin-E-haltig, fördert die Hautelastizität, heilungsfördernd. Neutral riechendes Öl..

Weizenkeimöl (*Triticum aestivum.*): hoher Vitamin-E-Gehalt, fördert die Hautelastizität.

Sheabutter (Butyrospermun parkii): hautpflegend, feuchtigkeitsbindend.

Totes-Meer-Salz: hoher Gehalt an Mineralien und Spurenelementen, hautpflegend, heilend.

13.2.3 Alkoholfreie Hydrolate

Rosenhydrolat: beruhigend, ausgleichend.

Lavendelhydrolat: beruhigend, klärend.

Orangenblütenhydrolat: erfrischend, beruhigend.

Melissenhydrolat: besänftigend, heilend.

Anwendung

- Die alkoholfreien Hydrolate werden zwei- bis mehrmals täglich auf die empfindlichen Brustwarzen aufgesprüht.
- Sie dienen auch zur Befeuchtung der gesamten Brusthaut bzw. der Mamillen, bevor ein Öl oder der Rosenbalsam aufgetragen wird.

13.2.4 Original IS Aromamischungen

Schwangerschaftsstreifenöl: fördert die Elastizität, psychisch und physisch ausgleichend.

Körperöl entspannend: bei Aufregung und Gereiztheit; beruhigend und entspannend.

Lavendel extra 10 % in Jojobawachs, Neroli 10 % in Jojobawachs: beruhigend, ausgleichend, schmerzstillend.

Rosenbalsam: zarter Schutz für empfindliche und gereizte Haut; sanft einmassieren.

Anwendung

- Die Brüste zweimal täglich mit einem der Öle zunächst großflächig kreisförmig und dann mit zwei Fingern in spiralförmiger Bewegung zur Brustwarze hin massieren, idealerweise auf die nasse oder mit Hydrolat befeuchtete Haut.
- Rosenbalsam kann mehrmals täglich sanft einmassiert werden, auch in Kombination mit Lavendel 10 % oder Neroli 10 %.

13.3 Bach-Blüten

Keine spezifische Empfehlung gegen das Spannungsgefühl.

Crab Apple: wenn das sich verändernde Körperbild, die Größenzunahme der Brust als unangenehm empfunden wird.

Walnut: um sich auf anstehende Veränderungen besser einzulassen.

13.4 Homöopathie

Hinweis: zur Potenzwahl siehe Kap. 1.3.6.

Hierfür hat die Homöopathie keine bewährte Arznei, im Bedarfsfall ist immer eine Konstitutionsbehandlung möglich.

13.5 Phytotherapie

Schwarzer Tee (*Thea sinensis*): das Auflegen von Schwarzteebeuteln empfinden viele Frauen als hilfreich.

13.6 Weitere Therapieempfehlungen

Warme, feuchte Wickel lindern oft das Spannungsgefühl in der Brust. Über einen feuchten Wickel, der angenehm und hautpflegend mit einem Hydrolat (siehe Kap. 1.1.5) befeuchtet wird, kann immer Heilwolle aufgelegt werden.

14 Brustwarzenpflege in der Schwangerschaft

14.1 Allgemein

Licht, Luft und Sonnenbäder sind eine optimale Vorbereitung für die Brust. Die Effektivität weiterer Abhärtungsmaßnahmen ist umstritten; viele Frauen mit empfindlicher Haut möchten dennoch etwas zur Vorbereitung unternehmen. Insbesondere bei Hohlwarzen erscheint eine Vorbereitung unerlässlich. Bei einer Neigung zu vorzeitigen Wehen sollte die Maßnahme mit größter Vorsicht oder besser erst in den letzten Wochen der Schwangerschaft ausgeführt werden. Eine zu starke Reizung der Brustwarzen kann den Uterus zur Wehenaktivität anregen.

14.1.1 Pflegehinweise für die Brust

- Brustwarzen regelmäßig mit kaltem Wasser, rauem Waschlappen und anschließend mit rauem Handtuch sanft bearbeiten.
- Brustmassage.
- Mamillen aufrichten üben: diese zwischen Daumen und Zeigefinger drehen; Kieferdruck des Kindes nachahmen, indem die Warze am Warzenhofrand gefasst, zusammengedrückt und leichter Zug ausgeübt wird (fassen – saugen – schlucken).
- Täglich einige Minuten lang Zitronenscheiben auflegen.
- Der Verzicht auf das Tragen eines Büstenhalters unterstützt eine natürliche Abhärtung.
- Die Brüste immer wieder Luft, Licht und Sonne aussetzen, unterstützt die natürliche Abhärtung.

14.1.2 Schlupf- und Hohlwarzen

Brustschilder (z.B. Medela®) am Ende der Schwangerschaft empfehlen und die Nipplette (Avent®) am Ende der Schwangerschaft regelmäßig benutzen!

14.2 Aromatherapie

Die Aromatherapie hat sich etabliert und nimmt mittlerweile einen großen Stellenwert in der Komplementärmedizin ein. Mit den folgenden Empfehlungen können Hebammen, Therapeuten und Apotheken aus den ausgewählten ätherischen und fetten Pflanzenölen, Hydrolaten und Salbengrundlagen individuelle Rezepturen empfehlen, verordnen bzw. herstellen.

Rezepturvorschläge und Empfehlungen

- Ätherische Öle können entsprechend 1–3 %ig in native Pflanzenöle, neutrale und konservierungsmittelfreie Salbengrundlagen wie Sheabutter eingearbeitet werden.
- Es können auch 1–3 Tropfen ätherisches Öl mit einem Teelöffel Totem-Meer-Salz vermischt werden. Daraus wird ein Teilbad bereitet, um die Brüste 3–5 Min. darin zu baden. Zum Schluss mit klarem Wasser abspülen, um einen Juckreiz durch das auf der Haut verbleibende Salz zu vermeiden.

14.2.1 Ätherische Öle

Lavendel (*Lavandula officinalis*): klärend, schmerzstillend, beruhigend.

Melisse (*Melissa officinalis*): beruhigend, entzündungshemmend, krampflösend.

Rose (*Rosa damascena*): hormonell ausgleichend, schmerzlindernd, entzündungshemmend, zellerneuernd.

Sandelholz (*Santalum album*): beruhigend, entstauend, hautpflegend.

14.2.2 Original IS Aromamischungen

Rosenbalsam: zarter Schutz für empfindliche und gereizte Haut.

Melissenbalsam: pflegt und stärkt trockene und empfindliche Haut.

Sandelholz 10 % in Jojobawachs: angenehm beruhigend, entspannend.

Anwendung

- Mit einem der Balsame oder der Jojobawachsmischung täglich ein- bis zweimal die Warzen einmassieren und dabei versuchen, die Mamillen aufzurichten.

14.3 Bach-Blüten

Rock Water: wenn die Patientin sehr hohe Ansprüche an sich hat, perfekt zu stillen und droht, an ihren eigenen Idealen zu scheitern, noch bevor die Stillbeziehung richtig in Gang kommen konnte.

Pine: wenn die Frau sich schuldig fühlt und sich Vorwürfe macht, dass sie dem Kind keine „optimale Stillbrust“ bieten kann.

Crab Apple: wenn das ganze Denken um das beeinträchtigte Körperbild kreist.

Mimulus: konkrete Ängste, wie etwa nicht stillen zu können, dominieren das Denken und lassen wenig Raum für anderes.

Differenzierung: bei Mimulus steht Angst im Vordergrund, bei Crab Apple das Gefühl, mit einem körperlichen Makel behaftet zu sein.

14.4 Homöopathie

Die Homöopathie kennt keine bewährten Arzneien. Jedoch findet sich im klinischen Repertorium von R. Murphy eine Rubrik „zurückgezogene Brustwarzen. Hier ist Sarsaparilla (Sarsaparillawurzel) als vierwertiges Mittel genannt und sicher einen Versuch wert.

14.5 Phytotherapie

Keine Empfehlung.

14.6 Weitere Therapieempfehlungen

Siehe Kap. 14.1.1.

15 Brustwarzen, wunde; Rhagaden in der Stillzeit

15.1 Allgemein

Wunde Brustwarzen sind eine unangenehme, meist recht schmerzhafte Angelegenheit, die unbedingt behandelt werden muss. Zudem sind Schrunden (Rhagaden) immer wieder die Vorläufer einer Mastitis. Achtung: die Frau nicht im Vorfeld beunruhigen! Viele Frauen stillen mit wunden Brustwarzen, ohne jemals eine Brustentzündung zu bekommen, manche Mütter sogar während der gesamten Stillzeit. Hebammen und Laktationsberaterinnen müssen unbedingt hinzugezogen werden, denn diese Fachfrauen machen Hausbesuche und versuchen mit der stillenden Mutter gemeinsam zu klären, wie sich das Problem lösen lässt.

Hinweis

Die Ursache für die schmerzhaften Beschwerden liegt oftmals in einer falschen Stillposition von Mutter und Kind. Stillhütchen und elektrische Intervallmilchpumpe (z. B. von Medela®) sind die letzten Maßnahmen:

- Der Schmerz an den Brustwarzen wird dadurch nicht beseitigt.
- Durch falsche Anwendungen wird evtl. sogar alles verschlimmert.
- Die Milchmenge kann dadurch reduziert werden.

Alle Maßnahmen müssen abgesprochen werden und gut überlegt sein, denn eine stillende Frau mit wunden Warzen braucht insbesondere Ruhe und Erholung. Bei Beratungen muss die Intimität gewahrt werden. Vielen Frauen ist es peinlich wenn „öffentlich", z. B.: in der Apotheke ihr Brustproblem besprochen wird.

Vorgehen bei wunden Brustwarzen

- Nach dem Stillen Hintermilch auf den Mamillen antrocknen lassen wirkt entzündungshemmend und heilungsfördernd. **Cave** nicht bei Soor.
- Viel Luft und Sonne an die Brust lassen.

- Oft stillen, damit die Brust nicht so prall wird.
- Handhygiene! Mehrmals täglich Hände waschen, weil über wunde Mamillen leichter Keime eindringen und eine Mastitis hervorrufen können.
- Brust nur mit klarem Wasser waschen.
- Brustwarzen trocken halten, Speichel des Kindes nicht abwischen, sondern antrocknen lassen.
- Stilleinlagen aus Papier sind eher zu vermeiden, wenn sie verwendet werden, dann regelmäßig wechseln, um Aufweichung der Brustwarzen und die Gefahr der Bildung von Rissen zu vermeiden. Besser geeignet sind gestrickte Stilleinlagen aus Wolle/Seide (z.B. Femilan®) bzw. saugstarke Geleinlagen (z.B. Multi Mam®, Disana® Kompressen), die an der Oberfläche trocken bleiben. Stilleinlagen aus Baumwolle müssen täglich gewechselt, bzw. im Kochwaschgang gewaschen werden.

15.2 Aromatherapie

Die Aromatherapie hat sich etabliert und nimmt mittlerweile einen großen Stellenwert in der Komplementärmedizin ein. Mit den folgenden Empfehlungen können Hebammen, Therapeuten und Apotheken aus den ausgewählten ätherischen und fetten Pflanzenölen, Hydrolaten und Salbengrundlagen individuelle Rezepturen empfehlen, verordnen bzw. herstellen.

Rezepturvorschläge und Empfehlungen

- Ätherische Öle können entsprechend 1–3 %ig in native Pflanzenöle eingearbeitet werden. Anwendung als Öl direkt auf die Brust.
- Rezepturvorschlag: 6 Tr. Immortelle, 10 Tr. Lavendel extra, 7 Tr. Teebaum in 50 ml alkoholfreies Lavendel- oder Melissenhydrolat mischen und nach jedem Stillen auf die Warzen aufsprühen.

15.2.1 Ätherische Öle

Immortelle (*Helichrysum italicum*): adstringierend, antiallergisch, zellerneuernd.

Kamille echte (*Chamomilla recutita*): wundheilend, entzündungshemmend, fiebersenkend.

Lavendel extra (*Lavandula officinalis*): klärend, schmerzstillend, beruhigend.

Manuka (*Leptospermum scoparium*): stark antibakteriell, stark antimykotisch, schmerzstillend.

Rose (*Rosa damascena*): antiviral, antibakteriell, antimykotisch, schmerzlindernd, entzündungshemmend, zellerneuernd.

Rosengeranie (*Pelargonium graveolens*): harmonisierend, adstringierend, antibakteriell, antimykotisch, wundheilend.

Schafgarbe (*Achillea millefolia*): entzündungshemmend, zellerneuernd, schmerzstillend.

Teebaum (*Melaleuca alternifolia*): stark antibakteriell, antimykotisch, wundheilungsfördernd, entzündungshemmend.

15.2.2 Trägersubstanzen

Calendulaöl (*Calendula officinalis*) **in Olivenöl** (*Olea europaea*): entzündungshemmend, für empfindliche Haut.

Johanniskrautöl (*Hypericum perforatum*) **in Olivenöl** (*Olea europaea*): entzündungshemmend, heilend.

Totes-Meer-Salz: hoher Mineralgehalt, hautpflegend, heilend, kreislaufstabilisierend.

15.2.3 Alkoholfreie Hydrolate

Hydrolate können zusätzlich zur Kühlung der Brustwarzen oder in Kombination mit Salben benutzt werden. Keine Hydrolate mit Alkohol anbieten, diese brennen auf wunden Brustwarzen.

Lavendelhydrolat: kühlend, entzündungshemmend.

Melissenhydrolat: kühlend, entzündungshemmend.

Rosenhydrolat: kühlend, wohltuend, heilungsfördernd.

15.2.4 Original IS Aromamischungen

Baby-Pflegecreme: zur Pflege gereizter Brustwarzen, wenn kein Rosenbalsam zur Verfügung steht.

Brustpflegecreme: zur regelmäßigen Pflege der Brustwarzen in der Stillzeit, frei von ätherischen Ölen.

Melissenbalsam: für die Brustpflege in der Stillzeit; für gereizte Hautpartien. Insbesondere für Frauen, die Angst haben, ein Brustproblem zu entwickeln.

Rosenbalsam: zarter Schutz für empfindliche und gereizte Haut; ideal zur Brustwarzenpflege für Frauen, die Rosenduft lieben.

Rose-Teebaum-Balsam: äußerlich, dünn auftragen. Nach dem Stillen ganz dünn auf die Warze auftragen. Nur über wenige Tage mehrmals, dann im Wechsel mit Ringelblumensalbe.

Rose-Teebaum-Essenz: unverdünnt anwendbar. Nach dem Stillen einen Tropfen direkt auf die Warze aufträufeln, nur über ein bis zwei Tage anwenden. Tritt keine schnelle Besserung ein, die Hebamme zu Rate ziehen.

Rose-Teebaum-Hydrolat: zur Brustwarzenpflege. Nach dem Stillen aufsprühen, lufttrocknen lassen. Kann in der gesamten Stillzeit zur Pflege benutzt werden.

Sitzbad: beruhigend, entspannend, klärend, wohltuend, regenerierend besonders im Wochenbett. Nach dem Stillen zwei bis dreimal täglich einen Teelöffel in einer Tasse körperwarmem Wasser auflösen für ein Brustbad, danach die Brüste klar nachspülen und an Luft und Sonne oder mit dem Föhn trocknen.

Anwendung

- Weniger hilft mehr! Durch zu viel Cremes und Salben kann die Haut noch empfindlicher werden.
- Besser ist es, nur zweimal täglich sehr dünn aufzutragen und dazwischen mit Hydrolaten und Luft oder Rotlicht zu behandeln.

15.3 Bach-Blüten

Sweet Chestnut: Gefühl, an der eigenen Grenze angekommen zu sein, keine Möglichkeit mehr sehen, wie es weitergehen kann, gefühlsmäßig in die Enge getrieben zwischen dem Wunsch und Anspruch zu stillen und aufgeben zu wollen.

Crab Apple: Gefühl, verschmutzt und unsauber zu sein, Gefühl, Absonderungen oder Krusten würden unangenehm riechen, Reinheitsfanatikerinnen.

Agrimony: hinter einer fröhlichen oder harmonischen Fassade schwelt ein Ambivalenzkonflikt, der nicht angesprochen werden kann.

15.4 Homöopathie

15.4.1 Bewährte Arzneien

Calendula (Ringelblume)

Die bewährte Arznei bei leicht geröteten Warzen.

Leitsymptome: Neigt zu Entzündungen.

Modalitäten: V abends, schweres bewölktes Wetter.
B vollkommen still liegen, umhergehen, Wärme.

Potenzwahl: D 6, D 12, C 6.

Chamomilla recutita (Kamille)

Erscheinungsbild: Frau wirkt hypochondrisch; schickt andere um Hilfe; kann und will es nicht mehr aushalten. „Wer kümmert sich endlich um mich".

Leitsymptome: Folge von Überreiztheit sämtlicher Sinne; verärgert; leicht blutende Warzen.

Modalitäten: V 21.00 Uhr, Ärger.
B aufwendige Zuwendung.

Potenzwahl: D 12, C 6, C 30.

Phellandrium (Wasserfenchel)

Erscheinungsbild: Überempfindliche, hagere Frau mit Stimmungsschwankungen mit Neigung zu Schleimhautreizungen.

Leitsymptome: Milchgänge schmerzen unerträglich beim, nach und zwischen dem Stillen. Stechender Schmerz beim Stillen von der rechten Brustwarze zur rechten Schulter. Wunde Warzen mit eitrigen Absonderungen. Milchmenge ist rückläufig. Muss aufrecht sitzen. Verlangen nach sauren Getränken, kalte Milch, Bier.

Modalitäten: V kalte Jahreszeit, zunehmender Mond, rechts.
B Wärme, Bewegung, Reiben.

Potenzwahl: D 12, C 6, C 30.

Phytolacca (Kermesbeere)

Die potenzabhängige Arznei bei Stillproblemen!

Erscheinungsbild: Gleichgültige Wöchnerin mit Verlust des Feingefühls, aufgrund der quälenden Beschwerden.

Leitsymptome: Risse und kleine Ulzera in der Brustwarze, Muttermilch blutig. Das Saugen des Kindes schmerzt über den gesamten Körper. Brüste sind hart, knotig und empfindlich.

Modalitäten: V Spannung in der Atmosphäre, feuchtes kaltes Wetter, rechts.
B Wärme, Ruhe, trockenes Wetter.

Potenzwahl: D 12, C 6, bei zu reichlich Milch. C 30, C 200 bei eher knapper Milchmenge.

Cave: die Arzneigabe von Phytolacca ist hier sehr potenzabhängig.

Silicea (Kieselerde)

Erscheinungsbild: Schüchterne, intelligente sensible Frau mit ängstlicher Grundtendenz (hellblond, engelähnlich), die feste Regeln und Strukturen benötigt, aber Kritik nicht verträgt.

Leitsymptome: Mangel an Lebenswärme; neigt zur Obstipation; gerötete empfindliche zurückgezogene Brustwarzen; Schmerzen beim Stillen wie von tausend Nadelstichen; Warzen sehr wund, leicht geschwürig eher eingezogen.

Modalitäten: V Kälte, Voll- und Neumond, links.
B Wärme generell.

Potenzwahl: D 12, C 6, C 30.

Staphisagria (Stephanskraut)

Erscheinungsbild: Geburt war eine Demütigung für die Frau.

Leitsymptome: Folge von traumatischem Geburtserlebnis mit Dammschnitt oder Sectio; Riss wie Schnitt in der Brustwarze, äußerst empfindliche Brustwarze.

Modalitäten: V Ärger, Kummer, Empörung, links.
B kurzer Mittagsschlaf, Wärme.

Potenzwahl: D 12, C 6, C 30.

15.4.2 Weitere mögliche Mittel

Arnica (Bergwohlverleih), Castor equi (Pferdezehe), Causticum (Hahnemanns Ätzkalk), Dulcamara (bittersüßer Nachtschatten), Graphites (Reißblei), Sepia (Tintenfischtinte), Sulfur (Schwefel).

15.4.3 Biochemie nach Dr. Schüßler

Calcium fluoratum D 12 (Nr. 1) bei rissigen Brustdrüsen.

15.5 Phytotherapie

15.5.1 Drogenzubereitungen

Pinselungen oder Umschläge mit gerbstoffhaltigen Tinkturen oder Aufgüssen haben eine adstringierende, entzündungshemmende Wirkung, z. B.:

- Hamamelisblätter (*Hamamelis virginiana*), als Tinktur.
- Ratanhiawurzel (*Krameria triandra*), als Tinktur oder Teeaufguss.

- Eichenrinde (*Quercus robur*), als Teeaufguss.

Schwarzer Tee (*Thea sinensis*) als **Teebeutelauflage**: Tannin trocknet nässende Brustwarzen und macht die Haut unempfindlicher. Nach dem Stillen 5 Minuten einen lauwarm angefeuchteten Teebeutel Assam- oder Friesentee auflegen, an der Luft trocknen lassen.

15.5.2 Fertigarzneimittel

Salben und **Öle** für den Wundschutz können jeweils nach dem Stillen auf die Mamillen aufgetragen werden, z.B.:

- Beinwellsalbe IS (pyrrolizidinalkaloidfrei),
- Calendulasalben (Ringelblumensalbe IS, Calendula Wundsalbe Weleda®),
- Johanniskrautöl,
- Hamamelissalbe (Hametum®)
- Kamillensalben (Kamillosan® Salbe, Garmastan® enthält Guajazulen).

15.6 Weitere Therapieempfehlungen

15.6.1 Allopathie

Auch hier gilt für die Wund- und Heilsalben, dass sie am besten unmittelbar nach dem Stillen aufgetragen werden sollten, z.B.: Bepanthen® Wund- und Heilsalbe (Dexpanthenol). Brustwarzensalben aus hochgereinigtem Wollwachs (fäschlicherweise oft als Lanolin bezeichnet) (Medela® Purelan, Lansinoh®) nur zweimal täglich auftragen, sonst weicht die Haut der Mamillen auf und wird noch empfindlicher. Ebenso unterbindet die Salbe den direkten Luftkontakt zur Heilungsunterstützung. Muss vor dem Stillen nicht entfernt werden.

15.6.2 Sonstige Therapievorschläge

Brustwarzenschutz (z.B. Medela® Hydrogel Pads, Multi Mam® Kompressen) ist dann zu empfehlen, wenn Berührung der wunden Mamillen an der Kleidung unerträglich ist. Eine gute Luftzirkulation ist besser für Durchblutung und Heilung.

Trockene Wärme, z.B. in Form von Rotlicht, fünf Minuten auf jeder Seite, unterstützt die Abheilung.

16 Dammpflege und Geburtsvorbereitung

16.1 Allgemein

Der Körper beginnt im dritten Trimenon mit den Senkwehen, um sich auf die Geburtsarbeit vorzubereiten. Neben Entspannungs-, Dehn- und Geburtsübungen sollte dann auch der Damm auf die Dehnung vorbereitet werden. Insbesondere vorausgegangene Narben müssen geschmeidig gemacht werden. Hebammen zeigen den Frauen in der Sprechstunde oder im Geburtsvorbereitungskurs, wie sie die Dammmassage richtig ausführen und geben Hinweise zur korrekten Anwendung von Sitzbädern.

16.2 Aromatherapie

Die Aromatherapie hat sich etabliert und nimmt mittlerweile einen großen Stellenwert in der Komplementärmedizin ein. Mit den folgenden Empfehlungen können Hebammen, Therapeuten und Apotheken aus den ausgewählten ätherischen und fetten Pflanzenölen, Hydrolaten und Salbengrundlagen individuelle Rezepturen empfehlen, verordnen bzw. herstellen.

Rezepturvorschläge und Empfehlungen

- Ätherische Öle können entsprechend 1–3 %ig in native Pflanzenöle eingearbeitet werden. Anwendung als Dammmassageöl.

16.2.1 Ätherische Öle

Muskatellersalbei (*Salvia sclarea*): östrogenartig, hypophysenwirksam, entspannend.

Rose (*Rosa damascena*): hormonell ausgleichend, schmerzlindernd.

16.2.2 Trägersubstanzen

Johanniskrautöl (*Hypericum perforatum*) in Olivenöl (Olea europaea): entzündungshemmend, heilend, beruhigend, nervenstärkend.

Nachtkerzenöl (*Oenothera biennis*): hoher Gehalt an Gamma-Linolensäuren, heilend, hormonell wirksam.

Weizenkeimöl (*Triticum aestivum*): hoher Vitamin-E-Gehalt, fördert die Hautelastizität.

16.2.3 Original IS Aromamischung

Dammmassageöl: zur Dammvorbereitung, zum Dammschutz, zur Pflege des Dammes nach der Geburt.

Anwendung

- Spätestens vier Wochen vor der Geburt mit der Dammmassage beginnen. Die Schwangere kann es selbstverständlich auch schon früher probieren, insbesondere, wenn berechtigter Verdacht auf eine Frühgeburt besteht.
- Den Damm täglich wenige Minuten kräftig mit dem Öl zwischen Daumen und Zeigefinger massieren. Am besten stellt die Frau ein Bein auf einen Stuhl, greift den Damm mit der rechten Hand von hinten wie zum Abwischen auf der Toilette. Auch eine Spreizdehnung bis zur Schmerzgrenze ist erlaubt.
- Bitte mit dem Öl sparsam umgehen. Die Hebamme verwendet das Öl bei der Geburt, wenn das Köpfchen in der Tiefe sichtbar wird.

16.3 Bach-Blüten

Mimulus: konkrete Ängste, die zu viel Raum einnehmen: Angst vor dem Dammschnitt, Angst vor Schmerzen, Angst vor schlechter Wundheilung. Durch zu starke Angst, die bewusst nicht gesenkt werden kann, verspannt sich die Frau, was ein höheres Verletzungsrisiko mit sich bringt.

Star of Bethlehem: Zustand nach vorangegangener Episiotomie oder Scheidenriss, Wunde wurde als traumatisch erlebt.

16.4 Homöopathie

16.4.1 Bewährte Arzneien

Caulophyllum (Frauenwurzel, blauer Hahnenfuß)

Erscheinungsbild: nicht vorhanden.

Leitsymptome: noch verschlossener, unreifer Muttermund; ab zehn Tage vor erreichtem Geburtstermin.

Modalitäten: V im Freien, durch Kaffee.
B Wärme

Potenzwahl: D 3, D 4, C 2, C 4.

Beachten: Bitte nur unter den Voraussetzungen siehe „Leitsymptome".

Gelsemium (gelber Jasmin)

Erscheinungsbild: Erregung und Schwäche „wie gelähmt", wechseln sich ab bei einer eher zart wirkenden Frau. Häufiges Mittel für Mehrgebärende.

Leitsymptome: Denken an vorausgegangene Geburt löst Beschwerden aus, einhergehend mit migräneartigen Kopfschmerzen. Wehen beginnen und hören wieder auf bei Start in die Klinik oder Ruf nach der Hebamme.

Modalitäten: V morgens.
B Wasserlassen, frische Luft.

Potenzwahl: C 30.

Pulsatilla (Küchenschelle)

Erscheinungsbild: aufblühende Schwangere (blond). Möchte eigentlich hören, dass das Kind schon bald und ganz von alleine kommt.

Leitsymptome: wechselhaft, weinerlich; braucht Zuwendung und Trost. Träumt, dass sie im Schlaf geboren hat.

Modalitäten: V morgens und abends.
B frische Luft.

Potenzwahl: C 6, C 30

Cave: tiefe Potenzen zu früh gegeben können Wehen auslösen!

16.4.2 Mögliche weitere Mittel

Cimicifuga, Coffea.

16.4.3 Biochemie nach Dr. Schüßler

Calcium fluoratum D 12 (Nr. 1).

16.5 Phytotherapie

Himbeerblättertee (*Rubus idaeus*): zur Geburtsvorbereitung bewährt, vier Wochen vor dem errechneten Geburtstermin drei Tassen täglich trinken.

Heublumendampfbad (Graminis flos): einmal in der Woche ab Beginn der 38. Schwangerschaftswoche. Heublumen werden dazu mit kochendem Wasser übergossen. Diesen Sud stellt man in die Toilette und setzt sich darüber, wenn der Dampf als angenehm empfunden wird. Traditionell angewendet zur Lockerung des Beckenbodens.

16.6 Weitere Therapieempfehlungen

16.6.1 Fußreflexzonenmassage

1–2-mal pro Woche in den letzten drei Wochen der Schwangerschaft, um das Becken zu lockern; sollte von erfahrener Therapeutin ausgeführt werden.

16.6.2 Akupunktur nach Römer

Standardschema zur Geburtsvorbereitung, das den Muttermund weicher machen und die Wehentätigkeit koordinieren soll, Ab der 36. Schwangerschaftswoche werden jeweils 3–4 Punkte am Bein genadelt. Statistisch gesehen verkürzt sich die Geburt um 2 Stunden und der Bedarf an wehenfördernden Medikamenten wie Oxytocin sinkt häufig. Allerdings ist eine Frau keine Statistik und niemand sieht den Schwangeren an, wer davon profitiert. Es ist keine Garantie für eine zügige, komplikationsarme Geburt, manchmal ist es sinnvoll, das Schema nach individuellen Erfordernissen und gemäß der Konstitution der Frau abzuwandeln.

16.6.3 Haptonomie

Haptonomie ist die Lehre von der Berührung. Die enge Eltern-Kind Beziehung wird durch sanfte Berührung unter Anleitung eines Therapeuten erreicht. Eine aus den Niederlanden stammende Form der Eltern-Kind-Begleitung. Dabei wird der vorgeburtliche Kontakt zum Kind vertieft, die Körperwahrnehmung positiv beeinflusst. Über tiefe Entspannung und Zutrauen zum Geburtsprozess soll der Damm elastischer werden. Die Dammvorbereitung ist in der Haptonomie nicht eine isolierte Technik, sondern Bestandteil der Eltern-Kind-Begleitung, wenn der haptonomische Kontakt zwischen den Partnern schon gut funktioniert. Dies erfordert in den meisten Fällen spätestens ab der 28. Schwangerschaftswoche eine Begleitung.

17 Diarrhö in der Schwangerschaft

17.1 Allgemein

Jede Art von Diarrhö in der Schwangerschaft muss unbedingt ernst genommen werden, da eine übermäßige Darmperistaltik zu vorzeitigen Wehen führen kann. Die Frau sollte unverzüglich mit Hebamme, Arzt oder Klinik Kontakt aufnehmen, damit eine vorzeitige Wehentätigkeit ausgeschlossen werden kann. Das Wichtigste ist eine ausreichende Flüssigkeits- und Elektrolytzufuhr.

Das therapeutische Ziel ist es, Wasser- und Elektrolytverluste zu verhindern bzw. auszugleichen, sowie die häufigen Darmentleerungen zu regulieren.

17.2 Aromatherapie

Keine Empfehlung.

17.3 Bach-Blüten

Keine Empfehlung.

17.4 Homöopathie

17.4.1 Bewährte Arzneien

Arsenicum album (weißes Arsenik)

Erscheinungsbild: Frau wirkt hypochondrisch.

Leitsymptome: Kreislaufschwäche, Angst wenn allein, Verdacht auf Lebensmittelvergiftung; Verlangen nach Fett.

Modalitäten: V Mitternacht, fühlt sich sterbenselend.
B kleine Schlucke, heiße Getränke oder Speisen, Kopf hoch liegend.

Potenzwahl: C 30.

Nux vomica (Brechnuss)

Erscheinungsbild: wirkt gereizt, nervös.

Leitsymptome: Folge von falscher Ernährung, Stress.

Modalitäten: V Zugluft.
B Ruhe, ungestörter Schlaf, Wärmeanwendung.

Potenzwahl: C 6, C 30.

Pulsatilla (Küchenschelle)

Erscheinungsbild: wechselhaft, weinerlich, trostbedürftig, blond.

Leitsymptome: Folge von fetten Nahrungsmitteln.

Modalitäten: V morgens, abends, warme Speisen.
B Braucht Frischluft, kalte Speisen und Getränke, Trost.

Potenzwahl: C 30.

17.4.2 Weitere mögliche Mittel

Acidum phosphoricum (Phosphorsäure), China (Chinarindenbaum), Colocynthis (Koloquinte), Phosphor (gelber Phosphor), Sulfur (Schwefel).

17.5 Phytotherapie

17.5.1 Teezubereitungen

Getrocknete Heidelbeeren (*Vaccinium myrtillus*), ca. 20–60 g Tagesdosis, in Wasser quellen lassen, beim Verzehr in mehreren Portionen gut durchkauen.

Zufuhr ungesüßter gerbstoffhaltiger Tees aus z. B.

- Brombeerblättern (*Rubus fruticosus*).
- Gänsefingerkraut (*Potentilla anserina*).
- Grüntee (*Camellia sinensis*).
- Schwarzer Tee (*Camellia sinensis*).

Weitere gerbstoffhaltige Drogen sind:
- Frauenmantelkraut (*Alchemilla vulgaris*).
- Odermennigkraut (*Agrimonia eupatoria*).
- Tormentillwurzelstock (*Potentilla erecta*).

Quellstoffe: Quellstoffe, die überschüssige Flüssigkeit binden, sind z.B. Leinsamen (*Linum usitatissimum*), Flohsamen (*Plantago ovata*) können in Kombination mit einer erhöhten Zufuhr an Flüssigkeit für Schwangere empfohlen werden.

17.6 Weitere Therapieempfehlungen

17.6.1 Ernährung

Der massive Flüssigkeitsverlust muss ersetzt werden, mind. 2–3 Liter mineralstoffergänzte Flüssigkeit trinken. Gewichtskontrolle: Bei Verlust von > 5 % Körpergewicht den Arzt aufsuchen, bei Verlust von > 10 % in die Klinik gehen.

Geeignet sind Mineralwasser, Limonaden, Kräutertee (gesüßt) oder salzhaltige Suppen. Tees, die Gerbstoffe enthalten sind sinnvoll (siehe Kap. 17.5.1).

Milde, wohltuende Lebensmittel sind geriebener Apfel (pektinhaltig), Banane (kaliumhaltig), Haferflocken- bzw. Reisschleim.

17.6.2 Allopathie

Generell muss bei Diarrhö der Arzt befragt werden. Zur Erstversorgung, bis mit dem Arzt Rücksprache gehalten wurde, sind verschiedene Therapeutika möglich:

Flüssigkeits- und Elektrolytsubstitution: z.B. Oralpädon®, Elotrans®.
Medizinische Kohle wird nicht resorbiert, z.B. Kohle Compretten®.
Pektin: z.B. Diarrhoesan®.

17.6.3 Sonstige Therapievorschläge

Warme Auflagen wie Wärmflasche oder Bauchwickel sind wohltuend.

18 Erkältungskrankheiten in der Schwangerschaft

18.1 Allgemein

Bedingt durch einen sinkendes Hämoglobin und einen stabilen Hormonzustand erkranken Schwangere eher selten an Erkältungskrankheiten. Meistens handelt es sich dann um virale Erkrankungen. Bildet die Mutter Antikörper, wird das Kind ebenfalls geschützt, da Immunglobulin G (IgG) die Placentaschranke durchdringt (Nestschutz).

> **Hinweis**
> Langandauernde Bronchitis oder Hustenattacken allerdings gefährden Mutter und Kind, da durch die starke Zwerchfellbelastung eine frühzeitige Wehentätigkeit ausgelöst werden kann.

18.2 Aromatherapie

Die Aromatherapie hat sich etabliert und nimmt mittlerweile einen großen Stellenwert in der Komplementärmedizin ein. Mit den folgenden Empfehlungen können Hebammen, Therapeuten und Apotheken aus den ausgewählten ätherischen und fetten Pflanzenölen, Hydrolaten und Salbengrundlagen individuelle Rezepturen empfehlen, verordnen bzw. herstellen.

Rezepturvorschläge und Empfehlungen

- Ätherische Öle können entsprechend 1–3 %ig in native Pflanzenöle, neutrale und konservierungsmittelfreie Salbengrundlagen wie Sheabutter (*Butyrospermum parkii*) oder in Totes-Meer-Salz eingearbeitet werden.
- Drei Tropfen eines ätherischen Öls oder einer Aromarezepturen mit einem Teelöffel Salz oder Honig vermischt für einen kühlen Aromawickel.
- Die ätherischen Öle können als Riechfläschchen, in der Duftlampe oder morgens uns abends drei Tropfen zusätzlich in ein Körperöl verwendet werden.

18.2.1 Ätherische Öle

Engelwurz (*Angelica archangelica*): immunstimulierend, entschlackend.

Benzoe (*Styrax tonkinensis*): beruhigend, zellerneuernd, entzündungshemmend, bei Blasenbeschwerden.

Cajeput (*Melaleuca leucadendron*): antibakteriell, antiviral, fungizid.

Douglasfichte (*Pseudotsuga menziesii*): schleimlösend, antibakteriell, krampflösend.

Lavendel extra (*Lavandula officinalis*): klärend, schmerzstillend, beruhigend.

Lavendelsalbei (*Salvia lavandufolia*): antibakteriell, entspannend, leicht tonisierend.

Linaloeholz (*Bursera delpechiana*): ausgleichend, entspannend.

Majoran (*Origanum majorana*): entspannend, krampflösend, anaphrodisisch.

Melisse (*Melissa officinalis*): antiviral, beruhigend, entzündungshemmend, krampflösend.

Muskatellersalbei (*Salvia sclarea*): euphorisierend, östrogenartig, hypophysenwirksam, entspannend, blutdrucksenkend, entzündungshemmend.

Myrte (*Myrtus communis*): adstringierend, entstauend, hautpflegend, hautstraffend, leberanregend.

Niaouli (*Melaleuca viridiflora*): antibakteriell, schleimlösend, auswurffördernd.

Ravintsara (*Cinnamomum camphora*): antiviral, antibakteriell, antimykotisch, stärkend.

Salbei (*Salvia officinalis*, ketonarm): antibakteriell, antiviral, antimykotisch, schleimlösend, adstringierend.

Thymian (*Thymus vulgaris* var. *serphyllum*, var. Chemotyp linalool): antiviral, antibakteriell, schmerzstillend, nervenstärkend, immunstimulierend.

Ysop decumbens (*Ysopus officinalis* var. *decumbens*): entzündungshemmend, schleimlösend, antiviral, konzentrationsfördernd.

Zeder (*Cedrus atlantica*): beruhigend, kräftigend, lymphflussanregend.

Zirbelkiefer (*Pinus cembra*): antibakteriell, schleimlösend, durchblutungsfördernd, schmerzlindernd, antirheumatisch.

Zitrone (*Citrus limon*): erfrischend, belebend, konzentrationsfördernd.

18.2.2 Original IS Aromamischungen

Engelwurzbalsam: pflegend bei empfindlicher Schnupfnase; Nasenflügel außen einreiben. Auch zur Lymphdrainage und Fußreflexbehandlung geeignet. Dreimal täglich dünn auftragen.

Erkältungsöl wärmend: ideal für Säuglinge und Schwangere. Als Riechfläschchen, in der Duftlampe. Morgens und abends sieben Tropfen des Naturparfüms zusätzlich in ein Körperöl. Bei akutem Schnupfen davon einen Tropfen auf ein Stückchen Taschentuch geben, zusammenknüllen und abwechselnd zur Inhalation in ein Nasenloch geben.

Johanniskraut-Lavendel-Öl: unterstützend bei Ohrenschmerzen mehrmals täglich 3–4 Tropfen hinters Ohr einreiben oder 1–2 Tropfen auf Heilwolle in den Ohreingang legen. Bewährt hat sich eine Kombination mit Rotlicht und/oder ein Wickel mit Zwiebelsäckchen.

Raumduft Thymian-Zitrone: zur Verbesserung der Raumluft in der Erkältungszeit. Sämtliche Wohnräume mit einer großzügigen Dosierung (15–20 Tropfen) desinfizieren.

Thymian-Angelika-Öl: auch für Kinder und Säuglinge geeignet. Bei Erkältungsneigung morgens und abends die nasse Haut von Hals- und Brustbereich einölen.

Thymian-Myrte-Balsam für Kinder und Säuglinge: ideal für Schwangere. Zweimal täglich Brust einreiben, Wirksamkeit wird erhöht in Kombination mit einem Bienenwachswickel.

Thymian-Myrte-Bad: abends oder nach Bedarf ein körperwarmes, entspannendes Bad vor dem Zubettgehen.

18.3 Bach-Blüten

Keine Empfehlung.

18.4 Homöopathie

18.4.1 Bewährte Arzneien

Aconitum (Eisenhut)

Leitsymptome: plötzliches Auftreten von Fieber oder Grippe-Symptomen (über Nacht), die Ängste auslösen; trockene Haut; Folge von kaltem Wind.

Modalitäten: V abends, nachts, von Tabakrauch.
B im Freien.

Potenzwahl: C 30.

Bryonia (Zaunrübe)

Erscheinungsbild: großes Verantwortungsgefühl, sorgenvoll, gereizt.

Leitsymptome: allmähliche Krankheitsentwicklung über zwei bis drei Tage, nach Abkühlung; Augenbewegung schmerzt. Haut tut weh beim Anfassen, wie wenn die Haare zu Berge stehen; trockene Lippen –

rissige Lippen; will absolute Ruhe, keine Bewegung; wenig Schweiß. Fieber nicht hoch, wenn, dann gleich bleibend mit großem Durst auf kalte Getränke.

Modalitäten: V morgens, geringste Bewegung, Wärme, Essen.
B absolute Ruhe, kalte Anwendungen und Getränke, Liegen auf der schmerzhaften Seite, Druck auf schmerzhafte Körperstelle.

Potenzwahl: C 30.

Gelsemium (gelber Jasmin)

Erscheinungsbild: müde, distanziert, ängstlich vor neuen Dingen, will allein sein.

Leitsymptome: Folge von aufregenden Nachrichten, Wärme und Überhitzung. Allmählicher Beginn morgens – vormittags mit Benommenheit, dösig, schläfrig, fröstelnd, matt, durstlos. Kälteverlangen mit Frischluftbedürfnis; nach Besserung nochmaliger Rückfall. Mäßiges Fieber. oder heißer Kopf; Kopfgrippe mit Stirnbandkopfschmerz; Gliederschmerzen.

Modalitäten: V schlechte Neuigkeiten, beim Denken an die Beschwerden, Gewitter.
B Wasserlassen, Bücken, Stimulanzien, frische Luft.

Potenzwahl: C 30, C 200.

Luffa (Schwammgurke)

Leitsymptome: Akute Sinusitis und Rhinitis, wie Heuschnupfen; fühlt sich müde und matt, Nasenschleimhaut empfindlich.

Modalitäten: V links, nachts, frühmorgens, Staub.
B Wärme, Kopf einhüllen.

Potenzwahl: D 12, C 6.

Pulsatilla (Küchenschelle)

Erscheinungsbild: Weinerlich, braucht Zuwendung und Trost; möchte eigentlich hören, dass alles nicht so schlimm ist.

Leitsymptome: durstlos; Augen und Nase haben milde leicht gelbliche Absonderung.

Modalitäten: V in geschlossenen Räumen, morgens und abends.
B frische Luft, Trost.

Potenzwahl: C 30.

18.4.2 Weitere mögliche Mittel

Arnica (Bergwohlverleih), Dulcamara (Bittersüß), Ferrum phosphoricum (phosphorsaures Eisen), Rumex (krauser Ampfer), Sticta pulmonaria (Lungenflechte, Lungenmoos).

18.5 Phytotherapie

18.5.1 Teezubereitungen

Teezubereitungen aus verschiedenen Drogen können unterstützend wirken, hier einige Beispiele:

- Anis (*Pimpinella anisum*),
- Fenchel (*Foeniculum vulgare*),
- Eibisch (*Althaea officinalis*),
- Holunderblüten (*Sambucus nigra*),
- Lindenblüten (*Tilia cordata*),
- Malvenblüten (*Malva sylvestris*),
- Primelwurzel (*Primula veris*),
- Spitzwegerich (*Plantago lanceolata*),
- Wollblumen (*Verbascum densiflorum*),
- Efeu (*Hedera helix*),
- Thymian (*Thymus vulgaris*).

Warme Bienenwachswickel oder Kartoffelwickel über dem Bronchialbaum wirken sehr wohltuend bei festsitzendem, produktivem Husten.

18.5.2 Fertigarzneimittel

Ein pflanzliches „Antibiotikum" und Immunstimulans ist z. B. das Phytotherapeutikum Angocin® Anti-Infekt (Kapuzinerkressenkraut, Meerrettichwurzel). Auch Isla® Moos-Pastillen können bei Husten gelutscht werden. Das Medizinprodukt Aerosol-Spitzner® kann zur Unterstützung bei katarrhalischen Erkrankungen in einem Druckluftzerstäuber zerstäubt werden.

18.6 Weitere Therapieempfehlungen

18.6.1 Allopathie

Die Behandlung des grippalen Infektes sollte nach Möglichkeit ohne Medikamente erfolgen. Ist dies nicht möglich, sollten Monopräparate nach Rücksprache mit dem Arzt zum Einsatz kommen, deren Wirkung in der Schwangerschaft bekannt bzw. untersucht sind.

Sind die Beschwerden leichterer Art, so sind Ruhe und natürliche Heilmittel Mittel der 1. Wahl.

Schnupfen: Bei Schnupfen kann zu Nasensprays und Nasensalben gegriffen werden, die die Schleimhaut befeuchten und reinigen, durch Zusatz von Dexpanthenol z.T. noch eine heilende Wirkung haben, z.B. Bepanthen® Nasensalbe, Mar® plus 5 % Nasenpflegespray, Emser® Nasensalbe Sensitiv, Emser® Nasenspray.

Husten und Heiserkeit: Befeuchtung der Mund- und Rachenschleimhaut lindert Hustenreiz, z.B. Emser® Pastillen, Hustenbonbons nach Geschmack, viel Flüssigkeit.

18.6.2 Ernährung

Vitamin-C-haltige Lebensmittel zuführen: Ingwer (max. bis zu 6 g pro Tag), Kartoffeln, Kiwi, Meerrettich, Paprika, Zitrusfrüchte.

Viel trinken! Möglichst warme Getränke, Kräuter und Früchtetees.

19 Erkältungskrankheiten in der Stillzeit

19.1 Allgemein

Erkältungen (siehe auch Kap. 18) bei einer stillenden Mutter werden relativ selten beobachtet. Wenn dennoch ein grippaler Infekt auftritt, ist die Mutter wegen einer möglichen Ansteckung ihres Säuglings meist sehr besorgt. Deshalb muss vor allem vermittelt werden, dass dies selten vorkommt, da das Kind über die Muttermilch auch gleich die entsprechenden Abwehrstoffe erhält. Die Frau kann und darf also bei einer Erkältung unbedenklich weiterstillen, sollte aber unbedingt Ruhe suchen. Termine sollte sie absagen, da die Erkrankung dazu führen kann, dass die Milchproduktion eingeschränkt wird, die durch entsprechende Ruhe aber wieder ausgeglichen wird.

Wichtig zu wissen ist, dass bei vielen Frauen ein Milchstau mit den Symptomen einer Gliedergrippe beginnt!

> **Hinweis**
> Bei der entsprechenden Mittelwahl zur Behandlung eines grippalen Infekts ist zu beachten, dass der Frau keine menthol-, und campherhaltigen Medikamente empfohlen werden, da diese in der Stillzeit kontraindiziert sind.

20 Erkältungskrankheiten bei Säuglingen

20.1 Allgemein

Eine für unsichere Eltern besorgniserregende und für das Kind zumindest unangenehme Erkrankung in den ersten Wochen kann ein Schnupfen oder Husten sein. Das Neugeborene hat Atemnot beim Trinken und im Liegen, es kann quengelig und appetitschwach sein. Generell gilt hier, dass ein Säugling mit den Symptomen Husten und Schnupfen immer einem Arzt vorgestellt werden soll.

Hinweis

Bei Schnupfen ist wichtig, regelmäßig für eine freie Nase zu sorgen. Das Näschen sollte vor jeder Mahlzeit und bei Bedarf auch dazwischen gereinigt, eventuell auch abgesaugt werden. Die Raumluft muss eine ausreichende Feuchtigkeit aufweisen, entsprechend sollten nasse Tücher aufgehängt oder ein Raumluftbefeuchter aufgestellt werden. Eine der einfachsten Heilmethoden ist das Einträufeln von Muttermilch in die Nase, wenn die Mutter gesund ist und derzeit keine Brustentzündung hat. Eine Glaspipette kann als Hilfsmittel angeboten werden.

20.2 Aromatherapie

Die Aromatherapie hat sich etabliert und nimmt mittlerweile einen großen Stellenwert in der Komplementärmedizin ein. Mit den folgenden Empfehlungen können Hebammen, Therapeuten und Apotheken aus den ausgewählten ätherischen und fetten Pflanzenölen, Hydrolaten und Salbengrundlagen individuelle Rezepturen empfehlen, verordnen bzw. herstellen.

Rezepturvorschläge und Empfehlungen

- Ätherische Öle entsprechend 1–3 %ig in native Pflanzenöle, neutrale und konservierungsmittelfreie Salbengrundlagen wie Sheabutter oder in Totes-Meer-Salz einarbeiten.
- Ein bis zwei Tropfen eines ätherischen Öls oder einer Aromamischung mit einem halben Teelöffel Salz oder Honig vermischt für einen Aromawickel anwenden.
- Ätherische Öle und ätherische Ölmischungen in der Duftlampe verdampfen.

20.2.1 Ätherische Öle

Angelikawurzel (*Angelica archangelica*): immunstimulierend, abschwellende Wirkung auf Nasenschleimhäute.

Benzoe (*Styrax tonkinensis*): beruhigend, zellerneuernd, entzündungshemmend, schleimlösend.

Cajeput (*Melaleuca leucadendra*): antibakteriell, antiviral, beruhigend für gereizte Bronchien.

Douglasfichte (*Pseudotsuga menziesii*): schleimlösend, antibakteriell, krampflösend.

Lavendel extra (*Lavandula officinalis*): klärend, schmerzstillend, beruhigend.

Lavendelsalbei (*Salvia lavandulifolia*): antibakteriell, entspannend, leicht tonisierend.

Linaloeholz (*Bursera delpechiana*): ausgleichend, entspannend.

Majoran (*Origanum majorana*): entspannend, krampflösend.

Melisse (*Melissa officinalis*): antiviral, beruhigend, entzündungshemmend, krampflösend.

Muskatellersalbei (*Salvia sclarea*): euphorisierend, entspannend, entzündungshemmend.

Myrte (*Myrtus communis*): krampflösend bei Reizhusten, schleimlösend.

Niaouli (*Melaleuca viridiflora*): antibakteriell, schleimlösend, auswurffördernd.

Ravintsara (*Cinnamomum camphora*): antiviral, antibakteriell, schleimlösend, stärkend.

Salbei (*Salvia officinalis* (ketonarm)): antibakteriell, antiviral, schleimlösend, adstringierend.

Thymian (*Thymus vulgaris* var. *serphyllum*, var. Chemotyp linalool): antiviral, antibakteriell, schmerzstillend, immunstimulierend.

Ysop decumbens (*Ysopus officinalis* var. *decumbens*): entzündungshemmend, schleimlösend, antiviral.

Zeder (*Cedrus atlantica*): antiseptisch, entzündungshemmend, beruhigend, kräftigend.

Zirbelkiefer (*Pinus cembra*): antibakteriell, schleimlösend, durchblutungsfördernd, schmerzlindernd.

Zitrone (*Citrus limon*): antibakteriell, antiviral, erfrischend, belebend.

20.2.2 Trägersubstanzen

Calendulaöl (*Calendula officinalis*) in Olivenöl (*Olea europaea*): entzündungshemmend, für empfindliche Haut.

Totes-Meer-Salz: hoher Mineralgehalt, hautpflegend, heilend, kreislaufstabilisierend.

Sheabutter (*Butyrospermum parkii*): geruchsneutrale, feuchtigkeitsbindende, heilende, hautfreundliche und Vitamin-E-haltige Salbengrundlage der afrikanischen Sheanüsse.

20.2.3 Original IS Aromamischungen

Engelwurzbalsam: pflegend bei empfindlicher Schnupfennase. Nasenflügel außen einreiben. Dreimal täglich dünn auftragen. Bei Neugeborenen ein Tüchlein damit bestreichen und für das Kind unerreichbar in der Wiege aufhängen. Bei den ersten Anzeichen eines Hustens Brust und

Rücken sparsam damit einreiben. Auch zur Fußreflexbehandlung gut geeignet.

Erkältungsöl wärmend: wirkt befreiend auf die Atemwege, ideal für Säuglinge und Schwangere. Drei bis fünf Tropfen in der Duftlampe oder ein Tropfen auf einem feuchten Tüchlein für das Kind unerreichbar ins Kinderbett hängen. Ein bis zwei Sprühstöße des Sprays Erkältungsöl wärmend auf die Bettwäsche sprühen.

Johanniskraut-Lavendel-Öl: bei Ohrenschmerzen beruhigend und wohltuend. Etwa zweistündlich 3–4 Tr. hinterm Ohr einreiben oder 1–2 Tr. auf eine Watte träufeln und vor den Ohreingang legen.

Raumduft Thymian-Zitrone: zur Verbesserung der Raumluft in der Erkältungszeit. Sämtliche Wohnräume mit einer großzügigen Dosierung der ätherischen Ölmischung (15–20 Tropfen) desinfizieren, während das Kind sich nicht (!) darin aufhält.

Thymian-Mischungen mit Myrte: durchwärmend an frostigen Tagen, eignen sich zur Pflege während der Erkältungszeit; auf Brust und Rücken einmassieren; wohltuend als Wickel.

Thymian-Angelika-Öl: sanfte Mischung; für Kinder und Säuglinge geeignet. Bei Erkältungsneigung morgens und abends die nasse Haut von Hals- und Brustbereich einölen. Anstatt Thymian-Myrte-Balsam. Kombiniert mit einem Bienenwachswickel besonders hilfreich. 1 TL Öl vermischt mit 1EL Honig als Aromabad.

Thymian-Myrte-Balsam: für Kinder und Säuglinge: wohltuend, zweimal täglich eine haselnussgroße Menge auf Brust und Rücken sanft einmassieren. Kombination mit einem Bienenwachs-Wickel erhöht die Wirksamkeit. Bei keinen Säuglingen den Wickel nur kurz auflegen, bei älteren Säuglingen ca. 1–3 Stunden, eventuell über Nacht. Unbedingt darauf achten, dass vorher keine paraffinhaltigen Pflegeprodukte eingesetzt wurden und atmungsaktive Kleidung verwendet wird. Ein etwa nussgroßes Stück vermischt mit 1 EL Honig in einer heißen Tasse auflösen ergibt ein wohltuendes Aromabad.

20.3 Bach-Blüten

Es gibt keine spezifischen Bach-Blüten für Erkältungen, individuelle Mischungen können bei psychischen Begleiterscheinungen hilfreich sein, z. B. **Heather**, wenn das Kind sehr klammert.

20.4 Homöopathie

20.4.1 Bewährte Arzneien

Allium cepa (Küchenzwiebel)

Leitsymptome: die Nase läuft, als ob eine Zwiebel geschnitten wurde; scharfer, wässriger, wundmachender Schnupfen, Nasenlöcher sind gereizt; milde Augensekrete.

Modalitäten: V Wärme, drinnen, abends.
B draußen, Kälte.

Potenzwahl: D 12, C 6, C 30.

Ferrum phosphoricum (phosphorsaures Eisen)

Erscheinungsbild: sonst fröhliches Kind, falsche Plethora.

Leitsymptome: allmählicher Krankheitsbeginn, mäßiges Fieber, Nasenbluten; Folge von nassen Haaren.

Modalitäten: V morgens, 4.00 Uhr.
B frische Luft, kalte Anwendungen.

Potenzwahl: D 12, C 6, C 30.

Luffa (Schwammgurke)

Leitsymptome: akute Sinusitis und Rhinitis, wie Heuschnupfen; fühlt sich müde und matt, Nasenschleimhaut empfindlich.

Modalitäten: V links (ausgeprägt!), nachts, frühmorgens, Staub.
B Wärme. Kopf einhüllen.

Potenzwahl: D 12, C 6, C 30.

Sambucus (Holunder)

Das Mittel bei Säuglingsschnupfen.

Leitsymptome: Kind kann schlecht saugen wegen behinderter Nasenatmung, muss häufig unterbrechen, um Luft zu holen.

Modalitäten: V im Schlaf, nach Obstessen.
B Aufrichten im Bett, Bewegung.

Potenzwahl: D 12, C 6, C 30.

20.4.2 Weitere mögliche Mittel

Aconitum (Eisenhut), Dulcamara (bittersüßer Nachtschatten), Pulsatilla (Küchenschelle), Rumex (krauser Ampfer), Sticta pulmonaris (Lingenflechte).

20.4.3 Komplexhomöopathie

- Euphorbium comp Nasentropfen SN, Dosierspray bei Schnupfen.
- Monapax® Saft bei Husten, ab sechs Monaten.

20.5 Phytotherapie

20.5.1 Teezubereitungen

Zur Unterstützung der ärztlichen Therapie können die folgenden Maßnahmen angewendet werden.

Teezubereitungen bei trockenem Husten, z. B.:

- Eibischwurzel (*Althea officinalis*), kalt ansetzen, dann kurz zum Sieden erhitzen, zur Reduktion der Keimzahl.
- Isländisches Moos (*Cetraria islandica*),
- Malvenblüten, -blätter (*Malva sylvestris*),
- Königskerzenblüten (*Verbascum densiflorum*).

Teezubereitungen bei produktivem Husten, z. B.:

- Primelblüten, Primelwurzel (*Primula veris*),
- Thymian (*Thymus vulgaris*),
- Fenchel (*Foeniculum vulgare*),
- Anis (*Pimpinella anisum*).

20.5.2 Fertigarzneimittel bei Husten und Schnupfen

Fertigarzneimittel zur Unterstützung bei Atemwegserkrankungen von Säuglingen sind z.B.:

- Inhalate, z.B. Babix®-Inhalat N,
- Efeuzubereitungen, z.B. Prospan® Hustenzäpfchen, Hedelix® Hustensaft.
- Thymianzubereitungen z.B. Thymiverlan®.

Anwendung

- Babix® wird auf das Bettzeug aufgeträufelt. Grundsätzlich gilt hier die Empfehlung, sehr sparsam mit der Anwendung von konzentrierten ätherischen Ölen beim Säugling zu sein. Nie anwenden in der Nähe vom Gesicht des Säuglings.

> **!**
> **Hinweis**
> - Aromatherapeuten empfehlen nur die Anwendung von *Eucalyptus citriodora* beim Säugling.
> - Für Eucalyptusöl *E. radiata* und *E. globulus* gilt, dass es aufgrund des intensiven Geruchs reflektorisch zum Glottiskrampf oder über einen Bronchospasmus zu asthmaähnlichen Zuständen bis hin zum Atemstillstand kommen kann.
> - Menthol- und campherhaltige Zubereitungen dürfen beim Säugling nicht angewendet werden.

20.6 Weitere Therapieempfehlungen

20.6.1 Allopathie bei Schnupfen

Schleimhautabschwellende Nasentropfen sollen nur kurzfristig angewendet werden, um eine Gewöhnung zu vermeiden, z.B. Otriven® 0,025 % für Säuglinge, Nasentropfen, Nasivin® 0,01 % für Babys, Dosiertropfer. Bei Säuglingen möglichst nur nach Rücksprache mit dem Kinderarzt.

Isotonische Kochsalz- bzw. Meersalzlösungen zur Befeuchtung bzw. Reinigung der Nase, z.B. Olynth® salin Nasentropfen, Rhinomer® Nasenspray

Dexpanthenolzusatz wirkt heilungsfördernd auf gereizte Nasenschleimhäute, z. B. Bepanthen® Meerwasser Nasenspray, Mar® plus Nasenspray.

20.6.2 Allopathie bei Husten

Husten bei Säuglingen sollte nicht ohne Rücksprache mit dem Arzt behandelt werden.

20.6.3 Ernährung

Die Ernährung richtet sich nach dem Appetit des Kindes. Wenn das Kind keinen Appetit hat, sollte es zum Essen nicht gezwungen werden. Eine ausreichende Flüssigkeitszufuhr unterstützt die Schleimlösung.

21 Fieber in der Schwangerschaft

21.1 Allgemein

Schwangere Frauen sind berechtigterweise bei Fieber in Sorge um ihr ungeborenes Kind. Sie sollten Verständnis finden und baldigst einen Hausbesuch von der Hebamme erhalten, die hilft, Ängste abzubauen.

Hinweis

Fieber sollte immer ernst genommen werden. In der Schwangerschaft besteht die Gefahr von frühzeitiger Wehentätigkeit.

21.2 Aromatherapie

Die Aromatherapie hat sich etabliert und nimmt mittlerweile einen großen Stellenwert in der Komplementärmedizin ein. Mit den folgenden Empfehlungen können Hebammen, Therapeuten und Apotheken aus den ausgewählten ätherischen und fetten Pflanzenölen, Hydrolaten und Salbengrundlagen individuelle Rezepturen empfehlen, verordnen bzw. herstellen.

Rezepturvorschläge und Empfehlungen

- Ätherische Öle können entsprechend 1–3 %ig in Totes-Meer-Salz eingearbeitet werden.
- Drei Tropfen eines ätherischen Öls oder einer Aromarezeptur mit einem Teelöffel Salz oder Honig vermischt für einen fiebersenkenden Aromawickel in einen Liter Wasser geben. Die Wassertemperatur ein Grad niedriger als die Körpertemperatur wählen. Lavendelsalbei kann:
  - als Riechfläschchen benutzt werden,
  - in eine Duftlampe gegeben werden,
  - morgens ins Waschwasser getropft werden,
  - 10 %ig in Jojobawachs als Naturparfüm verwendet werden.
- Rezepturvorschlag: 3 Tr. Salbei (ketonarm!), 7 Tr. Lavendelsalbei, 7 Tr. Lavendel, 5 Tr. Zitrone mischen. Davon 3 Tr. für eine Waschung oder in ein natives Pflanzenöl gemischt für eine Einreibung.

21.2.1 Ätherische Öle

Pfefferminze (*Mentha piperita*): erfrischend, belebend, kreislaufanregend, kühlend. Wechselwirkungen mit der Homöopathie beachten! Kann wehenauslösend sein.

Rosmarin CT-Cineol (*Rosmarinus officinalis*): stärkend, durchblutungsfördernd, krampflösend, entgiftend, leicht blutdrucksteigernd.

Salbei (*Salvia officinalis* (ketonarm)): antibakteriell, antiviral, antimykotisch, schleimlösend, adstringierend.

Lavendel extra (*Lavandula officinalis*): klärend, schmerzstillend, beruhigend.

Lavendelsalbei (*Salvia lavandifolia*): antibakteriell, entspannend, leicht tonisierend.

Zitrone (*Citrus limon*): erfrischend, belebend, konzentrationsfördernd.

21.2.2 Original IS Aromamischungen

Kräuterkorb: erfrischend, aktivierend, belebend und hautfreundlich.

21.2.3 Alkoholfreie Hydrolate

Hydrolate dienen zur Befeuchtung, Kühlung und Pflege der erhitzten Haut. Verwendet werden können z.B.

- Lavendelhydrolat.
- Rosenhydrolat.
- Melissenhydrolat.
- Orangenblütenhydrolat.

21.3 Bach-Blüten

Keine Empfehlung.

21.4 Homöopathie

21.4.1 Bewährte Arzneien

Aconitum (Eisenhut)

Das erste Mittel bei akuten Geschehen um Mitternacht!

Leitsymptome: plötzliches Auftreten von Fieber kurz vor oder um Mitternacht mit Todesangst; trockene Haut; Folge von kaltem Wind.

Modalitäten: V abends, nachts, von Tabakrauch.
B im Freien.

Potenzwahl: C 30, C 200.

Apis mellifica (Honigbiene)

Erscheinungsbild: fleißige, aktive Frau, jetzt gleichgültig.

Leitsymptome: apathisch, unzufrieden. Spätnachmittags Fieberbeginn mit Frösteln und reichlich Durst; leichtes bis höchstes Fieber in Attacken; trockene Schleimhäute, plötzlich stechende Kopfschmerzen; Sonnenstich.

Modalitäten: V Hitze in jeder Form, Berührung, Druck, nachts, rechte Seite.
B Kälte, frische Luft, Kaltbaden, kalte Auflagen, Abdecken.

Potenzwahl: D 12, C 6, C 30.

Belladonna (Tollkirsche)

Erscheinungsbild: Temperamentvolle Frau mit großen Pupillen.

Leitsymptome: plötzlich auftretendes Fieber mit Stirnkopfschmerz; feuchte, schwitzende Haut, kalte Hände und Füße; Folge von Sonneneinstrahlung; durstlos.

Modalitäten: V Mitternacht, Berührung.
B Wärme, halbaufrechtes Schlafen.

Potenzwahl: C 30, C 200.

Ferrum phosphoricum (phosphorsaures Eisen)

Erscheinungsbild: sonst fröhliche Schwangere, wirkt nicht krank.

Leitsymptome: falsche Plethora, allmählicher Krankheitsbeginn, mäßiges Fieber, Nasenbluten; Folge von nassen Haaren.

Modalitäten: V morgens, 4.00 Uhr.
B frische Luft, kalte Anwendungen.

Potenzwahl: D 12, C 6, C 30.

Gelsemium (gelber Jasmin)

Leitsymptome: subfebrile Temperatur, schlimmer durch Drandenken, was noch alles kommt, schlechte Nachrichten lösen Ängste aus, Druck auf den Augen.

Modalitäten: V morgens.
B Wasserlassen, frische Luft.

Potenzwahl: C 30, C 200.

21.4.2 Weitere mögliche Arzneien

Asenicum album (weißes Arsenik), Bryonia (Zaunrübe), Pulstilla (Küchenschelle), Pyrogenium (Pyrexin).

21.5 Phytotherapie

21.5.1 Teezubereitungen

Bei fieberhaften Erkältungen können diaphoretische Teemischungen unterstützend wirken, z. B. mit:

- Holunderblüten (*Sambucus nigra*),
- Lindenblüten (*Tilia cordata*),

nach dem Tee ins Bett und ausschwitzen.

21.6 Weitere Therapieempfehlungen

21.6.1 Ernährung

Leicht verdauliche Kost wählen, ggf. Saft-Tee-Fasten für einen Tag, um das Verdauungssystem zu entlasten.

21.6.2 Allopathie

Gegen das Fieber kann, wenn notwendig, in verantwortungsvoller Dosierung Paracetamol (z. B. Paracetamol ratiopharm®) genommen werden, unter Beachtung der sonstigen Gegenanzeigen. Bitte die Dosierungsempfehlungen beachten.

21.6.3 Sonstige Therapievorschläge

Bettruhe und Schonen! Fieber ist an sich nicht schädlich, aber ein Zeichen, dass das Immunsystem auf Hochtouren arbeitet.

Wadenwickel: nicht eiskaltes Wasser, sondern mit knapp körperwarmes Wasser verwenden.

22 Fieber in der Stillzeit

22.1 Allgemein

Fieber (siehe auch Kap. 21) im Wochenbett muss immer sehr ernst genommen werden, da es sich z.B. um:

- einen fieberhaften Milchstau,
- eine Mastitis,
- einen Wochenflussstau,
- eine Endometritis

handeln kann. Die Frau soll Arzt und Hebamme konsultieren, ggf. wird auch eine stationäre Einweisung veranlasst werden.

Hinweis
Fiebersenkende Maßnahmen allein behandeln nicht die Ursache! Es muss geklärt werden, wo die Ursache des Fiebers liegt.

23 Haarausfall in der Stillzeit

23.1 Allgemein

Am Ende der Stillzeit klagen viele Frauen über Haarausfall. Sie haben Angst, der Haarverlust könnte zu extrem sein und die Haare würden nicht mehr nachwachsen. Dies ist nicht der Fall. Der starke Haarverlust ist nur von kurzer Dauer. Sobald sich der weibliche Zyklus stabilisiert hat, hört der übermäßige Haarausfall auf.

Hinweis

Die Frau braucht neben zuversichtlichem Trost trotzdem etwas „Handfestes", da zumeist auch ein Mineralverlust zugrunde liegt. Das Kind „frisst" der Mutter buchstäblich die Haare vom Kopf.

23.2 Aromatherapie

Die Aromatherapie hat sich etabliert und nimmt mittlerweile einen großen Stellenwert in der Komplementärmedizin ein. Mit den folgenden Empfehlungen können Hebammen, Therapeuten und Apotheken aus den ausgewählten ätherischen und fetten Pflanzenölen, Hydrolaten und Salbengrundlagen individuelle Rezepturen empfehlen, verordnen bzw. herstellen.

Rezepturvorschläge und Empfehlungen

- Ätherische Öle entsprechend 1–3 %ig in native Pflanzenöle oder in neutrale und konservierungsmittelfreie Shampoogrundlagen einarbeiten.
- Rosmarin CT-Cineol kann zur Durchblutungsförderung der Kopfhaut in eine neutrale Shampoogrundlage (z. B. Comfrey®) eingemischt werden (1 Tropfen vor jedem Haare waschen), evtl. mit dem Zusatz von Zitrone.
- Zu jedem eigenen Shampoo können vor dem Haare waschen fünf Tropfen Jojobawachs hinzugefügt werden, das gibt dem Haar Glanz und Stärke.
- Rezepturvorschlag: 7 Tr. Grapefruit, 9 Tr. Rosmarin CT-Cineol, 5 Tr. Zeder. Eine ätherische Ölrezeptur herstellen, davon zur Haarwäsche 2–3 Tropfen in neutrales Shampoo geben.

23.2.1 Ätherische Öle

Grapefruitöl (*Citrus paradisi*): erfrischend, erheiternd, belebend.

Orange (*Citrus sinensis*): erheiternd, leicht entspannend, adstringierend.

Eisenkraut (*Lippia citriodora, Aloisia triphylla*): beruhigend, konzentrationsfördernd, ZNS-stimulierend.

Palmarosa (*Cymbopogon martinii*): lymphentstauend, immunstärkend.

Rosmarin CT-Cineol (*Rosmarinus officinalis*): durchblutungsfördernd.

Sandelholz (*Santalum album*): antidepressiv, ausgesprochen hautpflegend.

Zeder (*Cedrus atlantica*): beruhigend, kräftigend, lymphflussanregend.

23.2.2 Trägersubstanzen

Jojobawachs (*Simmondsia chinensis*): hautverträglich, Vitamin-E-haltig, fördert die Hautelastizität, heilungsfördernd. Neutral riechendes Öl, ideal zur Verdünnung als Naturparfüm.

23.2.3 Alkoholfreie Hydrolate

Rosmarinhydrolat: durchblutungsfördernd, erfrischend, regt das Haarwachstum an.

Anwendung

- Morgens und vor dem Haare waschen den Haarboden kräftig mit einem alkoholfreien Hydrolat massieren.

23.2.4 Original IS Aromamischungen

Zeder-Haaröl: stärkt das Haar.

Anwendung

- Regelmäßig Haar und Kopfhaut damit pflegen. Kopfhaut vor der Haarwäsche intensiv mit dem Öl massieren und 10 Minuten einwirken lassen.
- Zeder-Shampoo: ergänzende Pflege zum Zeder-Haaröl. Nach der Einwirkzeit des Zeder-Haaröls das Haar mit dem Shampoo waschen.

23.3 Bach-Blüten

Gegen Haarausfall gibt es keine spezifischen Blüten, wohl aber gegen die Erschöpfung, die oft mit diesem einhergeht:

Walnut: hilft in Umbruch- und Umstellungsphasen auf körperlicher und seelischer Ebene.

Olive: körperlich, geistig und seelisch ausgebrannt, total erschöpft, z. B. Mehrgebärende oder rasche Kinderfolge genauso wie in Situationen, in denen die (ungeplant frühe) Ankunft eines Kindes in die Hausbauphase fällt.

Elm: Gefühl, der Aufgabe des Mutterseins nicht gewachsen zu sein, „das geht über meine Kräfte, das frisst mir die Haare vom Kopf".

Wild Rose: ausgebrannt, apathisch und teilnahmslos, der reale Haarverlust bekümmert sie zwar, aber die Energie reicht nicht, um etwas dagegen zu unternehmen und sei es ein neues Shampoo zu kaufen oder Hydrolat aufzutragen.

Crab Apple: Gefühl, hässlich zu sein, frisst sich an ihrem Aussehen fest: Jeder würde sofort die dünnen Haare bemerken und sie ablehnen. Guckt häufig in den Spiegel, kämmt und toupiert und ist anschließend frustriert. Oft bei Crab Apple übersteigerte Wahrnehmung des Problems, wenn der Haarverlust objektiv noch normal ist, von der Patientin aber als enorm wahrgenommen wird.

23.4 Homöopathie

Calcium carbonicum (Austernschalenkalk)

Erscheinungsbild: gutmütig, glückliche, besorgte Mutter.

Leitsymptome: erschöpft durch lange Stillzeit; reichlich Milchfluss. Schnell erschöpft mit Schweißausbrüchen; Schwitzen in den Hautfalten.

Modalitäten: V Nässe, Kälte, Wetterwechsel.
B Wärme in jeder Form.

Potenzwahl: C 6, C 30, C 200.

Phosphoricum acidum (Phosphorsäure)

Erscheinungsbild: Blass, bleich und alt aussehende Frau, wirkt nachgiebig und erschöpft.

Leitsymptome: Haare ergrauen post partum; Folge von Säfte- (Milch-) Verlust. Dunkle Augenringe, akuter Zustand, reichlich wässrige Durchfälle, Durst auf kalte Milch.

Modalitäten: V Anstrengung.
B Wärme, Ruhe, kurzer Schlaf.

Potenzwahl: D 6, C 6.

23.4.1 Komplexmittel

Aufbaumittel Stadelmann.

23.5 Phytotherapie

Haartinkturen, Öle oder Shampoos mit Auszügen aus:
- Brennnessel (*Urtica urens*).
- Klettenwurzel (*Arcticum lappa*), z. B. Klettenwurzel Haaröl, Haarkur Floracell®.
- Rosmarin CT-Cineol (*Rosmarinus officinalis*), z. B. Weleda® Rosmarin Haarwasser, Weleda® Rosmarin Shampoo, kann unterstützend angewendet werden.

Traditionell werden Haarspülungen mit z. B.:
- Rosmarin CT-Cineol (*Rosmarinus officinalis*),
- Birkenblättern (*Betula pendula*) und
- Brennnessel (*Urtica urens*) empfohlen.

Allerdings können blonde Haare mit diesen Kräutern nachdunkeln bzw. einen stumpfen Ton bekommen. Brennnessel als Tee ist wegen des Mineralstoffgehaltes zu empfehlen, 1–2 Tassen am Tag, mehr ist in der Stillzeit ungünstig.

23.6 Weitere Therapieempfehlungen

23.6.1 Allopathie

Zum Einsatz kommen Kombipräparate aus Mineralstoffen, Vitaminen, Aminosäuren etc, die eine Verbesserung der Haarstruktur und des Haarwachstums bewirken sollen.

Beispiele für Fertigarzneimittel sind z. B.: Priorin® Neu Kapseln, Phyto® Phytophanere.

Auch Einzelstoffe wie:
- Biotin z. B. Bio H Tin®,
- Zink, z. B. Zinkorotat POS®,
- Kieselerde, z. B. Flügge® Kieselerde

können ausprobiert werden.

23.6.2 Ernährung

Die stillende Frau sollte:

- auf ausreichende Zufuhr von Mineralstoffen achten,
- Vollkornprodukte bevorzugen,
- Auszugsmehle und weißen Zucker vermeiden.
- Hochwertige native Pflanzenöle wie z.B. Lein-, Haselnuss-, Walnussöl, täglich zwei Teelöffel zum Essen, oder im Müsli oder mit Honig vermischt zu sich nehmen.

Als Mikronährstoffe für den Haarwuchs gelten unter anderem Biotin, Zink, Magnesium, Vitamin E. Im Idealfall wird der Bedarf durch ausgewogene Mischkost gedeckt. In Einzelfällen kann die kurzfristige Ergänzung mit einem Komplexmittel oder Nahrungsergänzungspräparat erwogen werden (siehe Kap. 22.6.1).

23.6.3 Sonstige Therapievorschläge

Es ist wichtig, dass die Frau sich wohl fühlt. So können auch andere Therapieverfahren wie

- Akupunktur,
- Akupunktmassage nach Penzel,
- Cranio-Sacral-Therapie,
- Reflexzonentherapie,
- Eigenbluttherapie, dient als Reiztherapie dazu, die Hormonregulation anzustoßen.

die Behandlung unterstützen.

24 Hämorrhoiden

24.1 Allgemein

Hämorrhoiden sind kleine, vorgewölbte, knotenförmige Erweiterung von kleinen Arterien und Venen im Analbereich

Bedingt durch die Hypotonie der glatten Muskulatur in der Schwangerschaft ist auch dieses Beschwerdebild häufig anzutreffen, das durch die verstärkte Durchblutung des kleinen Beckens noch begünstigt wird. Auch nach der Geburt können Hämorrhoiden festgestellt werden, z.T. durch den Pressdruck unter der Geburt.

Hinweis
Ausreichende Bewegung und insbesondere Beckenbodentraining sind ebenso hilfreich wie Kaltwasseranwendungen.

24.2 Aromatherapie

Die Aromatherapie hat sich etabliert und nimmt mittlerweile einen großen Stellenwert in der Komplementärmedizin ein. Mit den folgenden Empfehlungen können Hebammen, Therapeuten und Apotheken aus den ausgewählten ätherischen und fetten Pflanzenölen, Hydrolaten und Salbengrundlagen individuelle Rezepturen empfehlen, verordnen bzw. herstellen.

Rezepturvorschläge und Empfehlungen

- Ätherische Öle entsprechend 1–3 %ig in native Pflanzenöle, neutrale und konservierungsmittelfreie Salbengrundlagen wie Sheabutter (*Butyrospermum parkii*) einarbeiten, evtl. Suppositorien mit individuellen ätherischen Ölen herstellen.
- Rezepturvorschlag: 1 Tr. Immortelle, 5 Tr. Lavendel, 3 Tr. Myrte, 3 Tr. Zypresse in eine natürliche Salben- oder Zäpfchengrundlage einarbeiten.
- Täglich zwei bis dreimal anwenden. In Ausnahmen kann kurzfristig über 24–48 Stunden das ätherische Öl Lavendel oder Myrte pur aufgetragen werden.

24.2.1 Ätherische Öle

Immortelle (*Helichrysum italicum*): adstringierend.

Kamille Blau (*Chamomilla recutita*): wundheilend, entzündungshemmend.

Lavendel extra (*Lavandula officinalis*): klärend, schmerzstillend, beruhigend.

Myrte (*Myrtus communis*): adstringierend, entstauend, hautpflegend, hautstraffend.

Rose (*Rosa damascena*): hormonell ausgleichend, schmerzlindernd, entzündungshemmend, zellerneuernd.

Rosengeranie (*Pelargonium graveolens*): harmonisierend, adstringierend, antibakteriell, antimykotisch, wundheilend.

Schafgarbe (*Achillea millefolium*): entzündungshemmend, zellerneuernd, schmerzstillend.

Wacholderbeere (*Juniperus communis*): adstringierend.

Zypresse (*Cupressus sempervivens*): venenstärkend, adstringierend, blutstillend, entstauend, bindegewebsstärkend.

24.2.2 Trägersubstanzen

Calendulaöl (*Calendula officinalis*) in Olivenöl (*Olea europaea*): entzündungshemmend, für empfindliche Haut, venenstärkend.

Johanniskrautöl (*Hypericum perforatum*) in Olivenöl (*Olea europaea*): entzündungshemmend, heilend.

Totes-Meer-Salz: hoher Mineralgehalt, hautpflegend, heilend, kreislaufstabilisierend.

24.2.3 Alkoholfreie Hydrolate

Hamamelishydrolat (*Hamamelis virginiana*): adstringierend, venenstärkend.

Myrtenhydrolat (*Myrtus communis*): adstringierend, gewebestraffend, erfrischend.

24.2.4 Original IS Aromamischungen

Hamamelis-Myrte-Balsam: zusammenziehend bei gestauten Gefäßen, entschlackend, wohltuend zur Pflege bei Hämorrhoiden.

Sitzbad: beruhigend, entspannend, klärend, wohltuend, regenerierend.

Anwendung

- Ein- bis zweimal täglich anwenden, möglich auch vor und nach jedem Stuhlgang: Wohltuend bei schmerzhaften entzündeten Hämorrhoiden Hamamelis-Myrte-Balsam vermischt mit Quark (ca. 0,5 cm Salbe mit einem Teelöffel Quark vermischt in eine Mullkompresse verpackt, kurz im Gefrierfach kühlen).
- Zweimal täglich einen Teelöffel Sitzbad, evtl. noch einen Esslöffel Totes-Meer-Salz hinzufügen, in einem Liter Wasser auflösen und ein lauwarmes Sitzbad machen. Die Frau bestimmt Wassertemperatur und Dauer selbst. Im Anschluss mit klarem Wasser abspülen!

24.3 Bach-Blüten

Keine Empfehlung.

24.4 Homöopathie

24.4.1 Bewährte Arzneien

Acidum muriaticum (Salzsäure)

Die bewährte homöopathische Arznei.

Leitsymptome: Hämorrhoiden bläulich, heiß mit heftigen Stichen, berührungsempfindlich und Juckreiz.

Modalitäten: V vor Mitternacht.
B liegen auf der linken Seite.

Potenzwahl: D 12, C 6.

Aesculus (Ohio-Kastanie)

Leitsymptome: Anus rau und wund, starke Schmerzen den Rücken hinauf nach dem Stuhlgang.

Modalitäten: V bei Obstipation, morgens, beim Stehen.
B in kühler Luft.

Potenzwahl: D 12, C 6.

Hamamelis (Zaubernuss)

Bewährte homöopathische Arznei.

Leitsymptome: Varizen, Zahnfleisch- und Nasenbluten.

Modalitäten: V warme, feuchte Luft.
B nichts bekannt.

Potenzwahl: D 12, C 6.

24.4.2 Weitere mögliche Mittel

Arnica montana (Bergwohlverleih), Capsicum (spanischer Pfeffer), Collinsonia (Grießwurzel).

24.5 Phytotherapie

Sitzbäder bzw. Salben mit verschiedenen Heilpflanzen sind möglich.

- Hamamelis (*Hamamelis virginiana*),
- Walnussblätter (*Juglans regia*),

haben eine adstringierende, juckreizlindernde Wirkung.

- Kamille (*Matricaria recutita*) wirkt heilungsfördernd und entzündungshemmend,
- Schafgarbe (*Achillea millefolium*),
- Hamamelis (*Hamamelis virginiana*)

wirken auch blutstillend.

Entsprechende Fertigpräparate sind im Handel und können je nach individueller Problematik ausgewählt werden, z. B. Hametum® Wund- und Heilsalbe, Kamillosan® Konzentrat.

> **Hinweis**
> Eichenrindesitzbäder sind hier nicht sinnvoll, sie führen häufig zu trockenen Scheidenschleimhäuten und machen den Geschlechtsverkehr unangenehm!

Honig: Honig besitzt wundheilungsfördernde Wirkungen, daher können Honigauflagen manchmal Linderung verschaffen. Zubereitung: $^1/_2$ Teelöffel echten Imkerhonig auf einen Mulltupfer geben und nach dem Stuhlgang auf die Hämorrhoiden auflegen.

24.6 Weitere Therapieempfehlungen

24.6.1 Ernährung

Um Hämorrhoiden vorzubeugen gilt ebenso wie im akuten Fall, dass harter Stuhlgang durch ballaststoffreiche Ernährung und ausreichend Flüssigkeitszufuhr vermieden werden soll, damit beim Toilettengang nicht gepresst werden muss.

25 Harnwegbeschwerden in der Schwangerschaft

25.1 Allgemein

Harnwegsbeschwerden und Blasenentzündungen allgemein bedürfen immer einer ärztlichen Abklärung. Wenn viele Bakterien im Urin sind, vor allem wenn nitritproduzierende Keime im Spiel sind, ist meistens eine Behandlung mit Antibiotika nötig, da zum Nierenbecken aufsteigende Infekte vorzeitige Wehen auslösen können. Ist der Urintest unauffällig, kommen andere Ursachen in Frage. Eine unsorgfältig abgegebene Urinprobe kann fälschlicherweise einen Infekt vortäuschen. Die Frau sollte deshalb nur Mittelstrahlurin abgeben. Häufig jedoch entstehen die Beschwerden nicht durch eine bakterielle Infektion, sondern sind tatsächlich durch die Lage des Kindes bedingt. Geringe Fruchtwassermenge und ein großes Kind können solche Beschwerden noch unterstützen. Aber auch nicht ausgesprochener Ärger und nicht geweinte Tränen können zu Blasenbeschwerden führen.

Hinweis

Durch Bauchtanzübungen können sowohl die Beschwerden gelindert als auch die Lage des Kindes verändert werden. Wichtig ist der Hinweis auf ausreichende Flüssigkeitszufuhr (mindestens 2–3 Liter täglich). Warme Tees sind empfehlenswert, allerdings kann Früchtetee durch zu viel Fruchtsäure eher zur weiteren Reizung führen. Bei Heilkräutertee nur drei Tassen pro Tag trinken bzw. drei Teelöffel, die mit 2–3 Liter heißem Wasser aufgegossen werden. Sitzbäder, Fußbäder und warme Wickel sind angenehm. Wasserlassen im warmen Sitzbad bringt Erleichterung.

25.2 Aromatherapie

Die Aromatherapie hat sich etabliert und nimmt mittlerweile einen großen Stellenwert in der Komplementärmedizin ein. Mit den folgenden Empfehlungen können Hebammen, Therapeuten und Apotheken aus den ausgewählten ätherischen und fetten Pflanzenölen, Hydrolaten und Salbengrundlagen individuelle Rezepturen empfehlen, verordnen bzw. herstellen.

Rezepturvorschläge und Empfehlungen

- Aromarezepturen oder „Luftikus" können ebenso wie die Aromabäder gut in Kombination mit einem feuchtwarmen Unterbauchwickel angewendet werden. Dazu ½ Teelöffel der Salzmischung oder zehn Tropfen einer Ölrezeptur auf 1 Teelöffel Salz in einer Tasse heißem Wasser auflösen. Auf den Wickel geben.
- Die ätherischen Öle entsprechend 1–3 %ig in native Pflanzenöle oder in Totes-Meer-Salz einarbeiten.

25.2.1 Ätherische Öle

Bergamotte (*Citrus bergamia*): hypophysenwirksam, stimmungsaufhellend.

Honigwabe: beruhigend, harmonisierend, wärmend.

Jasmin (*Jasminum grandiflorum*): entspannend, schmerzstillend.

Kamille römisch (*Chamaemelum nobile*): entspannend, beruhigend, schmerzstillend.

Lavendel extra (*Lavandula officinalis*): klärend, schmerzstillend, beruhigend.

Manuka (*Leptospermum scoparium*): stark antibakteriell, stark antimykotisch, schmerzstillend.

Mandarine (*Citrus reticulata*): aufmunternd, entspannend.

Narde (*Nardostachys jatamansi*): stark beruhigend, entspannend, beruhigt das Atemzentrum, hormonell stimulierend.

Neroli (*Citrus aurantium* ssp. *Aurantium*): beruhigend, ausgleichend, bei Angstzuständen, psychisch anregend und stärkend.

Rose (*Rosa damascena*): antiviral, antibakteriell, antimykotisch, hormonell ausgleichend, schmerzlindernd, entzündungshemmend, zellerneuernd.

Rosengeranie (*Pelargonium grave*olens): harmonisierend.

Sandelholz (*Santalum album*): antibakteriell, antiseptisch, entzündungshemmend, harmonisierend.

Schafgarbe (*Achillea millefolium*): entzündungshemmend, zellerneuernd, schmerzstillend.

Teebaum (*Melaleuca alternifolia*): stark antibakteriell, antimykotisch, immunstimulierend, vitalisierend, entzündungshemmend.

Tonka (*Dipteryx odorata*): entspannend, beruhigend erwärmend.

Zeder (*Cedrus atlantica*): beruhigend, kräftigend, Lymphfluss anregend.

25.2.2 Trägersubstanzen

Calendulaöl (*Calendula officinalis*) **in Olivenöl** (*Olea europaea*): entzündungshemmend, für empfindliche Haut.

Johanniskrautöl (*Hypericum perforatum*) **in Olivenöl** (*Olea europaea*): entzündungshemmend, heilend, beruhigend, nervenstärkend.

Totes-Meer-Salz: hoher Mineralgehalt, hautpflegend, heilend, kreislaufstabilisierend.

25.2.3 Alkoholfreie Hydrolate

Rose-Teebaum-Hydrolat: zur Pflege bei Problemhaut, zur Intimpflege. Häufiges Einsprühen (anfangs stündlich, später dreimal täglich) des Genitalbereiches lindert die Beschwerden.

25.2.4 Original IS Aromamischungen

Entspannungsbad: wenn Alltagsstress und Unruhe Auslöser des Beschwerdebildes sind. Als wärmendes und entspannendes Sitzbad (drei Teelöffel) oder Vollbad (drei Esslöffel) nach Bedarf.

Fußbad ausgleichend: beruhigend und entspannend. Mehrmals täglich insbesondere bei Neigung zu kalten Füßen.

Kamille römisch 10 % in Jojobawachs: entspannend, schmerzstillend. Häufig, evtl. stündlich, ca. fünf Tropfen am rechten Unterbauch einreiben.

Lavendel extra 10 % in Jojobawachs: schmerzstillend. Häufig, evtl. stündlich, ca. fünf Tropfen am rechten Unterbauch einreiben.

Luftikus 10 %: beruhigend und ausgleichend. Ideal als Zusatz für ein wärmendes Sitzbad, dazu fünfzehn Topfen der Aromamischung in etwas Honig verrühren und dem Bad zugeben.

Sandelholz 10 % in Jojobawachs: entzündungshemmend, harmonisierend. Häufig, evtl. stündlich, ca. fünf Tropfen am rechten Unterbauch einreiben.

Sandelholz-Sitzbad: entspannend bei Unterleibsbeschwerden. Ideal als wärmendes Sitz- (drei Teelöffel) oder Vollbad (drei Esslöffel) mehrmals täglich.

Verwöhnbad: ein sinnlicher Genuss für Erwachsene. Als wärmendes und entspannendes Sitzbad (drei Teelöffel) oder Vollbad (drei Esslöffel) nach Bedarf.

25.3 Bach-Blüten

Akuter Harnwegsinfekt: keine Empfehlung.

Stehen seelische Ursachen hinter wiederkehrenden Blasenbeschwerden, werden die individuell passenden Blüten gewählt, z.B.

Agrimony: für eine harmoniesüchtige Patientin, die Konflikte nicht ausdrücken kann und über körperliche Symptome reagiert.

25.4 Homöopathie

25.4.1 Bewährte Arzneien

Apis (Honigbiene)

Erscheinungsbild: unzufriedene und ruhelose Frau.

Leitsymptome: stechende Beschwerden, Folge von „Fleißigkeit“, Brennen beim Wasserlassen, insbesondere die letzten Tropfen, spärlicher, stark gefärbter Urin.

Modalitäten: V 16.00–18.00 Uhr, Druck, Berührung.
B kalte Anwendungen.

Potenzwahl: C 6, C 30.

Berberis (Berberitze)

Die bewährte homöopathische Arznei.

Leitsymptome: Häufiges Brennen beim Wasserlassen, Schmerzen in Oberschenkel und Lenden beim Entleeren der Blase; Urethra brennt, wenn nicht entleert wird; Schmerzen in die rechte Flanke ausstrahlend.

Modalitäten: V Stehen.
B kaltes Wasser.

Potenzwahl: D 12, C 6.

Cantharis (spanische Fliege)

Häufiges Mittel bei Blasenentzündung.

Erscheinungsbild: gereizte und überreizte Stimmung mit Ängstlichkeit.

Leitsymptome: dauernder, unerträglicher Harndrang, tropfenweiser Abgang, schneidender Schmerz vor, bei und nach Harndrang. Folge von kalten Getränken und Sitzflächen.

Modalitäten: V durch Trinken von kalten Getränken.
B Reiben.

Potenzwahl: D 12, C 6, C 30.

Equisetum (Schachtelhalm)

Das bewährte Mittel bei Harnwegserkrankungen!

Leitsymptome: starker, dumpfer Schmerz, nicht besser durch Entleeren, brennender, schneidender Schmerz, schlimmer am Ende der Miktion; Urin fließt tropfenweise, viel Schleim im Urin; unwillkürlicher Harnabgang.

Modalitäten: V beim Hinsetzen.
B nachmittags, beim Hinlegen.

Potenzwahl: C 6.

Solidago (Goldrute)

Leitsymptome: Wasserlassen schwierig und spärlich, klarer übelriechender Urin.

Potenzwahl: D 2, D 4, C 3.

25.4.2 Weitere mögliche Mittel

Dulcamara (bittersüßer Nachtschatten), Pulsatilla (Küchenschelle), Sepia (Tintenfischtinte).

25.5 Phytotherapie

Bei der Phytotherapie von Blasenentzündungen gibt es zwei Prinzipien:

- Harnwegsdesinfektion mit antibakteriell wirkenden Heilpflanzen.
- Durchspülungstherapie mit pflanzlichen Aquaretika.

25.5.1 Teezubereitungen

Antibakteriell wirkende Pflanzen

Goldrutenkraut (*Solidago virgaurea*) beinhaltet beide Prinzipien und hat zusätzlich noch eine krampflösende Wirkung.

Brunnenkresse (*Nasturtium officinale*) wirkt desinfizierend durch die enthaltenen Senfölglykoside. Brunnenkresse kann frisch verzehrt werden, es gibt auch Frischpflanzensäfte.

Das Fertigpräparat Angocin® Anti Infekt N enthält Kapuzinerkresse (*Tropaeolum majus*) und Meerrettich (*Armoracia rusticana*), hilft bei Blasenentzündungen und hat eine immunmodulierende Wirkung.

Aquaretika

Sinnvoll bei Blasenentzündung ist eine Durchspülungstherapie mit pflanzlichen Tees.

Cave: Aquaretika nicht anwenden bei Ödemen (siehe auch Kap. 44) aufgrund eingeschränkter Herz- oder Nierenfunktion.

- Schachtelhalm (*Equisetum arvense*),
- Birkenblätter (*Betula pendula*),
- Brennnessel (*Urtica urens*),
- Hauhechelwurzel (*Ononis spinosa*)

sind sinnvolle Aquaretika, von denen man über einen kurzen Zeitraum bis zu drei Tassen täglich trinken kann.

25.6 Weitere Therapieempfehlungen

25.6.1 Ernährung

Zufuhr säurehaltiger bzw. Vitamin-C-haltiger Lebensmittel, die den pH-Wert des Urins ansäuern, da Keime im Sauren schlechter wachsen. Viel Flüssigkeit trinken (siehe Kap. 25.5.2).

25.6.2 Wärme und Wasser

Unterstützend hilft Wärme in Form von Wärmflaschen, wechselwarmen Fußbädern oder auch Wickeln (siehe Kap. 25.2.5).

In der infektfreien Zeit kann zu Wechselduschen geraten werden, um den Organismus abzuhärten.

26 Harnwegbeschwerden im Wochenbett

26.1 Allgemein

Beschwerden beim Urinieren als auch eine leichte Inkontinenz kommen bei vielen Wöchnerinnen in den ersten Tagen post partum vor, insbesondere nach traumatischen Geburten wie Vakuumgeburt (Saugglocke) und Forcepsgeburt (Zangengeburt).

Aufgrund von kleinen Hautschürfungen, oberflächlichen Rissen oder Nähten kann es beim Wasserlassen zu einem unangenehmen Brennen kommen. Aber auch Angst und Scham führen zu Harnverhalt.

Halten die Beschwerden länger als drei Tage an, sollte ein Arzt oder eine Hebamme zur Abklärung befragt werden.

> **Hinweis**
> Meist genügt es, während des Wasserlassens gleichzeitig kühles Wasser über die Vagina fließen zu lassen.
> Es empfiehlt sich, viel zu trinken, um die Harnwege gut zu durchspülen. So kann man vermeiden, dass sich Bakterien in den gereizten Harnwegen einnisten.

26.2 Aromatherapie

(Siehe Kap. 25.2).

26.3 Bach-Blüten

Keine spezifischen Empfehlungen.

Rescue Remedy, wenn die Geburt als sehr traumatisch erlebt wurde.

26.4 Homöopathie

Siehe auch Kap. 25.4.

26.4.1 Bewährte Arzneien

Apis mellifica (Honigbiene)

Erscheinungsbild: Folge von „Fleißigkeit" bei der Geburt, lange Austreibungsphase. Hebamme war sehr bemüht Damm intakt zu entbinden. Unzufriedene und ruhelose Frau.

Leitsymptome: Stechende Beschwerden; Brennen beim Wasserlassen insbesondere die letzten Tropfen, spärlicher, stark gefärbter Urin. Vulvaödem.

Modalitäten: V 16.00–18.00 Uhr, Druck, Berührung.
B kalte Anwendungen.

Potenzwahl: D 12, C 6, C 30.

Cantharis (spanische Fliege)

Häufiges Mittel bei Blasenentzündung.

Erscheinungsbild: gereizte und überreizte Stimmung mit Ängstlichkeit.

Leitsymptome: Folge von kalten Anwendungen post partum (Eisblase). Dauernder, unerträglicher Harndrang, tropfenweiser Abgang, schneidender Schmerz vor, bei und nach Harndrang; Harn blutig, wenig.

Modalitäten: V durch Trinken von kalten Getränken.
B Reiben, warme Anwendungen.

Potenzwahl: D 12, C 6, C30.

Causticum (Hahnemanns Ätzkalk)

Das Mittel post partum

Erscheinungsbild: Mitleid erregend, ausgeprägter Gerechtigkeitssinn.

Leitsymptome: Frau ist wie gelähmt. Folge von traumatischer Geburt; Folge von gefühlsbelastendem Konflikt, Restharnbildung, kein Gefühl für die volle Blase.

Modalitäten: V 2.00 – 4.00 Uhr.
B Wärme, feuchtes nasses Wetter.

Potenzwahl: D 12, C 6, C 30.

Equisetum (Schachtelhalm)

Das bewährte Mittel.

Leitsymptome: Starker, dumpfer Schmerz, nicht besser durch Entleeren; brennender, schneidender Schmerz schlimmer am Ende der Miktion; Urin fließt tropfen weise, viel Schleim im Urin; unwillkürlicher Harnabgang.

Modalitäten: V beim Hinsetzen.
B nachmittags, beim Hinlegen.

Potenzwahl: D 12, C 6.

Staphisagria (Stephanskraut)

Das Mittel der „Geschnittenen".

Erscheinungsbild: Geburt war eine Demütigung für die Frau.

Leitsymptome: Folge von heftigen Eingriffen in den menschlichen Körper (dies wird von Frau so empfunden, nicht mutwillig von Fachpersonen ausgeführt) und unterdrückter Wut darüber. Folge von traumatischem Geburtserlebnis mit Dammschnitt oder Sectio; hat das Gefühl es läuft ständig ein Tropfen Urin die Harnröhre hinunter; Kompletter Harnverhalt.

Modalitäten: V Ärger, Kummer, Empörung.
B kurzer Mittagsschlaf, Wärme.

Potenzwahl: D 12, C 6, C 30.

26.4.2 Weitere mögliche Mittel

Berberis (Berberitze), Pulsatilla (Küchenschelle), Sepia (Tintenfischtinte), Solidago (Goldrute).

26.4.3 Biochemie nach Dr. Schüßler

Zur Stärkung des Beckenbodens: Silicea D 12 (Nr. 11).

26.5 Phytotherapie

Auf diuretisch wirkende Drogen sollte verzichtet werden, weil diese in die Muttermilch übergehen und auch beim Kind eine Entwässerung bewirken. Die Muttermilchmenge wird dadurch jedoch kaum beeinflusst (siehe auch Kap. 25.5.1).

26.6 Weitere Therapieempfehlungen

26.6.1 Ernährung

Inkontinenz verleitet die Frauen oft dazu, die Trinkmenge zu reduzieren. Besonders Stillmütter müssen daran erinnert werden, dass ihr Körper viel Flüssigkeit (2–3 Liter pro Tag) braucht und das Risiko von Harnwegsinfekten gefördert wird, wenn sie zu wenig trinken.

26.6.2 Allopathie

Kann die Blase nicht restfrei entleert werden, kann dies nach dem Wasserlassen mittels Ultraschall überprüft werden. Abhilfe schafft das Ablassen des gestauten Urins mit einem Katheter. Häufiges Katheterisieren fördert jedoch die Einschleppung von Bakterien in die Blase und damit Harnwegsinfekte.

26.6.3 Physiotherapie

Gegen Inkontinenz postpartal wird Beckenbodengymnastik empfohlen. Nur wenn die Inkontinenz trotz regelmäßig und richtig ausgeführter Übungen über Monate bestehen bleibt, wird eine medikamentöse Therapie erwogen. Bei chronischer Restharnbildung und Überlaufblase ist Reizstrom oft hilfreich.

27 Hautpflege bei Säuglingen

27.1 Allgemein

Ein Neugeborenes kommt mit einer gesunden, allerdings empfindlichen Haut auf die Welt. Kinder, die mit grünem Fruchtwasser geboren werden, weisen in den ersten Lebenswochen oftmals eine empfindlichere Haut auf.

Neugeborenenakne

Die Neugeborenenakne ist ein relativ häufiges Erscheinungsbild, das ab dem zweiten und dritten Lebenstag bereits auftreten kann. Die Haut ist mit einigen wenigen oder vielen gelben Pickeln übersät. Ein massiver Ausschlag kann sogar mit Bläschenbildung einhergehen. Ursache ist eine eigentlich meist harmlose hormonelle Umstellung. Als Behandlungsdevise gilt: Weniger ist mehr.

Neurodermitis

Leider zeigen sich bei der Neugeborenenakne manchmal erste Anzeichen für eine Neurodermitis. Das Kind beginnt sehr unruhig zu werden, kratzt sich im Gesicht, die Pickelchen werden zum Ekzem. Mit einer Diagnose sollte aber zurückhaltend umgegangen werden, denn sie begleitet das Kind ein Leben lang und belastet die Familie. Dabei verschwindet die Krankheit in den ersten Kinderjahren oft gänzlich wieder oder tritt nur abgeschwächt wieder auf.

> **Hinweis**
> Die Pflege muss in den ersten zwölf Lebenswochen immer in einem warmen Raum (25 °C), besser unter der Wärmelampe, durchgeführt werden, da ein Auskühlen des Kindes vermieden werden muss.

Bei Neugeborenenakne sowie neurodermitischer Haut hat sich Kleidung aus natürlichen Rohstoffen, möglichst aus kontrolliert biologischem

Anbau und kontrollierter Tierhaltung (um Schadstoffe durch Veredelung oder Einfärbungen zu vermeiden) wie Baumwolle und Seide bestens bewährt. Diese Textilien lassen die Haut im Gegensatz zu Kunstfasern atmen. Seide besitzt eine kühlende und heilende Wirkung. Bouretteseide, die noch ihren natürlichen Eiweißgehalt besitzt kann auch als Auflage bei besonders betroffenen Hautarealen Verwendung finden.

27.2 Aromatherapie

Die Aromatherapie hat sich etabliert und nimmt mittlerweile einen großen Stellenwert in der Komplementärmedizin ein. Mit den folgenden Empfehlungen können Hebammen, Therapeuten und Apotheken aus den ausgewählten ätherischen und fetten Pflanzenölen, Hydrolaten und Salbengrundlagen individuelle Rezepturen empfehlen, verordnen bzw. herstellen.

Rezepturvorschläge und Empfehlungen

- Ätherische Öle entsprechend 1–3 %ig in native Pflanzenöle, neutrale und konservierungsmittelfreie Salbengrundlagen wie Sheabutter oder in Totes-Meer-Salz einarbeiten.

27.2.1 Ätherische Öle

Cistrose (*Cistus ladaniferus*): antibakteriell, antiviral, blutstillend, gewebsstraffend, geweberegenerierend.

Honigwabe: beruhigend, harmonisierend, wärmend.

Immortelle (*Helichrysum italicum*): adstringierend, antiallergisch, zellerneuernd.

Kamille römisch (*Chamaemelum nobile*): entspannend, beruhigend.

Lavendel extra (*Lavandula officinalis*): klärend, beruhigend.

Mandarine (*Citrus reticulata*): aufmunternd, entspannend.

Neroli (*Citrus aurantium* ssp. *aurantium*): beruhigend, ausgleichend; psychisch anregend und stärkend.

Rose (*Rosa damascena*): antiviral, antibakteriell, antimykotisch, hormonell ausgleichend, entzündungshemmend, zellerneuernd.

Rosengeranie (*Pelargonium graveolens*): harmonisierend, adstringierend, antibakteriell, antimykotisch, wundheilend.

Sandelholz (*Santalum album*): ausgesprochen hautpflegend.

Vanilleextrakt (*Vanilla planifolia*): entspannend, beruhigend.

27.2.2 Trägersubstanzen

Calendulaöl (*Calendula officinalis*) **in Olivenöl** (*Olea europaea*): entzündungshemmend, für empfindliche Haut.

Jojobawachs (*Simmondsia chinensis*): hautverträglich, Vitamin-E-haltig, fördert die Hautelastizität, heilungsfördernd. Neutral riechendes Öl, ideal zur Verdünnung als Naturparfüm.

Nachtkerzenöl (*Oenothera biennis*): hoher Gammalinolensäure-Gehalt, heilend, hormonell wirksam.

Totes-Meer-Salz: hoher Mineralgehalt, hautpflegend, heilend.

Sheabutter (*Butyrospermum parkii*): geruchsneutrale, feuchtigkeitsbindende, heilende, hautfreundliche und Vitamin-E-haltige Salbengrundlage der afrikanischen Sheanüsse.

27.2.3 Alkoholfreie Hydrolate

Rosenhydrolat: zur Befeuchtung, Kühlung und Pflege der Haut, in Kombination mit einem der Körperöle.

Melissenhydrolat: zur Befeuchtung, Kühlung und Pflege der Haut, in Kombination mit einem der Körperöle.

27.2.4 Original IS Aromamischungen ®

Cistrosen-Mischungen mit Immortelle auf Nachtkerzenölbasis (nativ) eignen sich besonders zur Pflege von empfindlicher und neurodermitischer

Haut. Sie wirken entspannend, klärend und beruhigend. Die Haut sollte idealerweise erst mit Rosenhydrolat oder Melissenhydrolat befeuchtet werden.

Cistrosenbad: eine Woche lang täglich einmal baden.

Cistrosencreme: alternativ zum Öl.

Cistrosenöl für Kinder: für die Pflege betroffener Hautpartien.

Rose-Teebaum-Hydrolat: pflegend. besonders betroffene Hautareale damit betupfen, bzw. besprühen.

Babybad: entspannend und ausgleichend; ideal in Kombination mit den Babyölen.

Babyöl angegriffene Haut: ein Körperöl für die gereizte und irritierte Haut.

Babyöl empfindliche Haut: die Babys lieben Rosenduft; zur täglichen Ganzkörperpflege und Massage.

Babyöl pflegend: für die Ganzkörperpflege und Massage, wenn es ein süßer Duft sein darf.

Baby-Pflegecreme: zur Gesichts- und Windelpflege empfindlicher Babyhaut. Ein sparsames Eincremen ist Voraussetzung.

Baby-Kinderduschgel: zur Haar- und Ganzkörperpflege bzw. zur täglichen oder regelmäßigen Reinigung im Windelbereich, wenn im Anschluss die Haut eingeölt wird.

27.3 Bach-Blüten

27.3.1 Bach-Blüten für Säuglinge

Bach-Blüten nie direkt auf die Ekzeme und Akne geben, der enthaltene Alkohol trocknet die Haut zu stark aus.

Walnut: die Blüte, die in Phasen des Neubeginns den Durchbruch schafft, Umstellungshilfe auf körperlicher, seelischer und auch hormoneller Ebene. Neugeborenen-Akne ist wie umgekehrte Pubertät!

Crab Apple: die Reinigungsblüte, Folge von vielen Medikamenten und Schadstoffen wie etwa Rauchen während der Schwangerschaft.

27.3.2 Bach-Blüten für die Mutter

Eventuell Bach-Blüten für die Mutter zusammenstellen, damit sie mit dem momentan nicht perfekt aussehenden Kind gut umgehen kann:

Beech: überkritisch, hohes ästhetisches Ideal, Schwierigkeiten, sich vorbehaltlos emotional zu öffnen.

Crab Apple: Sauberkeitsfanatikerin, kindliche Haut leidet unter Überpflegen.

Red Chestnut: macht sich größte Sorgen um das Kind, kann nicht abschalten, sehr ängstliche Frau.

Gentian: Pessimistin, Skeptikerin, glaubt, dass es nicht mehr besser wird, kann Fortschritte in der Behandlung nicht anerkennen.

Larch: Minderwertigkeitsgefühle, fühlt sich als schlechte Mutter, oft in Kombination mit Pine.

Pine: Schuldgefühle, nimmt die Ekzeme und Akne des Kindes als persönliches Versagen, macht sich Vorwürfe z. B. für Medikamenteneinnahme in der Schwangerschaft, die dringend indiziert war.

27.4 Homöopathie

27.4.1 Bewährte Arzneien

Calcium carbonicum (Austernschalenkalk)

Erscheinungsbild: Gut genährtes, zufriedenes Neugeborenes.

Leitsymptome: Saures Aufstoßen und saurer Körpergeruch stehen im Vordergrund. Die Haut neigt zu trockenen Stellen. Das Kind schwitzt an Händen und Füßen, im Nacken, insbesondere beim Trinken; große Fontanelle.

Modalitäten: V Nässe, Kälte, Wetterwechsel.
B Wärme in jeder Form.

Potenzwahl: C 30.

Sulfur (Schwefel)

Erscheinungsbild: Waches, hungriges Neugeborenes mit Hautproblemen.

Leitsymptome: Rötung und Hautprobleme an den Körperöffnungen, trockene, spröde und rissige Haut; Risse in den Ohrläppchen. Trotz guter Pflege macht es einen ungepflegten Eindruck; auffallender Körpergeruch; trinkt hastig und häufig. Folge von Antibiotikagaben bei Mutter oder Kind.

Modalitäten: **V** Ruhe, Bettwärme, vormittags.
B Wärme.

Potenzwahl: C 30.

27.4.2 Weitere mögliche Mittel

Folgende Nosoden werden als Konstitutionsmittel entsprechend der Familienanamnese nur von erfahrenen Homöopathen in Hochpotenzen eingesetzt:

Luesinum, Medorrhinum oder Psorinum.

27.5 Phytotherapie

Bei Neigung zu trockener, angegriffener, neurodermitischer Haut sind Öl- oder Salbenzubereitungen mit z.B.:

- Hamamelis (*Hamamelis virginiana*), z.B. Hametum® Wund- und Heilsalbe, Creme,
- Kamille (*Matricaria recutita*), z.B. Kamillosan® Creme, Salbe,
- Ringelblume (*Calendula officinalis*), z.B. Weleda® Calendula Pflegeöl, Pflegecreme zu empfehlen.

Als Bäder eignen sich:

- Ringelblume, (z.B. Weleda® Calendula Cremebad),
- Hamamelisblätter oder -rinde, z.B. für ein Vollbad 10 g Hamamelisblätter oder -rinde in 250 ml Wasser 10 min kochen lassen,
- Kleiebad, z.B. Töpfer® Kinder Kleiebad.

27.6 Weitere Therapieempfehlungen

27.6.1 Hautpflege

Sinnvoll ist eine gute Basispflege. Bei trockener Haut mit Neurodermitisneigung sind rückfettende Pflegeprodukte mit Ölanteil, z.B. Balneum Hermal® F Bad, bzw. mit ungesättigten Fettsäuren üblich, z.B. Eucerin® TH Hautberuhigende Creme 12 % Omega; Linola®-Fett, Creme, Ölbad, Eubos® Kinder Hautruhe.

27.6.2 Ernährung

Muttermilch ist neben Nachtkerzen-, Borretschsamen- und Johannisbeerkernöl die Substanz, die am meisten Gamma-Linolensäure enthält. Wenn die Mutter selber Atopikerin ist, fehlen ihr häufig die Enzyme, um diese zu verarbeiten und in der Muttermilch auszuschütten, daher ist in der Stillzeit die Ergänzung der mütterlichen Nahrung mit Nachtkerzenöl (z.B. Epogam®) oder Borretschöl anzuraten.

28 Hypertonie in der Schwangerschaft

28.1 Allgemein

Bei einer Hypertonie in Kombination mit Ödemen muss immer eine Gestose in Betracht gezogen und die Schwangere an einen Arzt verwiesen werden. Vor allem, wenn zu erhöhtem Blutdruck Symptome wie Oberbauchschmerzen und Sehstörungen auftreten, ist die Schwangere umgehend einem Arzt vorzustellen. Hoher Blutdruck in der Schwangerschaft kann sich in seltenen Fällen zu lebensbedrohlichen Krankheitsbildern (Präeklampsie, HELLP-Syndrom) für Mutter und Kind steigern, kann aber auch rein psychosomatisch bedingt sein, weil die Schwangere sich unter Druck fühlt. Die Abkürzung HELLP setzt sich zusammen aus den englischen Worten **h**aemolysis, **e**levated **l**iver enzyme levels und **l**ow **p**latelet count.

Hinweis

Ideal ist, den individuellen Ausgangswert des Blutdrucks zu kennen. Deshalb wäre es gut, wenn alle Frauen sich auch außerhalb einer Schwangerschaft ab und zu den Blutdruck messen ließen. Die Apotheke bietet diese Dienstleistung an. Erst bei einer Steigerung des individuellen Werts kann von einer Hypertonie gesprochen werden. Bei Frauen, die vor und am Anfang der Schwangerschaft sehr niedrigen Blutdruck hatten, kann auch ein Wert noch innerhalb der medizinisch definierten Grenzen schon ein ernsthaftes Warnsymptom sein. Bei vielen schwangeren Frauen entsteht der hohe Blutdruck durch äußere Lebensumstände, z. B. fehlende Abgrenzungsmöglichkeiten gegenüber einer sich einmischenden Schwiegermutter. Hebammen können mit einfühlsamen Gesprächen den Ursachen oftmals auf die Spur kommen. Medizinisch bedenkliche Krankheitsbilder wie das HELLP-Syndrom sollten allerdings immer erst ausgeschlossen werden, bevor angenommen wird, dass das Problem rein psychosomatisch ist.

28.2 Aromatherapie

Die Aromatherapie hat sich etabliert und nimmt mittlerweile einen großen Stellenwert in der Komplementärmedizin ein. Mit den folgenden Empfehlungen können Hebammen, Therapeuten und Apotheken aus den ausgewählten ätherischen und fetten Pflanzenölen, Hydrolaten und Salbengrundlagen individuelle Rezepturen empfehlen, verordnen bzw. herstellen.

Rezepturvorschläge und Empfehlungen

- Jojobawachs-Verdünnungen 10 %ig (Naturparfüms) können in akuten Phasen häufig, stündlich bis zweistündlich, je nach Bedarf eingesetzt werden. Es können 3–4 Tropfen aufgetragen werden:
  - hinterm Ohr,
  - an der Schläfe,
  - im Nacken,
  - in der Herzgegend,
  - auf dem Handgelenkspuls,
  - in der Kniekehle.
- In den ersten Tagen meist in kurzen Abständen, später genügt dreimal täglich. Bei Stabilisierung wird die Therapie beendet.
- Die ätherischen Öle können als ätherische Ölrezeptur entsprechend 1–3 %ig in native Pflanzenöle oder in Totes-Meer-Salz eingearbeitet werden, Anwendung z. B. als Ölkompresse oder feuchtwarmer Wickel. Zehn Tropfen einer ätherischen Ölrezeptur mit einem Teelöffel Salz oder Honig vermischt ergibt ein wohltuendes Bad.
- Rezepturvorschlag: 3 Tr. Melisse, 7 Tr. Majoran, 3 Tr. Sandelholz, 5 Tr. Ylang-Ylang mit 250 g Totes-Meersalz oder Honig vermischen, davon 2 Esslöffel in die Badewanne.
- Rezepturvorschlag: (Praxis Aromatherapie, M. Werner, R. Braunschweig) 2 Tr. Petit grain Bitterorange oder Mandarine, 1–2 Tr. Rose, 7 Tr. Bergamotteminze, 5 Tr. Zeder in 50 ml süßes Mandelöl. Als Körperöl zweimal täglich anwenden.

28.2.1 Ätherische Öle

Lavendel extra (*Lavandula officinalis*): klärend, beruhigend.

Linaloeholz (*Bursera delpechiana*): ausgleichend, entspannend.

Litsea (*Litsea cubeba*): beruhigend, bei Nervosität und Unruhe.

Majoran (*Origanum majorana*): entspannend, krampflösend, anaphrodisisch.

Mandarine (*Citrus reticulata*): aufmunternd, entspannend.

Melisse (*Melissa officinalis*): antiviral, beruhigend, entzündungshemmend, krampflösend.

Muskatellersalbei (*Salvia sclarea*): euphorisierend, östrogenartig, hypophysenwirksam, entspannend, blutdrucksenkend.

Sandelholz (*Santalum album*): entstauend, hautpflegend.

Vetiver (*Vetiveria zizanoides*): beruhigend, durchblutungssteigernd, parasympatikoton, endokrin.

Ylang-Ylang (*Cananga odorata*): beruhigend, entspannend, blutdrucksenkend, ausgleichend, senkt die Atemfrequenz, hypophysenwirksam.

Zitrone (*Citrus limon*): Erfrischend, belebend, konzentrationsfördernd.

28.2.2 Trägersubstanzen

Jojobawachs (*Simmondsia chinensis*): hautverträglich, Vitamin-E-haltig, fördert die Hautelastizität. Neutral riechendes Öl, ideal zur Verdünnung als Naturparfüm.

Weizenkeimöl (*Triticum aestivum*): Hoher Vitamin-E-Gehalt, fördert die Hautelastizität.

28.2.3 Original IS Aromamischungen

Toko-Öl unter Hebammenbegleitung bei wehenhemmenden Maßnahmen: entspannende, beruhigende Bauchstreichelpflege für die Schwangere. Regelmäßig, etwa alle zwei Stunden, auch als Naturparfüm auf

Handgelenkspuls oder im Nacken auftragen. Ein- bis zweimal täglich ein Vollbad nehmen (ein Esslöffel mit Honig oder Sahne vermischt).

Gelassenheit: bei ständiger Anspannung, erdend und ausgleichend, optimal geeignet als Naturparfüm und auch als Ganzkörperöl, insbesondere morgens anwenden.

Fußbad ausgleichend: mehrmals täglich, vor allem bei kalten Füßen oder unmittelbar vor dem Zubettgehen.

Fußcreme ausgleichend: zur abendlichen Fußpflege die Füße nach dem Fußbad mit der Fußcreme einmassieren. Eine Fußreflexzonenbehandlung mit der Fußcreme bringt ebenfalls Entspannung.

Melisse 10 % in Jojobawachs: beruhigend, ausgleichend.

Sandelholz 10 % in Jojobawachs: beruhigend, erdend.

Ylang-Ylang 10 % in Jojobawachs: entspannend, sinnlich, unterstützt den Hormonhaushalt bei Östrogenmangel.

Lavendel extra 10 % in Jojobawachs: klärend, ausgleichend.

28.3 Bach-Blüten

Es gibt keine Bach-Blüten gegen somatische Erkrankungen, auch nicht gegen einen echten schwangerschaftsinduzierten Hypertonus; bei psychosomatischen Ursachen oder Mischformen kommen Bach-Blüten als Zusatzbehandlung in Frage:

Red Chestnut: starke Angst um das Kind, macht sich ständig Sorgen.

Vervain: Übereifer für berufliche und andere Belange aus gut gemeintem Einsatzwillen, dabei bemerkt sie nicht ihre eigenen Grenzen und vergisst sich zu schonen. Reizbar bis fanatisch, wenn sie darauf hingewiesen wird, dass sie Raubbau an ihren Kräften betreibt.

Rock Water: steife Vorstellungen und Konzepte, wie sie in der Schwangerschaft zu „funktionieren“ hat; setzt sich selbst unter Druck, zu hohen Idealen genügen zu wollen.

Sweet Chestnut: Gefühl der inneren Ausweglosigkeit, bei ausgeprägter Ambivalenz dem Kind gegenüber oder in ungünstigen partnerschaftlichen Konstellationen, fühlt sich in die Ecke getrieben.

Agrimony: hinter einer fröhlichen, harmonischen Fassade trägt sie sich mit quälenden Gedanken und innerer Unruhe.

Rock Rose: Angstzustände und Panikgefühle, fühlt sich von Angst überwältigt.

Centaury: mangelnde Abgrenzung gegenüber den Forderungen anderer (Ehemann, Schwiegermutter), Überreaktion auf die Wünsche anderer, setzt sich unter Druck, alles richtig und den anderen recht zu machen.

28.4 Homöopathie

Idealerweise wird das Konstitutionsmittel gesucht.

28.4.1 Wichtige Arzneien

Aurum (Gold)

Erscheinungsbild: Eine fleißige, aufgeregte, gereizte Frau mit blutrotem Kopf, großer Aura, die viele rasche Fragen stellt ohne auf Antwort zu warten.

Leitsymptome: Rascher, schwacher unregelmäßiger Puls mit heftigem Herzklopfen.

Modalitäten: V im Winter, von Sonnenuntergang bis Sonnenaufgang.
B Bewegung in frischer Luft.

Potenzwahl: C 30, C 200.

Belladonna (Tollkirsche)

Erscheinungsbild: Temperamentvolle Frau mit großen Pupillen.

Leitsymptome: Hochdruck ist plötzlich aufgetreten, mit Stirnkopfschmerz, hellrote Blutung; Folge von Sonneneinstrahlung.

Modalitäten: V Mitternacht, beim Hinlegen.
B halb aufrechtes Schlafen.

Potenzwahl: C 30, C 200.

Pulsatilla (Küchenschelle)

Erscheinungsbild: Aufblühende Schwangere, blond; wechselhaft, weinerlich; braucht Zuwendung und Trost; möchte eigentlich hören, dass alles gut ist.

Leitsymptome: Ist ungern allein und kann das Liegen nicht ertragen, will raus an die Luft. Ist stark stimmungsschwankend.

Modalitäten: V morgens und abends.
B frische Luft.

Potenzwahl: D 4, D 6, D 12, C 6.

28.4.2 Weitere mögliche Arzneien

Apis (Honigbiene), Lachesis (Buschmeisterschlange), Lycopodium (Bärlappsporen), Phosphor (gelber Phosphor), Plumbum (Blei).

28.5 Phytotherapie

Beruhigende Tees, z.B. Melissentee (*Melissa officinalis*), Baldrian (*Valeriana officinalis*), Lavendel (*Lavandula officinalis*), Passionsblume (*Passiflora incarnata*), unterstützen die anderen Therapieformen.

28.6 Weitere Therapieempfehlungen

28.6.1 Ernährung

Empfohlen wird eine eiweißreiche Kost mit biologisch hochwertigem Eiweiß (Kartoffel-Ei). Das Kind benötigt viel hochwertiges Eiweiß für eine gesunde Entwicklung im Mutterleib. Keine kalorienverminderte Diät, es gelten die gleichen Ernährungsempfehlungen wie für die gesunde Schwangere.

Keine kochsalzarme Ernährung, das Essen sollte wie gewohnt gesalzen werden, vorzugsweise mit Steinsalz.

Eine wichtige Unterstützung findet der Stoffwechsel durch den Verzehr von hochwertigen nativen Pflanzenölen mit einem hohen Anteil an ungesättigten Fettsäuren. Diese Gourmet-Öle, wie Leinöl, Walnussöl und auch Olivenöl werden am besten auf dem Teller auf das Gemüse gegeben.

Früher wurden Obst- und Reistage im Wechsel empfohlen. Doch auch wenn diese momentan die Ödeme durch den hohen Kaliumgehalt gut ausschwemmen, treiben sie die Patientinnen langfristig weiter in einen Eiweißmangel hinein.

28.6.2 Kneipp-Therapie

Hauffe-Schwenninger-Armbäder:

- Mit 20 °C Wassertemperatur beginnen und über 20 Minuten durch Zulaufenlassen von heißem Wasser die Temperatur langsam auf 38 °C steigern (Badethermomether).
- Die Arme sollten bis knapp über den Ellenbogen ins Wasser getaucht sein.
- Anschließend 20 Minuten Nachruhe.
- Täglich über 14 Tage lang, dann 2-tägig anwenden.
- Reflektorisch werden die Kapillaren an den Beinen weit gestellt und das Blut „versackt“ stärker im Niederdrucksystem.

29 Hypotonie in der Schwangerschaft

29.1 Allgemein

Hypotonie in der Schwangerschaft muss ernst genommen werden, da es dadurch zu einem Durchblutungsmangel der Uterusmuskulatur kommen kann, der wiederum zu einer kindlichen Unterversorgung führen kann.

> **Hinweis**
> Gymnastische Übungen, häufig schwimmen (Hebammen bieten Geburtsvorbereitung im Wasser an!). Reichlich Flüssigkeitszufuhr bei normalem Salzverbrauch und Kneippsche Morgengüsse mit einem kühlen Wasserstrahl von unten nach oben schaffen meist Abhilfe. Versackt das Blut zu sehr in den Beinvenen, so kann das Tragen von Kompressionsstrümpfen eine Hilfe sein.

29.2 Aromatherapie

Die Aromatherapie hat sich etabliert und nimmt mittlerweile einen großen Stellenwert in der Komplementärmedizin ein. Mit den folgenden Empfehlungen können Hebammen, Therapeuten und Apotheken aus den ausgewählten ätherischen und fetten Pflanzenölen, Hydrolaten und Salbengrundlagen individuelle Rezepturen empfehlen, verordnen bzw. herstellen.

Rezepturvorschläge und Empfehlungen

- Jojobawachsverdünnungen 10 %ig, Naturparfüms, können hinterm Ohr, an der Schläfe, im Nacken, in der Herzgegend, auf dem Handgelenkspuls oder der Kniekehle von der Frau nach Bedarf beliebig oft eingesetzt werden.
- Limette: Fünf Tropfen in einem Teelöffel Totes-Meer-Salz für ein Aroma-Fußbad, ideal spätnachmittags. Tagsüber einen Tropfen in eine Flasche Mineralwasser geben, schütteln und trinken. Nach Lust und Durst bis zu drei Mal wiederholen.
- Pfefferminze: Als Riechfläschchen, in der Duftlampe, morgens ins Waschwasser, 10 %ig als Naturparfüm. Wechselwirkung mit Homöopathie beachten.
- Die ätherischen Öle können bei Gefallen in der Duftlampe oder als ätherische Ölrezeptur entsprechend 1–3 %ig in native Pflanzenöle oder in Totes-Meer-Salz eingearbeitet werden. Sieben bis zehn Tropfen eines ätherischen Öls oder einer Aromarezeptur mit zwei bis drei Esslöffel Salz oder Honig vermischt für ein Aromabad oder als Ganzkörperwaschung von unten nach oben, um den Kreislauf anzuregen.

29.2.1 Ätherische Öle

Engelwurz (*Angelica archangelica*): immunstimulierend, psychisch anregend.

Eisenkraut (*Lippia citriodora, Aloisia triphylla*): beruhigend, konzentrationsfördernd, stimulierend, blutdruckregulierend.

Karottensamen (*Daucus carota*): krampflösend, bei Ödemen.

Limette (*Citrus medica*): aufheiternd, konzentrationsfördernd, fördert die Nierentätigkeit.

Linaloeholz (*Bursera delpechiana*): ausgleichend, entspannend.

Litsea (*Litsea cubeba*): beruhigend, bei Nervosität und Unruhe.

Muskatellersalbei (*Salvia sclarea*): euphorisierend, östrogenartig, hypophysenwirksam, entspannend.

Myrte (*Myrtus communis*): adstringierend, entstauend, hautpflegend, hautstraffend, leberanregend.

Pfefferminze (*Mentha piperita*): erfrischend, belebend, kreislaufanregend, kühlend. **Cave**: Nicht bei vorzeitigen Wehen!

Rosmarin CT-Cineol (*Rosmarinus officinalis*): stärkend, durchblutungsfördernd, krampflösend, leicht blutdrucksteigernd, bei Leber-, Galle-, Nierenschwäche.

Salbei (*Salvia officinalis* Typ cineol): adstringierend, konzentrationsfördernd.

Wacholderbeere (*Juniperus communis*): adstringierend, harntreibend, bei Leberschwäche.

Ysop decumbens (*Ysopus officinalis* var. Decumbens): kreislaufanregend, konzentrationsfördernd.

Zitrone (*Citrus limon*): erfrischend, belebend, konzentrationsfördernd.

Zypresse (*Cupressus sempervirens*): venenstärkend, adstringierend, entstauend, bindegewebsstärkend.

29.2.2 Trägersubstanzen

Calendulaöl (*Calendula officinalis*) **in Olivenöl** (*Olea europaea*): für empfindliche Haut, venenstärkend.

Jojobawachs (*Simmondsia chinensis*): hautverträglich, Vitamin-E-haltig, fördert die Hautelastizität. Neutral riechendes Öl, ideal zur Verdünnung als Naturparfüm.

Totes-Meer-Salz: hoher Mineralgehalt, hautpflegend, kreislaufstabilisierend.

29.2.3 Alkoholfreie Hydrolate

Rosmarinhydrolat: ideal tagsüber zur erfrischenden und anregenden Einreibung. Immer gut von unten nach oben oder nur in die Kniekehlen sprühen.

29.2.4 Original IS Aromamischungen

Hallo-Wach-Bad: entschlackend, wohltuend bei dicken Beinen. Morgens ein Fußbad (zwei Teelöffel) oder Vollbad (drei Esslöffel).

Hallo-Wach-Öl: „wenn Sie nicht in die Gänge kommen".. In der Duftlampe oder 10 %ig in Jojobawachs (als Naturparfüm) drei- bis fünfmal täglich anwenden.

Karotten-Limetten-Öl 10 % in Jojobawachs: stoffwechselanregend. Als Naturparfüm: 1Tropfen dreimal täglich ideal am Oberbauch auftragen oder den Oberbauch dreimal täglich mit der Ölmischung einreiben oder einen feucht-warmen Leberwickel auflegen.

Konzentrationsöl: konzentrationsfördernd, im Büro, im Nachtdienst, zum Durchhalten, „Hebammenöl". In der Duftlampe oder 10 %ig in Jojobawachs (als Naturparfüm) dreimal täglich anwenden, oder zehn Tropfen zum täglichen Körperöl geben.

Konzentrationsöl frisch: konzentrationsfördernd, im Wartezimmer, beim Lernen; an heißen Tagen und auf Reisen. In der Duftlampe oder 10 %ig in Jojobawachs (als Naturparfüm) dreimal täglich anwenden, oder drei Tropfen zum täglichen Körperöl geben. **Cave**: Homöopathie wegen des Pfefferminzgehaltes.

Kräuterkorb: erfrischend, aktivierend, belebend und hautfreundlich. In der Duftlampe oder 10 %ig in Jojobawachs (als Naturparfüm) dreimal täglich anwenden, oder zehn Tropfen zum täglichen Körperöl geben.

29.3 Bach-Blüten

Keine Empfehlung.

Wenn die Schwangere sich bei normalen Werten so fühlt, als sei ihr Blutdruck „im Keller", und sie kommt nicht in die Gänge, kann das ein Fall für Hornbeam sein.

Hornbeam: stellt sich vor, erschöpft zu sein.

29.4 Homöopathie

29.4.1 Bewährte Arzneien

Gelsemium (gelber Jasmin)

Leitsymptome: schlechte Nachrichten lösen Beschwerden aus, einhergehend mit migräneartigen Kopfschmerzen.

Modalitäten: V morgens.

B Wasserlassen, frische Luft.

Potenzwahl: C 30, C 200.

Natrium muriaticum (Natriumchlorid)

Erscheinungsbild: intellektuelle, zurückhaltende Frau.

Leitsymptome: hat Verlangen nach Salz, aber nimmt es nicht zu sich; Riss in der Unterlippe, krampfhaftes Augenlidschließen, Schwindel, Herzklopfen.

Modalitäten: V 10.00 – 14.00 Uhr, Hitze, Trost; Musik.

B im Freien, kaltes Bad.

Potenzwahl: C 30, C 200.

Veratrum album (weiße Nieswurz)

Erscheinungsbild: blasse, schwach wirkende Frau, als ob sie gleich in Ohnmacht fällt.

Leitsymptome: kalter Schweißausbruch.

Modalitäten: V nachts, kaltes Wetter.

B Bewegung, Wärme.

Potenzwahl: C 30, C 200.

29.5 Phytotherapie

29.5.1 Drogenzubereitungen

Kreislaufstabilsierende, durchblutungsförderne Bäder mit Rosmarin CT-Cineol (*Rosmarinus officinalis*) sind möglich, z.B. Weleda® Rosmarin Aktivierungsbad. Rosmarintee sollte in der Schwangerschaft nicht getrunken werden.

Weißdorntee (*Crataegus monogyna*) zur Herzstärkung kann bei Bedarf getrunken werden.

29.5.2 Fertigarzneimittel

Bei akuter Kollapsneigung kann kurzfristig Korodin® (Weißdorn, Campher) empfohlen werden: zehn Tropfen auf einem Stück Würfelzucker.

> **Hinweis**
> Wechselwirkung mit der Homöopathie beachten.

29.6 Weitere Therapieempfehlungen

29.6.1 Ernährung

- Viel trinken, bevorzugt Mineralwasser.
- Coffeinhaltige Getränke in Maßen zuführen.

29.6.2 Sonstige Behandlungsvorschläge

- Reflexzonenbehandlung.
- Akupunktmassage nach Penzel.
- Akupunktur.
- Cranio-Sacral-Therapie.
- Gymnastik.
- Balneotherapie.
- Kneipp-Anwendungen: wechselwarme Duschen, wechselwarme Fußbäder, kalte Güsse, Tautreten am Morgen (keine kalten Anwendungen, wenn die Füße nicht warm sind).
- Regelmäßiges Saunabaden als Gefäßtraining.
- Kompressionstherapie.

30 Ikterus bei Säuglingen

30.1 Allgemein

Tritt ein Ikterus innerhalb der ersten zwei Lebenstage auf, muss das Neugeborene fast immer in klinische ärztliche Behandlung. Ab dem zweiten und dritten Lebenstag spricht man von einer physiologischen Neugeborenengelbsucht. Diese tritt zunehmend bei vielen Babys auf. Die Ursachen sind vielfältig. Übersteigen die Bilirubinwerte die Norm, so müssen die Neugeborenen auch jetzt noch unter die Phototherapielampe, was leider oftmals eine Trennung von Mutter und Kind bedeutet. Nicht zu unterschätzen ist die psychische Belastung für die Mutter und Kind so kurz nach der Geburt.

Hinweis

Neben der Kontrolle einer ausreichenden Nahrungszufuhr und ausreichender Ausscheidung ist eine regelmäßige Bilirubinkontrolle erforderlich. Jede unnötige Untersuchung bzw. Auspacken des Kindes sollte unterlassen werden, um den Wärmehaushalt nicht zu belasten. Wichtig ist zu wissen, dass Bilirubin nicht wasser-, sondern fettlöslich ist, das Kind also ausreichend oft gestillt werden sollte.

30.2 Aromatherapie

Die Aromatherapie hat sich etabliert und nimmt mittlerweile einen großen Stellenwert in der Komplementärmedizin ein. Mit den folgenden Empfehlungen können Hebammen, Therapeuten und Apotheken aus den ausgewählten ätherischen und fetten Pflanzenölen, Hydrolaten und Salbengrundlagen individuelle Rezepturen empfehlen, verordnen bzw. herstellen.

Rezepturvorschläge und Empfehlungen

- Ätherische Öle entsprechend 1–3 %ig in native Pflanzenöle, neutrale und konservierungsmittelfreie Salbengrundlagen wie Sheabutter oder in Totes-Meer-Salz einarbeiten.
- Bei jedem Windelwechsel den Oberbauch des Neugeborenen mit zwei oder drei Tropfen Karotten-Limetten-Öl 10 % in Jojobawachs oder mit einer individuellen Rezeptur einölen. Eventuell zusätzlich eine Fußreflexbehandlung mit dem Öl.
- Ein Tropfen eines ätherischen Öls oder einer Aromarezeptur mit einer Prise Salz oder Honig vermischen für einen anregenden Aromawickel.

30.2.1 Ätherische Öle

Angelikawurzel (*Angelica archangelica*): immunstimulierend, entschlackend.

Karottensamen (*Daucus carota*): leber- und galleanregend.

Limette (*Citrus medica*): fördert die Nierentätigkeit.

Litsea (*Litsea cubeba*): beruhigend, bei Nervosität und Unruhe.

Rosmarin CT-Cineol (*Rosmarinus officinalis*): stärkend, durchblutungsfördernd, entgiftend, bei Leber-, Galle-, Nierenschwäche.

Wacholderbeere (*Juniperus communis*): harntreibend, bei Leberschwäche.

30.2.2 Trägersubstanzen

Calendulaöl (*Calendula officinalis*) **in Olivenöl** (*Olea europaea*): entzündungshemmend, für empfindliche Haut.

Totes-Meer-Salz: hoher Mineralgehalt, hautpflegend.

30.2.3 Original IS Aromamischungen

Karotten-Limetten-Öl 10 % in Jojobawachs: anregend, unterstützt den Stoffwechsel des Neugeborenen. Anwendung durch die Hebamme.

Hallo-Wach-Bad: entschlackend.

30.3 Bach-Blüten

Walnut: die Blüte, die in Neubeginnphasen des Lebens den Durchbruch schafft, Umstellungshilfe körperlich und seelisch.

Larch: stärkt das Selbstbewusstsein „es schaffen zu können“, zarte, schüchterne Kinder.

Clematis: richtet die Aufmerksamkeit auf die anliegende Aufgabe. Tagträumer, die gerne wegdriften und sich der Realität des Lebens nicht gerne stellen, hilft, in diesem irdischen Leben anzukommen. Kind desinteressiert an der Brust oder der Flasche.

Crab Apple: die Reinigungsblüte. Zustand nach. vielen Medikamenten in der Schwangerschaft, z. B. wenn die Mutter lange Wehenhemmer genommen hat.

Rescue Remedy: nach traumatischem Geburtsverlauf.

30.4 Homöopathie

30.4.1 Bewährte Arzneien

Der Ikterus sollte so bald wie möglich mit dem Simile behandelt werden, damit die Stillzeit für Mutter und Kind ungetrübt verlaufen kann.

Aconitum (blauer Eisenhut)

Erscheinungsbild: Das erste Mittel bei Ikterus mit plötzlichem Auftreten innerhalb der ersten 24 Stunden.

Leitsymptome: Folge von Geburtsschock; nachts hungrig, tagsüber müde.

Modalitäten: V Mitternacht.
B Schweißausbruch, Ruhe.

Potenzwahl: C 30, C 200.

China (Chinarinde)

Erscheinungsbild: Eltern sind „glücklich“, weil das Kind so schön schläft. Mattes, fahlgelbes, trinkfaules Kind.

Leitsymptome: Folge von Nabelschnurstrangulation; Hyperbilirubinämie; geblähtes Abdomen, Aufstoßen bessert nicht.

Modalitäten: V nachts, morgens.
B Wärme.

Potenzwahl: C 30.

Sulfur (Schwefel)

Erscheinungsbild: Waches, hungriges Neugeborenes mit rötlicher Haut.

Leitsymptome: Folge von Antibiotikagaben. Trinkt hastig und häufig, Rötung und Hautprobleme an den Körperöffnungen.

Modalitäten: V 11.00 Uhr, Ruhe, Bettwärme, vormittags.
B Wärme.

Potenzwahl: C 30.

30.4.2 Weitere bewährte Arzneien

Coffea (Kaffeebohne), Lycopodium (Bärlappsporen), Natrium sulfuricum, (Natriumsulfat), Phosphor (gelber Phosphor).

30.5 Phytotherapie

30.5.1 Teezubereitungen

Unterstützend kann die stillende Mutter Teezubereitungen mit leberwirksamen Substanzen in kleinen Mengen zu sich nehmen, z.B.:

- Mariendistelsamen (*Silybum marianum*).
- Löwenzahnkraut- und wurzel (*Taraxacum officinale*), nicht bei Gallensteinleiden trinken.
- Boldoblätter (*Peumus boldus*), nicht bei Gallensteinleiden trinken.

30.6 Weitere Therapieempfehlungen

Keine Empfehlung.

31 Ischias in der Schwangerschaft

31.1 Allgemein

In der Frühschwangerschaft ist meist ein retroflektierter Uterus, d.h. ein nach hinten in die Kreuzbeinhöhle verlagerter Gebärmutterkörper, die Ursache für Ischiasbeschwerden. Manchmal werden die Schmerzen verursacht durch die Kindslage sowie durch eine Auflockerung des Ileosakralgelenkes.

Es ist wichtig, eine mögliche Beckenfehlstellung durch die Hebamme oder einen Manualtherapeuten abklären zu lassen. Hilfreich sind Haltungsübungen und Bauchtanz. Die Frau sollte baldmöglichst mit einem Geburtsvorbereitungskurs beginnen. Wärme lockert die Muskulatur und kann Schmerzen lindern.

31.2 Aromatherapie

Die Aromatherapie hat sich etabliert und nimmt mittlerweile einen großen Stellenwert in der Komplementärmedizin ein. Mit den folgenden Empfehlungen können Hebammen, Therapeuten und Apotheken aus den ausgewählten ätherischen und fetten Pflanzenölen, Hydrolaten und Salbengrundlagen individuelle Rezepturen empfehlen, verordnen bzw. herstellen.

Rezepturvorschläge und Empfehlungen

- Ätherische Öle entsprechend 1–3 %ig in native Pflanzenöle, neutrale und konservierungsmittelfreie Salbengrundlagen wie Sheabutter (*Butyrospermum parkii*) oder Jojobawachs (*Simmondsia chinensis*) einarbeiten.
- Aromabad: ein Esslöffel Kreuzbein-Massageöl oder eine Ölrezeptur mit zwei Esslöffel Honig oder einem Becher Sahne vermischt dem Badewasser zugeben. Anschließend tut eine warme Auflage im Rücken gut, während die werdende Mutter eine bequeme Seitenlage einnimmt, unterstützt von einem Lagerungskissen.
- Rezepturvorschlag: 5 Tr. Cajeput, 3 Tr. Immortelle und 9 Tr. Mandarine in 50 ml natives Pflanzenöl.

31.2.1 Ätherische Öle

Cajeput (*Melaleuca leucadendra*): leicht durchblutungsfördernd, krampflösend.

Immortelle (*Helichrysum italicum*): adstringierend, antirheumatisch, bei Gelenkschmerzen.

Jasmin (*Jasminum grandiflorum*): entspannend, schmerzstillend.

Lavendel (*Lavandula officinalis*): klärend, schmerzstillend, beruhigend.

Latschenkiefer (*Pinus pumilionis*): stärkend, schmerzstillend.

Weißtanne (*Abies alba*): schmerzlindernd, durchblutungsfördernd, erwärmend.

Mandarine (*Citrus reticulata*): aufmunternd, entspannend.

Rosmarin CT-Cineol (*Rosmarinus officinalis*): stärkend, durchblutungsfördernd, krampflösend.

Wacholderbeere (*Juniperus communis*): adstringierend.

31.2.2 Trägersustanzen

Calendulaöl (*Calendula officinalis*) **in Olivenöl** (*Olea europaea*): entzündungshemmend.

Johanniskrautöl (*Hypericum perforatum*) **in Olivenöl** (*Olea europaea*): durchblutungsfördernd, erwärmend, schmerzlindernd.

Jojobawachs (*Simmondsia chinensis*): hautverträglich, Vitamin-E-haltig, fördert die Hautelastizität.

31.2.3 Original IS Aromamischungen

Kreuzbein-Massageöl: regelmäßig einmassieren oder als warme Auflage anwenden. Als Aromabad zubereiten. Das Kreuzbein-Massageöl kann auch zur Fußreflexzonenbehandlung benutzt werden.

Allgäuer-Öl: kühlend, entspannend und beruhigend. Anwendung als Massageöl bei verspannter Muskulatur; wenn der Jasminduft des Kreuzbein-Massageöls unangenehm ist. Nach Bedarf, mindestens jedoch täglich einmal den Kreuzbeinbereich einmassieren, anschließend feucht-warmen Wickel auflegen.

31.3 Bach-Blüten

Keine spezifischen Empfehlungen.

Bei sehr starker Schmerzempfindlichkeit ist eine individuelle Mischung entsprechend der psychischen Verfassung der Frau angezeigt. Dabei können die Angstblüten wie **Mimulus, Aspen** und **Rock Rose** (siehe Kap. 7.3) ebenso im Vordergrund stehen wie bei Mehrgebärenden die Erschöpfungsblüten **Olive, Oak** und **Elm.**

31.4 Homöopathie

31.4.1 Bewährte Arzneien

Bryonia (Zaunrübe)

Erscheinungsbild: Pflichtbewusste Frau in gereizter Grundstimmung.

Leitsymptome: Beschwerden durch Überheben; Stiche und Steifheit im Rücken.

Modalitäten: V Bücken, Bewegung, Berührung, plötzlicher Wetterwechsel.
B Liegen, am liebsten auf dem Rücken, Druck auf der schmerzhaften Stelle, kalte Auflagen.

Potenzwahl: D 12, C 6, C 30.

Rhus toxicodendron (Giftsumach)

Erscheinungsbild: Folge von Überanstrengung und Nässeeinwirkung.

Leitsymptome: Häufig Lippenherpes. Kann nicht ruhig sitzen oder liegen; innere Unruhe. Schmerz als würde der Rücken zusammengeschnürt oder als würde er abbrechen.

Modalitäten: V Ruhe, nachts.
B Wärme, Bewegung, Reiben, liegen auf harter Unterlage.

Potenzwahl: D 12, C 6, C 30.

31.4.2 Mögliche weitere Mittel

Kalium carbonicum (Pottasche), Pulsatilla (Küchenschelle), Sepia (Tintenfischtinte).

31.5 Phytotherapie

Heublumensack (Graminis flos): als warme Kompresse, selbst herstellen oder als Fertigpräparat Florapress®, über Wasserdampf erhitzen und körperwarm auf den Rücken auflegen und in der Seitenlage ruhig liegen.

Brennnesseltee (*Urtica urens*): zur Unterstützung der Schmerzlinderung, wirkt antientzündlich durch enthaltene Zytokine. In der Schwangerschaft nur in Mischungen trinken, z.B. ein Schwangerschaftstee plus Brennnessel, nicht als Einzeltee.

31.6 Weitere Therapieempfehlungen

Cranio-Sacral-Therapie: bei chronischen Rückenbeschwerden oft sehr hilfreich.

Physiotherapie: manuelle Therapie, Haltungstraining und Korrektur sind sowohl für die aktuelle Bekämpfung der Schmerzen als auch zur Verbesserung der Beckenhaltung, die unter der Geburt eine entscheidende Rolle für das Tiefertreten des kindlichen Köpfchens spielt, sehr wichtige Elemente. Da vorzeitige Wehen auch als Rückenschmerzen gespürt werden können, ist ein Kontakt zwischen dem Manualtherapeuten und der betreuenden Hebamme wünschenswert.

Akupunktur: Rückenschmerzen sind eine Domäne der Akupunktur und können sowohl mit klassischer Körperakupunktur als auch mit Ohrakupunktur erfolgreich therapiert werden. Die Punktwahl ist individuell und richtet sich nach den Diagnosekriterien der Traditionellen Chinesischen Medizin. „Kochbuchakupunktur" mit Standardpunkten hat häufig einen momentanen Effekt, die Besserung ist aber nicht so lang anhaltend.

Neuraltherapie: Quaddelungen und Segmentbehandlungen sind in der Schwangerschaft sehr effektive Möglichkeiten der Schmerzbehandlung, vor allem bei Ischialgie. Da einige Techniken in der Schwangerschaft kontraindiziert sind und Amid-Anästhetika placentagängig sind, während Procain als Ester, der im Gewebe abgebaut wird, gefahrlos verwendet werden kann, sollte die Behandlung immer durch einen in der Methode erfahrenen Arzt ausgeführt werden.

TENS (Transkutane elektrische Nervenstimulation): ab der 24. Schwangerschaftswoche kann ein TENS-Gerät hilfreich sein. Es gibt keine Studien über die Harmlosigkeit niederfrequenter Therapieströme im ersten Trimenon, daher ist die Behandlung immer erst in der 2. Hälfte indiziert. Eine genaue Anleitung über die Dauer der Therapieeinheiten und die Platzierung der Elektroden gibt der Arzt, der es rezeptiert, oder Physiotherapeut.

Haptonomie: im Rahmen der haptonomischen Begleitung werden auch Übungen zur Körperhaltung und Beckenstellung vermittelt, die bei Rückenschmerzen sehr effektiv sind. Auch hier geht es nicht um isolierte Techniken, sondern um eine Annäherungsweise an den eigenen Körper und Schulung der Wahrnehmung bei sich und anderen Menschen.

32 Juckreiz der Haut in der Schwangerschaft

32.1 Allgemein

Schwangerschaftsjuckreiz ist meist rein hormoneller Art und klingt mit der Plazentageburt spontan ab. Frauen, die auch prämenstruell trockene Haut kennen, können in der Schwangerschaft unter diesem Erscheinungsbild leiden. Gelegentlich kann es ein erstes Symptom für eine Gestose sein. Sind der Blutdruck und die Leberwerte im Serum in Ordnung, besteht jedoch kein Grund zur Beunruhigung.

> **Hinweis**
> Beachtung sollte neben einer Feuchtigkeit zuführenden Hautpflege vor allem das Leber-Galle-System finden. Eine entsprechend entlastende Ernährungsberatung und ausreichende Flüssigkeitszufuhr können Linderung, meist aber keine Abhilfe verschaffen. Wichtig erscheint auch die psychische Komponente zu sein: „Es juckt und brennt mich unter den Nägeln, aber ich sag es niemandem!"

32.2 Aromatherapie

Die Aromatherapie hat sich etabliert und nimmt mittlerweile einen großen Stellenwert in der Komplementärmedizin ein. Mit den folgenden Empfehlungen können Hebammen, Therapeuten und Apotheken aus den ausgewählten ätherischen und fetten Pflanzenölen, Hydrolaten und Salbengrundlagen individuelle Rezepturen empfehlen, verordnen bzw. herstellen.

Rezepturvorschläge und Empfehlungen

- Ätherische Öle entsprechend 1–3%ig in native Pflanzenöle, neutrale und konservierungsmittelfreie Salbengrundlagen wie Sheabutter (*Butyrospermun parkii*) oder in Totes-Meer-Salz einarbeiten.
- Drei Tropfen eines ätherischen Öls oder einer Aromarezeptur mit einem Teelöffel Salz vermischen für einen kühlen Aromawickel.
- Teilbäder sollten idealerweise immer bis zu einem 3%igen Gehalt an mit Totem-Meer-Salz ergänzt werden, Vollbäder sollten wenigstens 1% Totes-Meer-Salz enthalten. Im Anschluss an ein Salzbad die Haut immer mit klarem Wasser abduschen.
- Mischungen mit Citrose sind besonders bei Neurodermitis und sehr gereizter Haut zu empfehlen.
- Rezepturvorschlag: 5 Tr. Immortelle, 9 Tr. Lavendel, 11 Tr. Teebaum in 50 ml alkoholfreies Lavendel- oder Rosenhydrolat. Nach Bedarf die Hautareale besprühen.

32.2.1 Ätherische Öle

Cistrose (*Cistrus ladaniferus*): gewebsstraffend, geweberegenerierend.

Immortelle (*Helichrysum italicum*): adstringierend, antiallergisch, zellerneuernd.

Lavendel extra (*Lavandula officinalis*): klärend, schmerzstillend, beruhigend.

Neroli (*Citrus aurantium* ssp. *aurantium*): beruhigend, ausgleichend; psychisch anregend und stärkend.

Teebaum (*Melaleuca alternifolia*): stark antibakteriell, antimykotisch, immunstimulierend, vitalisierend, entzündungshemmend.

32.2.2 Trägersubstanzen

Nachtkerzenöl (*Oenothera biennis*): hoher Gehalt an Gammalinolensäuren, heilend, hormonell wirksam, immunstärkend, antiallergisch.

Totes-Meer-Salz: hoher Mineralgehalt, hautpflegend, heilend.

Sheabutter (*Butyrospermun parkii*): geruchsneutrale, feuchtigkeitsbindende, heilende, hautfreundliche und Vitamin-E-haltige Salbengrundlage der afrikanischen Sheanuss.

32.2.3 Alkoholfreie Hydrolate

Alkoholfreie Hydrolate werden hier zur Befeuchtung, Kühlung und Pflege der gereizten und empfindlichen Hauteingesetzt. Sie können kombiniert werden mit Salben oder Ölen. Bei Juckreiz sind folgende Hydrolate sinnvoll:

- Lavendelhydrolat.
- Melissenhydrolat.
- Orangenblütenhydrolat.
- Rosenhydrolat.

32.2.4 Original IS Aromamischungen

Die Cistrosenmischungen haben eine entspannende, beruhigende, klärende Wirkung.

Cistrosenbad: ein- bis zweimal täglich die betroffene Hautpartien mit einem Teilbad behandeln, ggf. ein Vollbad nehmen, oder einen kühlen Aromawickel machen.

Cistrosencreme für Kinder und Erwachsene: alternativ zum Öl.

Cistrosenöl für Kinder: ideal für Schwangere, die Hautpartien regelmäßig (ein- bis zweimal täglich) auf die mit Hydrolat befeuchtete Haut auftragen. Ein Teelöffel Öl mit Honig vermischt in ein Aromabad geben.

Melissenbalsam: zur Pflege gereizter und empfindlicher Haut.

Rosenbalsam: zur Pflege gereizter und empfindlicher Haut.

Melisse 10 % in Jojobawachs: punktuell auftragen (mehrmals täglich, je nach Bedarf) bei ekzematischer, empfindlicher und gereizter Haut.

Rose 10 % in Jojobawachs: punktuell auftragen (mehrmals täglich, je nach Bedarf) bei ekzematischer, empfindlicher und gereizter Haut.

32.3 Bach-Blüten

Crab Apple: Das Gefühl, verunreinigt und beschmutzt zu sein, jeder könne die Hautunreinheiten sehen. Das Gefühl, es hätte sich etwas unter die Haut geschlichen. Auch Reinlichkeitsfanatikerinnen, Waschzwang, deren Haut durch häufiges Duschen ausgetrocknet ist. Oft handelt es sich um eine unbewusste psychosomatische Verschiebung anderer Probleme.

32.4 Homöopathie

32.4.1 Bewährte Arzneien

Ideal ist hier eine Konstitutionstherapie.

Caladium (Schweigrohr)

Erscheinungsbild: nervöse unruhige Frau, die sich Sorgen macht um ihre Gesundheit; evtl. Raucherin.

Leitsymptome: Muss am Tag schlafen, denn nachts wird die Frau von heftigem Juckreiz geplagt.

Modalitäten: V Kratzen, Rauchen.
B Berühren, kalte Luft.

Potenzwahl: D 12, C 6.

Cantharis (spanische Fliege)

Erscheinungsbild: Ängstliche und ruhelose Frau.

Leitsymptome: Bläschenausschlag mit mehligen Schuppen, die brennen und jucken; wacht nachts auf mit brennenden Fußsohlen.

Modalitäten: V nachts.
B reiben.

Potenzwahl: D 12, C 6, C 30.

Rhus toxicodendron (Giftsumach)

Erscheinungsbild: wetterfühlige, zu Rheumatismus neigende, unruhige wirkende Frau.

Leitsymptome: kann nicht stehen und warten, sitzen fällt schwer; Folge von Überanstrengung und Feuchtwerden durch Schwitzen und Wetterwechsel; hat Rückenschmerzen, häufig Herpes simplex (kleine wandernde Bläschen); bläschenartiges Hautekzem mit intensivem Jucken.

Modalitäten: V Ruhe, nachts.
B Wärme, Bewegung, Reiben, Liegen auf harter Unterlage.

Potenzwahl: D 12, C 6, C 30.

Urtica urens (Brennnessel)

Leitsymptome: bewährte Einstiegsarznei bei Juckreiz und Nesselsucht in der Schwangerschaft; Herpes labialis mit Hitze und Juckgefühl.

Modalitäten: V Schneeluft, kühle feuchte Luft.
B keine Angaben.

Potenzwahl: D 4, D 6, D 12, C 6.

32.4.2 Weitere mögliche Mittel

Calcium carbonicum (Austernschalenkalk), Graphites (Reißblei), Lycopodium (Bärlappsporen), Mercurius (schwarzes Quecksilberoxid und elementares Quecksilber), Sulfur (Schwefel), Staphisagria (Stephanskörner).

32.5 Phytotherapie

32.5.1 Drogenzubereitungen

Gegen den Juckreiz helfen Bäder oder Umschläge mit gerbstoffhaltigen Drogen wie:

- Hamamelis (*Hamamelis virginiana*),
- Eichenrinde (*Quercus robur*),
- Tormentillwurzel (*Potentilla erecta*),
- Schwarztee (*Camellia sinensis*).

Als entzündungshemmende Drogen für Bäder oder Umschläge kommen in Frage, z. B.:

- Kamille (*Matricaria recutita*),
- Calendula (*Calendula officinalis*),
- Stiefmütterchen (*Viola tricolor*),
- Mahonie (*Mahonia aquifolium*).

32.5.2 Fertigarzneimittel

Zum Teil gibt es auch Phytotherapeutika mit oben genannten Inhaltsstoffen, z. B. Hametum® Wund- und Heilsalbe, Calendula-Cremes, Kamillosan® als Bad oder Creme.

Cremes und Lotionen mit Nachtkerzensamenöl (*Oenothera biennis*) haben durch den hohen Gehalt an Gamma-Linolensäuren unterstützende Wirkung auf die Barrierefunktion der Haut, z. B. Eucerin® TH hautberuhigende Creme 12 % Omega.

32.6 Weitere Therapieempfehlungen

32.6.1 Allopathie

- Die Behandlung erfolgt je nach Beschwerdebild.
- Synthetische Gerbstoffe wie Tannolact®, Tannosynt wirken bei entzündlichen Hauterkrankungen.
- Zur Pflege trockener Haut können bei Bedarf harnstoffhaltige Cremes und Lotionen empfohlen werden, z. B. Eucerin TH 3 % Urea Lotio, Nubral® Creme.
- Ist der Juckreiz sehr stark ausgeprägt, so kann nach dem 1. Trimenon z. B. Dimetinden (Fenistil® Gel) sparsam verwendet werden. Polidocanol (Anaesthesulf® Lotio) kann während der gesamten Schwangerschaft verwendet werden.

33 Juckreiz der Haut in der Stillzeit

33.1 Allgemein

Hauterscheinungen im Wochenbett (siehe auch Kap. 32) bedürfen einer Abklärung. Eine Rötung im Bereich der Brust kann der Hinweis auf einen Milchstau oder eine Brustentzündung sein, Juckreiz oder Rötung der Mamille ein Hinweis auf eine Pilzinfektion, die dann auch beim Säugling vorliegen kann.

34 Kindsbewegungen, schmerzhafte

34.1 Allgemein

Kindsbewegungen werden von Frauen mit unterschiedlicher Intensität wahrgenommen. Die Empfindungen reichen von kribbelnden Ameisenlaufen bis zu derben Boxschlägen. Ein Gespräch mit der Hebamme bringt meist Entspannung und vermittelt Verständnis. Auch der Austausch in der Geburtsvorbereitungsgruppe zeigt, dass die Probleme normal sind. Bei Frauen mit zartem Körperbau und wenig Fettgewebe kann es jedoch tatsächlich zu behandlungsbedürftigen Beschwerden kommen.

34.2 Aromatherapie

Die Aromatherapie hat sich etabliert und nimmt mittlerweile einen großen Stellenwert in der Komplementärmedizin ein. Mit den folgenden Empfehlungen können Hebammen, Therapeuten und Apotheken aus den ausgewählten ätherischen und fetten Pflanzenölen, Hydrolaten und Salbengrundlagen individuelle Rezepturen empfehlen, verordnen bzw. herstellen.

Rezepturvorschläge und Empfehlungen

- Massageöle und Jojobawachs-Mischungen entfalten eine intensivere Wirkung, wenn sie in Kombination mit einem feuchtwarmen Bauchwickel angewendet werden.
- Die ätherischen Öle entsprechend 1–3 %ig in native Pflanzenöle oder in Totes-Meer-Salz einarbeiten.
- Drei Tropfen eines ätherischen Öls oder einer Aromarezeptur mit einem Teelöffel Salz oder Honig vermischt für einen Aromawickel.
- Rezepturvorschlag: 1 Tr. Immortelle, 5 Tr. Lavendel, 3 Tr. Linaloeholz in 30 ml Calendulaöl.

34.2.1 Ätherische Öle

Fenchel (*Foeniculum vulgare* var. *dulce*): blähungswidrig, krampflösend, östrogenähnlich.

Immortelle (*Helichrysum italicum*): adstringierend, antiallergisch, zellerneuernd.

Jasmin (*Jasminum grandiflorum*): entspannend, schmerzstillend.

Karottensamen (*Daucus carota*): krampflösend.

Kamille römisch (*Chamaemelum nobile*): entspannend, beruhigend, schmerzstillend.

Lavendel extra (*Lavandula officinalis*): klärend, schmerzstillend, beruhigend.

Linaloeholz (*Bursera delpechiana*): ausgleichend, entspannend.

Mandarine (*Citrus reticulata*): aufmunternd, entspannend.

Neroli (*Citrus aurantium* ssp. *aurantium*): beruhigend, antidepressiv, ausgleichend; bei Angstzuständen, psychisch anregend und stärkend.

Rose (*Rosa damascena*): hormonell ausgleichend, schmerzlindernd.

Ylang-Ylang (*Cananga odorata genuina*): beruhigend, entspannend, blutdrucksenkend, ausgleichend, senkt die Atemfrequenz, schmerzstillend, hypophysenwirksam.

Zeder (*Cedrus atlantica*): beruhigend, kräftigend.

34.2.2 Trägersubstanzen

Calendulaöl (*Calendula officinalis*) **in Olivenöl** (*Olea europaea*): entzündungshemmend, für empfindliche Haut.

Johanniskrautöl (*Hypericum perforatum*) **in Olivenöl** (*Olea europaea*): beruhigend, nervenstärkend.

Jojobawachs (*Simmondsia chinensis*): hautverträglich, Vitamin-E-haltig, fördert die Hautelastizität, heilungsfördernd. Neutral riechendes Öl, ideal zur Verdünnung als Naturparfüm.

Weizenkeimöl (*Triticum aestivum*): hoher Vitamin-E-Gehalt, fördert die Hautelastizität.

Totes-Meer-Salz: hoher Mineralgehalt, hautpflegend, heilend, kreislaufstabilisierend.

34.2.3 Original IS Aromamischungen

Geburtsöl: Massageöl für die gesamte Schwangerschaft und die Geburtsarbeit; bei Stimmungsschwankungen, stabilisiert die Geburtsarbeit. Auch geeignet, wenn der Bauch auf Grund von kräftigen Kindsbewegungen spannt. Der Bauch kann zwei- bis dreimal täglich sanft eingeölt werden.

Körperöl entspannend: bei Aufregung und Gereiztheit; Schwangerschaftsstreifen. Ideal, wenn die Frau verärgert ist, dass das Kind sie die Bewegungen so unangenehm spüren lässt. Den Bauch zwei- bis dreimal täglich sanft einölen.

Massageöl entspannend: für eine wohltuende Massage in Wachstumsphasen. Empfehlenswert, vor allem, wenn der Verdacht besteht, dass sich vorzeitige Wehen durch die aktiven Kindsbewegungen entwickeln könnten.

Sonnenpflege intensiv: entspannend, schmerzlindernd. Auf die nasse Haut auftragen, auch nach zu reichlichem Sonnengenuss. Ideal als beruhigendes und leicht kühlendes Öl, dreimal täglich anwenden, für etwas größere Bauchbereiche geeignet.

Lavendel extra 10 % in Jojobawachs: beruhigend, schmerzlindernd. Ideal, wenn es sich um einen örtlich begrenzten Bauchbereich handelt, bei Bedarf mehrmals täglich ein bis drei Tropfen auf die betroffenen Stellen am Bauch auftragen.

Kamille römisch 10 % in Jojobawachs: entspannend. Ideal, wenn es sich um einen örtlich begrenzten Bauchbereich handelt, bei Bedarf mehrmals täglich ein bis drei Tropfen auf die betroffenen Stellen am Bauch auftragen.

34.3 Bach-Blüten

Bei Überempfindlichkeit kommt in Frage:

Crab Apple: Kind wird als störend empfunden, wie ein „Parasit“, der körperliche Missempfindungen schafft, körperliche Veränderungen werden als unangenehm empfunden, Haften an Details, Überbewertung von körperlichen Symptomen, oft als eine Verschiebung von inneren Spannungen.

Impatiens: unduldsam und überreizt, Schwangerschaft kann nicht schnell genug vorbeigehen.

Aspen: energetische Überempfindlichkeit, Patientin lauscht viel in sich hinein, hat vage Ängste und ist psychisch und spirituell sehr dünnhäutig.

Olive: körperlich und seelisch ausgelaugt, alles weitere ist zu viel.

Pine: macht sich Vorwürfe und Schuldgefühle, weil sie die Schwangerschaft nicht positiv erleben kann und das Kind als schmerzhaft empfindet.

34.4 Homöopathie

34.4.1 Bewährte Arzneien

Arnica (Bergwohlverleih)

Erscheinungsbild: Folge von körperlicher Überanstrengung.

Leitsymptome: Gefühl wie Bluterguss im Bauch.

Modalitäten: V morgens beim Aufstehen, Bewegung.
B Liegen.

Potenzwahl: C 30.

Bellis perennis (Gänsebblümchen)

Leitsymptome: „die Arnika der Gebärmutter“, wenn Arnika versagt.

Modalitäten: V linke Seite, kalter Wind, kaltes Bad.
B Druck.

Potenzwahl: C 30. **Cave**: nur hohe Potenz; Tiefpotenz ist kontraktionsfördernd!

34.5 Phytotherapie

Keine Empfehlung.

34.6 Weitere Therapieempfehlungen

34.6.1 Haptonomie

Haptonomie (gr. Lehre von der Berührung). Nur im Rahmen eines bereits bestehenden guten Kontaktes zum Kind ist es möglich, das Kind einzuladen, eine etwas andere Position einzunehmen und dem Kind vom Gefühl und der Körperwahrnehmung her mehr Raum zu geben, dadurch verändert sich das Schmerzempfinden oft dramatisch – gut haptonomisch begleitete Paare kennen das Problem der schmerzhaften Kindsbewegungen meist nicht.

34.6.2 Physiotherapie

Bei Fehlhaltung, vor allem einer Hyperlordose in der Lendenwirbelsäule, wird das Kind oft sehr „hoch“ und vorne über der Symphyse getragen, so dass es sich mit den Füßen gegen den Rippenbogen abstützt. Übungen, die die Frau aus dem Hohlkreuz locken, helfen, eine für beide bequemere Position einzunehmen.

35 Milchstau, Mastitis

35.1 Allgemein

Meist entwickelt sich eine Mastitis aus einem vorausgegangenen Milchstau. Ob es sich bei den Beschwerden nun um einen Milchstau oder bereits eine Mastitis handelt, ist zunächst nur daran erkennbar, dass die stillende Mutter Fieber hat. Unabhängig davon, welche Form von Beschwerden vorliegt, ist es äußerst wichtig, dass sich die Frau schont und Unterstützung erhält. Fast immer sind Stillprobleme die Folge einer falschen Anlegetechnik oder die Folge von unbewussten Problemen innerhalb der Mutter-Kind- oder Familienbeziehung. Sämtliche Stillfragen oder gar Stillprobleme müssen sehr ernst genommen werden und bedürfen der intensiven Betreuung durch die Hebamme oder Laktationsberaterin. Stillende Frauen mit einer schmerzhaften Brust oder gar Fieber sind oftmals überfordert und brauchen dringend Hilfe.

> **Hinweis**
> Das Ziel der Beratung und Behandlung muss sein, dass die Frau weiterstillen kann, denn Muttermilch ist durch nichts zu ersetzen. Auf Ersatznahrung sollte nur im Ausnahmefall zurückgegriffen werden.

Wenn Stillhilfsmittel wie Milchpumpe, Brusthütchen o. a. erforderlich sind, wird die Hebamme Kontakt mit der Apotheke aufnehmen. Kompressen für Quarkwickel oder Retterspitzumschläge sollten vorrätig sein.

Eine Mastitis ist oft ein Ausdruck von Konflikten und wird vielleicht von der Frau, die eigentlich nicht mehr Stillen möchte, als Argument dafür gebraucht, mit dem Stillen aufzuhören. Eine Wöchnerin mit Mastitis braucht Bettruhe, das muss auch den Familienangehörigen gegenüber klar gemacht werden.

35.2 Aromatherapie

Die Aromatherapie hat sich etabliert und nimmt mittlerweile einen großen Stellenwert in der Komplementärmedizin ein. Mit den folgenden Empfehlungen können Hebammen, Therapeuten und Apotheken aus den ausgewählten ätherischen und fetten Pflanzenölen, Hydrolaten und Salbengrundlagen individuelle Rezepturen empfehlen, verordnen bzw. herstellen.

Rezepturvorschläge und Empfehlungen

- Ätherische Öle können entsprechend 1–3 %ig in native Pflanzenöle, neutrale und konservierungsmittelfreie Salbengrundlagen wie Sheabutter eingearbeitet werden.
- Drei Tropfen eines ätherischen Öls oder einer Aromarezeptur mit einem Teelöffel Salz oder Honig vermischt für einen kühlen Aromawickel, auch eingerührt in Quark als Quarkwickel.
- Rezepturvorschlag: 3 Tr. Immortelle, 7 Tr. Lavendel, 3 Tr. Weihrauch in 5 ml Calophyllumöl und 25 ml Johanniskrautöl einmischen.

35.2.1 Ätherische Öle

Immortelle (*Helichrysum italicum*): adstringierend, antiallergisch, zellerneuernd.

Lavendel extra (*Lavandula officinalis*): klärend, schmerzstillend, beruhigend.

Rose (*Rosa damascena*): antiviral, antibakteriell, antimykotisch, schmerzlindernd, entzündungshemmend, zellerneuernd.

Rosengeranie (*Pelargonium graveolens*): harmonisierend, adstringierend, antibakteriell, antimykotisch, wundheilend.

Weihrauch (*Boswellia sacra*): entspannend, beruhigend, entzündungswidrig.

35.2.2 Trägersubstanzen

Calendulaöl (*Calendula officinalis*) **in Olivenöl** (*Olea europaea*): entzündungshemmend, für empfindliche Haut.

Calophyllumöl (*Calophyllum inophyllum*): entzündungshemmend, wundheilend.

35.2.3 Alkoholfreie Hydrolate

Lavendelhydrolat: kühlend, entzündungshemmend.

Rosenhydrolat: zur Befeuchtung, Kühlung und Pflege der erhitzten Haut.

Melissenhydrolat: zur Befeuchtung, Kühlung und Pflege der erhitzten Haut.

Anwendung

- Die Hydrolate mehrmals täglich auf die Brust aufsprühen, vor allem zur Pflege der Brustwarzen.

35.2.4 Original IS Aromamischungen ®

Rosengeranie-Lavendel-Massageöl: kühlend, beruhigend, entspannend. In Kombination mit einem Quarkwickel oder als Ölkompresse.

Melissenbalsam: für die Brustpflege in der Stillzeit. Als Grundlage für Quark- oder Weißkohlwickel (siehe auch Kap. 13.5).

Stillöl: Brustpflegeöl während der Stillzeit. Warzenhof aussparen; mit Quarkwickel oder als Ölkompresse, unterstützt das Abfließen der Milch.

35.3 Bach-Blüten

Keine Empfehlungen für die körperliche Ebene. Wenn psychische Konflikte ursächlich sind, kommen in Frage:

Agrimony: hinter einer fröhlichen oder harmonischen Fassade schwelt ein Ambivalenzkonflikt, der nicht angesprochen werden kann.

Sweet Chestnut: Gefühl, an seiner Grenze angekommen zu sein, keine Möglichkeit mehr sehen, wie es weitergehen kann, gefühlsmäßig in die Enge getrieben zwischen dem Wunsch und Anspruch zu stillen und aufgeben zu wollen.

Crab Apple: Gefühl, verschmutzt und unsauber zu sein, Gefühl, Absonderungen oder Krusten würden unangenehm riechen, Reinheitsfanatikerinnen.

Rock Water: hohe Ansprüche und Ideale, streng zu sich, unterdrückt eigene Bedürfnisse, geistig wenig flexibel, feste Konzepte.

Scleranthus: ständig schwankende Meinung, kann sich nicht entscheiden, ob sie weiter stillen will oder nicht, unschlüssig und innerlich hin- und hergerissen.

Impatiens: ungeduldig, reizbar, Heilungsprozess geht zu langsam.

Cerato: Mastitis als Abgrenzungskonflikt, kann sich nicht von den Ratschlägen anderer unabhängig machen.

Pine: Schuldgefühle dem Kind gegenüber, macht sich Vorwürfe.

Gentian: Skeptikerin, Pessimisten, glaubt ohnehin nicht, dass die Behandlung etwas nützt: „Das klappt ja doch wieder nicht...", sich selbst erfüllende Prophezeiungen.

35.4 Homöopathie

Bereits bei den ersten Anzeichen eines Milchstaus sollte die passende Arznei gewählt werden, um so eine Mastitis möglichst gar nicht entstehen zu lassen.

35.4.1 Bewährte Arzneien

Aconitum (blauer Eisenhut)

Das erste Mittel bei fieberhafter Mastitis.

Erscheinungsbild: Angst und Panik herrschen vor.

Leitsymptome: Folge von kaltem Wind. Plötzliches mitternächtliches Fieber mit trockener Haut bei heißen festen Brüsten.

Modalitäten: V Mitternacht.
B im Freien.

Potenzwahl: C 30, C 200.

Apis mellifica (Honigbiene)

Erscheinungsbild: Leicht apathisch wirkende, fleißige und rastlose Wöchnerin mit Neigung zu Ödembildung.

Leitsymptome: Folge von „Fleißigkeit", von ständigem Stillen; stechende Schmerzen; Brust glasig rot geschwollen wie überdimensionaler Bienenstich; absolut durstlos; Schwitzen wechselt mit Trockenheit; unmotiviertes Lachen, wirkt albern.

Modalitäten: V 16.00–18.00 Berührung; Wärme, rechts.
B kalte Anwendungen.

Potenzwahl: D 12, C 6, C 30.

Belladonna (Tollkirsche)

Erscheinungsbild: Temperamentvolle Frau mit großen angsterfüllten Pupillen.

Leitsymptome: Folge von Sonneneinstrahlung. Plötzliche Schmerzen mit Fieber; roter scharf begrenzter Quadrant oder Radspeichensyndrom; Stirnkopfschmerz; gibt Durst an, trinkt aber wenig.

Modalitäten: V Mitternacht, Berührung; Kälte.
B Wärme, Alleinsein.

Potenzwahl: C 30, C 200, bei akuter Mastitis ist meist eine baldige 2. Arzneigabe erforderlich.

Bryonia (Zaunrübe)

Erscheinungsbild: Berechnende, auf Sicherheit bedachte Frau mit enormem Ruhebedürfnis.

Leitsymptome: Folge von Ärger und zu vielen Störungen mit gut gemeinten Ratschlägen im Wochenbett. Brüste gespannt und hart wie Steine; mäßiges Fieber. Frau möchte die Brüste weder bewegen, berühren noch das Kind anlegen. Trockene Haut, Schleimhaut und Lippen.

Modalitäten: V Bewegung, Berührung, Wärme.
B kalte feste Auflagen, absolute Ruhe.

Potenzwahl: C 30.

Kann mit Phytolacca in Kombination gegeben werden.

Gelsemium (gelber Jasmin)

Erscheinungsbild: Wiederholungserkrankung. Müde und distanzierte Frau, die durch vorausgegangen Erfahrung weiß was kommen kann.

Leitsymptome: Frau wirkt apathisch bei subfebriler Temperatur mit nervösem Zittern. Brust zum Platzen gespannt, roter Kopf mit Stirnbandkopfschmerz; alles verschlimmert sich durch schlechte Nachrichten; beim Darandenken, dass es wieder so wird wie letztes Mal. Typische Situationen: Zweitgebärende vor der Entlassung, bevor der Ehemann wieder zur Arbeit muss. Vor der Taufe, vor neuen, bekannten Ereignissen.

Modalitäten: V Drandenken, morgens.
B Stimulanzien, Wasserlassen, frische Luft, Bewegung.

Potenzwahl: D 12, C 6, C 30.

Lac caninum (Hundemilch)

Erscheinungsbild: naiv wirkende, juvenile Frau; traurig bis depressiv; leidet unter der Trennung. Kind ist oder war in Kinderklinik, Ehemann und andere Kinder zu Hause und sie stationär.

Leitsymptome: vergesslich. Überempfindliche Brustwarzen, hat das Gefühl die Brust wäre voller harter Klumpen, muss Stillbüstenhalter tragen; hat wiederholt Knoten in der Brust, diese wechseln die Seiten.

Modalitäten: V morgens, allein, Kälte, Berührung, geringste Erschütterung, Treppensteigen.
B Gesellschaft, Bewegung in frischer Luft.

Potenzwahl: C 30, C 200 bei Milchmangel. D 6, D 12, C 6 bei zu viel Muttermilch.

Cave: Potenzabhängige Arznei!

Phytolacca (Kermesbeere)

Die potenzabhängige Arznei bei Stillproblemen!

Erscheinungsbild: gleichgültige Wöchnerin mit Verlust des Feingefühls, aufgrund der quälenden Beschwerden.

Leitsymptome: viele kleine Knoten oder ein entzündeter schmerzhafter Knoten; hohes Fieber wechselt mit Frösteln. Das Saugen des Kindes schmerzt über den gesamten Körper. Frau meldet sich und meint sie habe einen grippalen Infekt mit Gliederschmerzen.

Modalitäten: V Spannung in der Atmosphäre, feuchtes kaltes Wetter, rechts.
B Wärme, Ruhe, trockenes Wetter.

Potenzwahl: D 6, D 12, C 6 bei zu reichlich Milch. C 30 evtl. mehrmals wiederholen.

Pulsatilla (Küchenschelle)

Erscheinungsbild: glückliche Wöchnerin, mit wechselhafter Stimmung und extrem trostbedürftig. Sie möchte ihren Partner, ihre Mutter immer um sich haben, traurig dass er wieder arbeitet, die Mutter abgereist ist.

Leitsymptome: typisches Mittel für die Zeit während Milcheinschuss mit allen Begleiterscheinungen. Stimmungsschwankungen. Durstlos; braucht frische Luft; nachmittags frösteln, nachts hohes Fieber. Alles wechselhaft.

Modalitäten: V allein; morgens und abends.
B Trost.

Potenzwahl: D 12, C 6, bei zu viel Milch. C 30, C 200 bei zu wenig Milch.

Silicea (Kieselerde)

Erscheinungsbild: schüchterne, intelligente sensible Frau mit ängstlicher Grundtendenz, hellblond, engelähnlich, die feste Regeln und Strukturen benötigt, aber Kritik nicht verträgt; Mangel an Lebenswärme.

Leitsymptome: Tendenz zu wenig Muttermilch; neigt zur Obstipation; Schlupfwarzen, diese chronisch entzündet; roter, kalter harter Knoten, vorwiegend links.

Modalitäten: V Kälte, Zugluft, Voll- und Neumond.
B Wärme generell.

Potenzwahl: C 6, C 30.

Staphisagria (Stephanskraut)

Erscheinungsbild: Geburt war eine Demütigung für die Frau; Folge von traumatischem Geburtserlebnis mit Dammschnitt oder Sectio. Frau weint beim Fragen nach der Ursache.

Leitsymptome: sofort heftiger Schmerz und Befund; äußerst empfindliche und wunde Brustwarze, wie ein Schnitt mitten durch die Warze.

Modalitäten: V Ärger, Kummer, Empörung, links.
B kurzer Mittagsschlaf, Wärme.

Potenzwahl: D 12, C 6, C 30.

35.4.2 Weitere mögliche Mittel

Hepar sulfuris (Kalkschwefelleber), Mercurius solubilis (Quecksilber), Sulfur (Schwefel).

35.5 Phytotherapie

Heilerdekompressen nach dem Stillen: zwei gehäufte Teelöffel Heilerde (Luvos®) mit etwas kaltem Calendula-Sud oder Calendula-Essenz oder einer Aromamischung vermischen bis zur breiigen Konsistenz, zwischen eine Mullkompresse auftragen und auf die betroffene Stelle auflegen, ca. 1 Std. dort belassen.

35.6 Weitere Therapieempfehlungen

35.6.1 Ernährung

Die stillende Mutter sollte leichte Kost mit hoher Nährstoffdichte zu sich nehmen. Schwer verdauliche Mahlzeiten sollten vermieden werden, lieber öfter kleine Portionen essen.

35.6.2 Sonstige Therapievorschläge

- Quarkwickel haben eine kühlende Wirkung.
- Retterspitz® Wasser äußerlich auf einen kühlen Wickel aufgetragen, unterstützt den Heilungsprozess.
- Vor dem Stillen kurz feuchte Wärme anwenden zur Steigerung der Durchblutung und zur Förderung des Milchflusses.
- Nach dem Stillen Kühlung der betroffenen Stelle mit kalten Kompressen.

36 Mund- und Windelsoor bei Säuglingen

36.1 Allgemein

Ein lästiges, häufig auftretendes Problem ist eine Candidainfektion im Säuglings- und Kleinkindalter.

Mundsoor stellt sich oftmals schon in den ersten Lebenswochen ein, vor allem infolge von Antibiotikagaben.

Windelsoor, oft als direkte Folge des Mundsoors, kann während des gesamten Windelalters immer wieder auftreten und verschwindet meist erst zum Ende der Wickelzeit gänzlich.

> **Hinweis**
> Bei Mundsoor ist unsauberer bzw. unhygienischer Umgang mit Schnullern oder Flaschensaugern häufig die Ursache. Bei einem Candidabefall also dringend den Rat geben, entsprechende kontaminierte Utensilien regelmäßig zu desinfizieren und auszutauschen. Stillende Mütter sollten außerdem darauf achten, dass keine Ping-Pong-Infektion zwischen Brust und Kind entstehen kann. Ausreichend Luft, Licht und Kaltwasseranwendungen sind bei der Mutter meist ausreichend (siehe auch Kap. 15).

Auch beim Windelsoor sind Luft, Licht und Kaltwasseranwendungen äußerst hilfreich, allerdings muss darauf geachtet werden, dass das Kind, insbesondere im Neugeborenenalter, nicht auskühlt. Weitere vorbeugende Maßnahmen siehe Kap. 65.1.

36.2 Aromatherapie

Die Aromatherapie hat sich etabliert und nimmt mittlerweile einen großen Stellenwert in der Komplementärmedizin ein. Mit den folgenden Empfehlungen können Hebammen, Therapeuten und Apotheken aus den

ausgewählten ätherischen und fetten Pflanzenölen, Hydrolaten und Salbengrundlagen individuelle Rezepturen empfehlen, verordnen bzw. herstellen.

Rezepturvorschläge und Empfehlungen

- Drei Tropfen eines ätherischen Öls in $^1/_2$ Teelöffel Totes-Meer-Salz einarbeiten.
- Die Salzmischung in 125 ml Wasser auflösen für Pinselungen.

36.2.1 Ätherische Öle

Lavendel extra (*Lavandula officinalis*): klärend, schmerzstillend, beruhigend.

Manuka (*Leptospermum scoparium*): stark antibakteriell, stark antimykotisch, schmerzstillend.

Niaouli (*Melaleuca viridiflora*): antibakteriell, schleimlösend, auswurffördernd.

Ravintsara (*Cinnamomum camphora*): antiviral, antibakteriell, antimykotisch, stärkend.

Rose (*Rosa damascena*): schmerzlindernd, entzündungshemmend, zellerneuernd.

Teebaum (*Melaleuca alternifolia*): stark antibakteriell, antimykotisch, immunstimulierend, vitalisierend, wundheilungsfördernd, entzündungshemmend.

36.2.2 Trägersubstanzen

Totes-Meer-Salz: hoher Mineralgehalt, hautpflegend, heilend.

36.2.3 Alkoholfreie Hydrolate

Rosenhydrolat: bei Mundsoor mit einem Watteträger betroffene Schleimhautareale betupfen.

36.2.4 Original IS Aromamischungen

Mundsoor

Rose-Teebaum-Hydrolat: vor und nach jedem Stillen bzw. der Nahrungsaufnahme die betroffenen Hautpartien im Mundraum betupfen. Zusätzlich vor und nach dem Stillen die Brustwarzen der Mutter damit besprühen.

Mundpflegespray: nach dem Stillen den Mundraum betupfen. Zusätzlich vor und nach dem Stillen die Brustwarzen der Mutter mit einem Sprühstoß behandeln.

Windelsoor

siehe Kap. 65.2.4.

36.3 Bach-Blüten

Crab Apple: innerlich über 6–8 Wochen 4 × 2 Tropfen aus der Einnahmeflasche.

Star of Bethlehem: der Seelentröster, nach einer traumatischen Geburt oder frühem Aufenthalt in der Kinderklinik.

Olive: bei erschöpften Kindern nach längerer Allgemeinkrankheit.

36.4 Homöopathie

36.4.1 Bewährte Arzneien

Borax (Natriumborat)

Erscheinungsbild: blasses, fahles Aussehen. Schreckhaftes, sensibles Kind.

Leitsymptome: leicht blutender Mundsoor oder weiße Beläge mit rotem Hof und Bläschen um den Mund. Trinkt wenige Schlucke und weint; schreit bei Abwärtsbewegung, beim Ablegen ins Bettchen.

Modalitäten: V feuchte Windeln, warmes Wetter Geräusche.
B mit der Mutter allein, abends.

Potenzwahl: D 12, C 6.

Natrium carbonicum (Soda)

Erscheinungsbild: Schwächliches Kind mit Gedeihstörung.

Leitsymptome: Mundsoor und Aphten; trinkt schlecht und verweigert die Brust; schnell müde vom Trinken. gedeiht besser mit künstlicher Nahrung.

Modalitäten: **V** Kälte, Sommerhitze, jede Anstrengung.
B Bewegung.

Potenzwahl: D 6, D 12, C 6.

Sulfur (Schwefel)

Erscheinungsbild: waches, hungriges Neugeborenes mit Hautproblemen.

Leitsymptome: Rötung und Hautprobleme an den Körperöffnungen; trinkt hastig und häufig. Mund- und Windelsoor in Folge von Antibiotikagaben bei Mutter oder Kind. Verträgt keine Wollkleidung.

Modalitäten: **V** Ruhe, Bettwärme, vormittags.
B Wärme.

Potenzwahl: C 30.

36.4.2 Weitere mögliche Mittel

Mercurius solubilis (Quecksilber); Medorrhinum (Tripper-Nosode) als Konstitutionsmittel bei hartnäckigem Soorbefall, mit Therapeuten abklären.

36.5 Phytotherapie

Mundsoor: Myrrhentinktur mit abgekochtem Wasser bzw. Kamillentee im Verhältnis 1:1 mischen, betroffene Stellen mit Wattestäbchen betupfen.

Windelsoor: Sitzbäder mit Hamamelis, Kamillenblütenextrakt, Schafgarbenkraut (siehe Kap. 65.5).

36.6 Weitere Therapieempfehlungen

36.6.1 Allopathie

Nach ärztlicher Diagnose einer Candida-Infektion kommen lokale Antimykotika (Nystatin, Miconazol Rp, Amphotericin B Rp, Clotrimazol) zum Einsatz. Säuglinge sollen nicht ohne ärztlichen Rat mit Antimykotika behandelt werden.

Triarylmethanfarbstoff-Lösungen wie Pyoktanin oder Gentianaviolett sind obsolet.

36.6.2 Darmsanierung

Bei chronischen, das heißt länger als drei Monaten immer wiederkehrenden Candida-Infekten kann mikrobiologische Therapie hilfreich sein. Dabei wird stufenweise die Besiedelung des Darmes mit physiologischer Standortflora gefördert. Es existieren gesonderte Therapieschemata für Kinder, z. B. Symbioflor®. Die Behandlung sollte von einem entsprechend ausgebildeten Arzt oder Heilpraktiker angeordnet werden.

36.6.3 Ernährung

Zucker fördert das Candida-Wachstum, daher keine gesüßten Kindertees geben, nur verdünnte Fruchtsäfte.

Stillende Mütter sollten sich eiweißreich ernähren, viel Gemüse essen, Weißmehlprodukte und raffinierten Zucker meiden. Vollrohrzucker in Maßen und Süßes aus dem Naturkostladen geben der Mutter die oft fehlende Energie. Daher ist es nicht sinnvoll, ganz auf Zucker zu verzichten, wenn die Mutter Verlangen auf Süßes hat.

37 Mutterbandschmerzen

37.1 Allgemein

Mutterbandschmerzen werden von den Frauen in der Frühschwangerschaft meist nicht direkt als solche erkannt und von Gynäkologen selten diagnostiziert. Die Frau verspürt ziehende Schmerzen in der Leiste und auch im Kreuzbeinbereich. Mutterbandschmerzen werden meist von Frauen mit athletischer Figur und fester Muskulatur angegeben (Sportlerinnen). Die Beschwerden sind unangenehm, aber harmlos. Wenn der Uterus den Fundus erreicht hat (30–32. Schwangerschaftswoche), sind die Beschwerden meistens vorbei.

> **Merke**
> Starke linksseitige Schmerzen weisen auf einen gestauten Enddarm hin. Rechtseitige Beschwerden müssen bezüglich einer Appendizitis abgeklärt werden, da sich die Lage des Appendix während der Schwangerschaft mit dem Wachstum der Gebärmutter verändert. Bei beidseitigen Beschwerden muss abgeklärt werden, ob es sich nicht um vorzeitige Wehen handelt.

37.2 Aromatherapie

Die Aromatherapie hat sich etabliert und nimmt mittlerweile einen großen Stellenwert in der Komplementärmedizin ein. Mit den folgenden Empfehlungen können Hebammen, Therapeuten und Apotheken aus den ausgewählten ätherischen und fetten Pflanzenölen, Hydrolaten und Salbengrundlagen individuelle Rezepturen empfehlen, verordnen bzw. herstellen.

Rezepturvorschläge und Empfehlungen

- Ätherische Öle entsprechend 1–3 %ig in native Pflanzenöle oder Totes-Meer-Salz einarbeiten.
- Drei Tropfen eines ätherischen Öls oder einer Aromarezeptur mit einem Teelöffel Salz oder Honig vermischt für einen körperwarmen Aromawickel.
- Kamille römisch 10 % in Jojobawachs: Drei Tropfen dieser Ölkonzentration dem „Körperöl entspannend" hinzufügen oder mit einem anderen neutralen, nativen Öl, wie Jojobawachs oder Mandelöl vermischen und nach Bedarf mehrmals täglich die Leistengegend einmassieren

37.2.1 Ätherische Öle

Cajeput (*Melaleuca leucadendron*): belebend, nervenstärkend.

Immortelle (*Helichrysum italicum*): adstringierend, antirheumatisch, bei Gelenkschmerzen.

Fenchel (*Foeniculum vulgare* var. *dulce*): blähungswidrig, östrogenähnlich, krampflösend.

Kamille römisch (*Chamaemelum nobile*): entspannend, beruhigend, schmerzstillend.

Lavendel extra (*Lavandula officinalis*): klärend, schmerzstillend, beruhigend.

Linaloeholz (*Bursera delpechiana*): ausgleichend, entspannend.

Mandarine (*Citrus reticulata*): aufmunternd, entspannend.

Neroli (*Citrus aurantium* ssp. *Aurantium*): beruhigend, antidepressiv, bei Angstzuständen, psychisch stärkend.

Rosengeranie (*Pelargonium graveolens*): harmonisierend, adstringierend, wundheilend.

Sandelholz (*Santanlum album*): antidepressiv, entstauend, ausgesprochen hautpflegend.

Zeder (*Cedrus atlantica*): beruhigend, kräftigend, Lymphfluss anregend.

37.2.2 Trägersubstanzen

Calendulaöl (*Calendula officinalis*) **in Olivenöl** (*Olea europaea*): entzündungshemmend, für empfindliche Haut.

Johanniskrautöl (*Hypericum perforatum*) **in Olivenöl** (*Olea europaea*): entzündungshemmend, heilend, beruhigend, nervenstärkend.

Weizenkeimöl (*Triticum aestivum*): hoher Vitamin-E-Gehalt, fördert die Hautelastizität.

Totes-Meer-Salz: hoher Mineralgehalt, hautpflegend, heilend, kreislaufstabilisierend.

37.2.3 Original IS Aromamischungen

Massageöl entspannend: für eine wohltuende Massage in Wachstumsphasen. Dreimal täglich, bei Bedarf auch häufiger den Leistenbereich einölen und evtl. zusätzlich einen körperwarmen, leicht feuchten Wickel auflegen, der die Wirkung der ätherischen Öle intensiviert.

Entspannungsbad: vor und während der Geburt; bei Alltagsstress und Unruhe. Bei Bedarf ein körperwarmes Bad nehmen.

Körperöl entspannend: bei Aufregung und Gereiztheit; Schwangerschaftsstreifen. Das Körperöl intensiv mehrmals täglich in der Leistengegend einmassieren und durch einen feuchtwarmen Wickel intensivieren.

Kamille römisch 10 % in Jojobawachs: entspannend.

37.3 Bach-Blüten

Keine Empfehlung.

37.4 Homöopathie

37.4.1 Bewährte Arzneien

Aletris (Runzelwurzel)

Die bewährte Arznei mit Schweregefühl im Unterleib.

Erscheinungsbild: müde und geschwächte Frau, die gereizt und unzufrieden wirkt.

Leitsymptome: Gefühl wie Muskelkater in der Leiste; geschwächt, anämisch und verstopft; ausgeprägtes Verlangen nach Kaffee.

Modalitäten: V Gehen.
B Essen.

Potenzwahl: D 12, C 6.

Clematis (Waldrebe)

Bewährte Arznei bei Senkungsgefühl mit Harndrang.

Erscheinungsbild: Melancholische, leicht verwirrte Frau mit Abneigung zu reden.

Leitsymptome: Stechende Empfindungen; empfindliche und schwere Brüste.

Modalitäten: V nachts, Voll- und Neumond.
B im Freien.

Potenzwahl: D 12, C 6.

37.4.2 Weitere mögliche Mittel

Helonias (falsche Einhornwurzel), Sepia (Tintenfischtinte).

37.5 Phytotherapie

Himbeerblätter (*Rubus idaeus*) können als Tee in Maßen getrunken werden, die Droge ist auch oft in Schwangerschaftstees enthalten.

37.6 Weitere Therapieempfehlungen

- Manchen Frauen hilft Wärme gegen die Schmerzen, eine warme Auflage kann empfohlen werden.
- Auch ein Bauchgurt kann Rückenschmerzen lindern.
- Schwangerschaftsunterwäsche, z. B. von Medela® hat einen leicht stützenden Effekt auf den Bauch.

38 Muttermilchmenge, zu geringe

38.1 Allgemein

In einzelnen Fällen kann es vorkommen, dass eine Wöchnerin zu wenig Muttermilch produziert (Hypolactation). Meist jedoch ist dies nur ein vorübergehendes Problem, das leider immer wieder durch Stress, Unsicherheit und falsche Ratschläge entsteht. Frühzeitiges Abpumpen ist manchmal Ursache des ganzen Geschehens. Pumpen macht wirklich nur Sinn, wenn das Baby nicht angelegt werden kann. Auch hier ist es unerlässlich, dass die Frau Kontakt mit ihrer Hebamme aufnimmt. Diese kann bis zum Ende der Stillzeit wertvolle Hilfe leisten. Mancherorts gibt es auch Laktationsberaterinnen, die fachlichen Rat anbieten.

Hinweis

Das Ziel der Beratung muss immer sein, dass die Frau wieder zuversichtlich wird und fachliche Hilfe erhält. Sie benötigt vor allem innere und äußere Ruhe. Als letzte Lösung erst darf Fertignahrung angeboten werden, denn wird diese erst einmal zugefüttert, ist dies leider oft der Beginn des Abstillens! Fertigmilch kann zum Beispiel als rettende Maßnahme für eine Nacht dienen, bis die Hebamme kommt. Das schnelle Angebot einer Milchpumpe oder gar einer Babywaage wird die Mutter selten sicherer machen, sondern von ihr als Bestätigung ihres „Versagens" empfunden werden. Oft genügt es übrigens, wenn die Frau einfach auf ihren Büstenhalter verzichtet und das Kind häufig anlegt, bis zu 1–2-mal stündlich (kurze Stilldauer!).

38.2 Aromatherapie

Die Aromatherapie hat sich etabliert und nimmt mittlerweile einen großen Stellenwert in der Komplementärmedizin ein. Mit den folgenden Empfehlungen können Hebammen, Therapeuten und Apotheken aus den

ausgewählten ätherischen und fetten Pflanzenölen, Hydrolaten und Salbengrundlagen individuelle Rezepturen empfehlen, verordnen bzw. herstellen.

Rezepturvorschläge und Empfehlungen

Ätherische Öle können entsprechend 1–3 %ig in native Pflanzenöle eingearbeitet werden.

38.2.1 Ätherische Öle

Anis (*Pimpinella anisum*): milch- und verdauungsfördernd, beruhigend, entkrampfend, galleanregend, hormonell wirksam.

Fenchel (*Foeniculum vulgare dulce*): blähungswidrig, krampflösend, östrogenähnlich, nierenanregend.

Karottensamen (*Daucus carota*): krampflösend, leber- und galleanregend.

Kreuzkümmel (*Cuminum cyminum*): entblähend, verdauungsfördernd, entkrampfend.

Lavendel extra (*Lavandula officinalis*): klärend, beruhigend.

Rose (*Rosa damascena*): hormonell ausgleichend, zellerneuernd.

38.2.2 Trägersubstanzen

Calendulaöl (*Calendula officinalis*) **in Olivenöl** (*Olea europaea*): entzündungshemmend, für empfindliche Haut.

Johanniskrautöl (*Hypericum perforatum*) **in Olivenöl** (*Olea europaea*): entzündungshemmend, heilend, beruhigend, nervenstärkend.

Walnussöl (*Juglans regia*): nussiger Duft, kann Milchbildung unterstützen.

38.2.3 Original IS Aromamischungen

Stillöl: Brustpflegeöl während der Stillzeit, Warzenhof aussparen; verdünnt für Babys Bauch; nach zu reichlichem Milchgenuss. Die Brüste vor jeder Mahlzeit mit kreisenden Fingerbewegungen spiralig vom Brustansatz in Richtung Brustwarzen massieren. Anschließend einen feucht-warmen Wickel auflegen.

38.3 Bach-Blüten

Larch: Minderwertigkeitsgefühle wie „Ich kann das nicht", „alle anderen können stillen, nur ich bin zu dumm, zu unfähig".

Cerato: lässt sich durch Ratschläge anderer schnell verwirren, wenig Vertrauen in die eigene Wahrnehmung und das eigene Gefühl, schlecht entwickelte Fähigkeit sich abzugrenzen und Ratschläge differenziert zu betrachten.

Rock Water: hohe Ansprüche an sich selbst, scheitert an engen Vorstellungen und überhöhten Idealen.

Pine: Schuldgefühle dem Kind gegenüber, macht sich Vorwürfe.

Elm: objektiv nicht begründbares Gefühl, dem Stillen nicht gewachsen zu sein.

Gentian: pessimistische Grundhaltung, Zweifel, „das klappt ja sowieso nicht", leicht entmutigt, kann Fortschritte nicht schätzen. Problematische Patientin, wird sie auf kleine Verbesserungen hingewiesen, folgt sofort ein: „Ja, aber...

Impatiens: Ungeduld, kann nicht abwarten, möchte Ergebnisse schon gestern sehen, leicht gereizt und frustriert, wenn etwas nicht sofort klappt.

38.4 Homöopathie

38.4.1 Bewährte Arzneien

Pulsatilla (Küchenschelle)

Erscheinungsbild: glückliche Wöchnerin, mit wechselhafter Stimmung und extrem trostbedürftig.

Leitsymptome: durstlos, braucht frische Luft; typisches Mittel für die Zeit während Milcheinschuss mit allen Begleiterscheinungen.

Modalitäten: V allein; morgens und abends.
B Trost.

Potenzwahl: C 30, C 200.

Cave: die Arzneigabe von Pulsatilla ist hier sehr potenzabhängig.

Lac caninum (Hundemilch)

Erscheinungsbild: naiv wirkende, juvenile Frau sehr traurig über zu wenig Milch; leidet unter der Trennung (Kind in Kinderklinik) ihres Kindes, aber auch ihres geliebten Partners (Klinik).

Leitsymptome: vergesslich. Empfindliche Brustwarzen, muss Stillbüstenhalter tragen. „Daheim wird alles besser, da ist mein Mann, meine Mutter, meine Hebamme...".

Modalitäten: V morgens, allein, Kälte.
B Gesellschaft, Bewegung in frischer Luft.

Potenzwahl: C 30, C 200.

Cave: tiefe D-Potenzen reduzieren Muttermilch.

Natrium muriaticum (Meersalz)

Erscheinungsbild: intellektuelle, zurückhaltende, tapfere, freudlose Frau.

Leitsymptome: Salzverlangen; krampfhaftes Augenlidschließen; Herpesneigung; rissige Brustwarzen; entschuldigt sich, dass sie Hilfe braucht.

Modalitäten: V 10.00–14.00 Uhr, Hitze, Trost; Musik.
B tiefes Atmen, im Freien, kaltes Bad.

Potenzwahl: C 30, C 200.

38.4.2 Weitere mögliche Mittel

Agnus castus (Mönchspfeffer), Calcium carbonicum (Austernschalenkalk), Dulcamara (bittersüßer Nachtschatten), Ignatia (Ignatiusbohne), Sepia (Tintenfischtinte), Zincum (Zink).

38.4.3 Biochemie nach Dr. Schüßler

Calcium phosphoricum D 6 (Nr. 2).

38.5 Phytotherapie

38.5.1 Teezubereitungen

Milchbildungstees/Stilltees können getrunken werden aus z. B.:

- Anis (*Pimpinella anisum*),
- Fenchel (*Foeniculum vulgare*),
- Kümmel (*Carum carvi*),
- Majoran (*Origanum majorana*),
- Melisse (*Melissa officinalis*).

Anfangs soll von einem Stilltee nicht mehr als 1 Liter pro Tag, später bei Bedarf 3 Tassen täglich getrunken werden. Die Teedrogen sind vorwiegend reich an ätherischen Ölen und sollen die Milchbildung anregen, Melisse hat einen beruhigenden Effekt.

Einige Fertigteemischungen sind:

- Weleda® Stilltee, Filterbeutel (Bockshornsamen, Fenchel, Anis, Kümmel, echte Verbenenblätter),
- Sidroga® Bio Stilltee, Filterbeutel (Kümmel, Anis, Fenchel süß, Melissenblätter),
- H & S® Bio Stilltee, Filterbeutel (Anis, Fenchel, Melisse, Eisenkraut, Brennnessel, Dill, Majoran).

38.6 Weitere Therapieempfehlungen

38.6.1 Ernährung

Zufuhr von reichlich Flüssigkeit, die die Milchbildung stimuliert, ist zwingend notwendig. 2–3 Liter Flüssigkeit pro Tag, davon max. 1 Liter Milchbildungstee sollen empfohlen werden. Je nach Bedarf der stillenden Frau kann auch mehr getrunken werden.

Geeignet sind auch hopfenhaltige Getränke wie Malzbier oder ab und zu ein alkoholfreies Bier.

Kraftvolle Suppen liefern Energie und Flüssigkeit.

Kohlensäurearmes Mineralwasser, säurearme Wellnesstees, Kamillentee in Maßen kann neben dem Milchbildungstee getrunken werden.

Um dem erhöhten Nährstoffbedarf in der Stillzeit Rechnung zu tragen, hier ein Rezept, das den stillenden Müttern gerne mitgegeben werden kann:

38.6.2 Milchkugeln

- 1 kg Getreidemischung aus Weizen, Dinkel, Gerste, Hafer,
- 300 g gekochter Vollkornreis,
- 350 g kalte Butter,
- 1 Glas Wasser,
- 300 g Honig.

Die Getreidemischung grob schroten und in einer Pfanne bis zur Bräunung rösten.

Reis und Butter zugeben und mit dem Wasser einrühren. Den Honig zufügen. Aus der Masse 2 cm große Bällchen formen, in Sesam-, Sonnenblumenkernen oder in Kokosraspeln wälzen. Pro Tag 2–3 Kugeln essen.

39 Muttermilchmenge, zu reichliche

39.1 Allgemein

Eine zu reichliche Muttermilchproduktion (Hyperlactation) ist für die Frau unangenehm. Außerdem ist sie ständig der Gefahr eines Milchstaus ausgesetzt.

Hinweis

Ein Gespräch mit einer ganzheitlich orientierten Hebamme oder Laktationsberaterin kann klären, ob durch eine andere Stillmethode, durch die Reduzierung der Flüssigkeitszufuhr oder evtl. sogar über die innere Einstellung die Überproduktion der Milch reduziert werden kann. Es kommt vor, dass die stillende Mutter in ihrem Unterbewusstsein nicht geborene Kinder (Aborte, Abtreibungen) mitnähren möchte. In solchen Fällen kann auch ein Gespräch beim Psychotherapeuten hilfreich sein. Ein gut sitzender, straffer Büstenhalter wirkt ebenfalls unterstützend.

Milchauffangschalen, z. B. von Medela® werden unter dem Still-BH getragen und fangen zuviel produzierte Milch diskret auf, ohne dass die Stilleinlagen ständig nass sind.

Alle kühlenden Maßnahmen müssen mit Bedacht angewendet werden, da sie schnell zu Nierenproblemen führen können. Bei allen Maßnahmen muss darauf geachtet werden, dass die Muttermilchmenge nicht zu stark reduziert wird.

39.2 Aromatherapie

Die Aromatherapie hat sich etabliert und nimmt mittlerweile einen großen Stellenwert in der Komplementärmedizin ein. Mit den folgenden Empfehlungen können Hebammen, Therapeuten und Apotheken aus den

ausgewählten ätherischen und fetten Pflanzenölen, Hydrolaten und Salbengrundlagen individuelle Rezepturen empfehlen, verordnen bzw. herstellen.

Rezepturvorschläge und Empfehlungen

- Ätherische Öle können entsprechend 1–3 %ig in native Pflanzenöle eingearbeitet werden. Anwendung als Öl direkt auf die Brust oder als Wickel.
- Rezepturvorschlag: 5 Tr. Myrte, 3 Tr. Salbei, 3 Tr. Zypresse in 30 ml natives Pflanzenöl mischen.

39.2.1 Ätherische Öle

Myrte (*Myrtus communis*): adstringierend, entstauend, hautpflegend, hautstraffend, leberanregend.

Pfefferminze (*Mentha piperita*): erfrischend, belebend, kühlend.

Rosmarin CT-Cineol (*Rosmarinus officinalis*): stärkend, durchblutungsfördernd, entgiftend, bei Leber-, Galle-, Nierenschwäche.

Salbei (*Salvia officinalis* (ketonarm)): adstringierend.

Zypresse (*Cupressus sempervirens*): adstringierend, entstauend, bindegewebsstärkend.

Hinweis

Während der Verwendung von Salbei- und Pfefferminzöl darf der Säugling nicht auf dem Arm der Mutter sein, da diese ketonhaltigen Öle beim Kind Atemdepressionen auslösen können!

Apotheken sollen beim Einkauf der für solche Zwecke verwendeten Öle auf äußerst niederen Ketongehalt achten, die Analysenzertifikate der Hersteller können angefordert werden.

39.2.2 Alkoholfreie Hydrolate

Hydrolate können auf einfache Art als Pumpspray oder mit einer kühlen Auflage immer wieder zwischen den Stillmahlzeiten benutzt werden.

Myrtenhydrolat: adstringierend, gewebestraffend, erfrischend.

Pfefferminzhydrolat: bei Hypotonie, kühlend, erfrischend.

Salbeihydrolat: adstringierend, entzündungshemmend, schweißbindend.

39.2.3 Original IS Aromamischungen

Salbei-Zypressen-Öl: frisch, klar, krautig riechendes Öl, kühlend, adstringierend. Regelmäßigef Einölen oder die Kombination mit Wickeln reduziert die Milchmenge.

Kräuterkorb: erfrischend, aktivierend, belebend, hautfreundlich, bei kreislauflabilen Frauen empfehlenswert.

Anwendung

- Nach dem Stillen die Brüste mit Salbei-Zypressenöl einölen. Brust vor dem nächsten Stillen abwaschen. Einige Tropfen Kräuterkorb-Naturparfüm mit einem Teelöffel Pflanzenöl mischen oder einem individuellen Öl einölen.
- Einen Teelöffel Öl mit ca. fünf Esslöffeln raumtemperiertem Quark vermischen und auf eine Kompresse geben.
- Einen Teelöffel Öl direkt auf eine Kompresse geben und mit einem feucht-kühlen Wickel auflegen.
- Das Pumpspray Kräuterkorb immer wieder zwischendurch benutzen, wenn das Kind sich nicht auf dem Arm der Mutter befindet!

39.3 Bach-Blüten

Keine Empfehlung.

39.4 Homöopathie

39.4.1 Bewährte Arzneien

Bryonia (Zaunrübe)

Erscheinungsbild: auf Sicherheit bedachte Frau.

Leitsymptome: Brüste gespannt und hart wie Steine beim Einschießen der Milch. Frau möchte am liebsten die Brüste nicht bewegen oder berühren. Trockene Haut, Schleimhaut und Lippen.

Modalitäten: V Bewegung, Berührung.
B kalte Auflagen.

Potenzwahl: C 30.

Calcium carbonicum (Austernschalenkalk)

Erscheinungsbild: gutmütig, glückliche Mutter, noch erschöpft von der Geburt.

Leitsymptome: weiche, große ständig fließende Brüste; sehr besorgt, da trotz ständigem Milchfluss das Kind nicht zunimmt. Schnell erschöpft mit Schweißausbrüchen; Schwitzen in den Hautfalten.

Modalitäten: V Nässe, Kälte, Wetterwechsel.
B Wärme in jeder Form.

Potenzwahl: D 12, C 6, C 30.

Pulsatilla (Küchenschelle)

Erscheinungsbild: glückliche Wöchnerin, mit wechselhafter Stimmung und extrem trostbedürftig.

Leitsymptome: durstlos; braucht frische Luft; typisches Mittel für die Zeit während Milcheinschuss mit allen Begleiterscheinungen.

Modalitäten: V allein; morgens und abends.
B Trost.

Potenzwahl: D 4, D 6, D 12, C 6.

Cave: die Arzneigabe von Pulsatilla ist hier sehr potenzabhängig

39.4.2 Biochemie nach Dr. Schüßler

Natrium sulfuricum D 6 (Nr. 10), bei zu starker Milchbildung und zum Abstillen. Natrium sulfuricum wird auch das „Salz der Ausscheidung" genannt.

39.5 Phytotherapie

39.5.1 Teezubereitungen

Salbeitee (*Salvia officinalis*) und Pfefferminztee (*Mentha piperita*) können schluckweise getrunken werden, maximal 1–2 Tassen am Tag, nicht mehr sonst besteht Abstillgefahr!

Die Trinkmenge muss dem Bedarf angepasst sein. Keinen Stilltee trinken. Dieser ist nicht als „Haustee" während der Stillzeit gedacht, sondern zum Anregen der Milchproduktion.

39.6 Weitere Therapieempfehlungen

39.6.1 Ernährung

Flüssigkeitszufuhr reduzieren, d. h. die Trinkmenge dem tatsächlichen Bedarf anpassen, ist hilfreich (siehe Kap. 39.5).

Kühlung der Brust nach dem Stillen durch:

- kalte Kompressen,
- Umschläge mit z. B. gekühltem Retterspitz® Wasser äußerlich, gekühlte Hydrolate (siehe Kap. 39.2.2),
- Quarkumschläge aus kühlschrankgekühltem Quark, evtl. 2 Tr. ätherisches Öl zufügen.

40 Nabelversorgung

40.1 Allgemein

Der etwa ein- bis zwei Zentimeter lange Nabelschnurrest fällt normal innerhalb der ersten zehn Lebenstage ab. Die Nabelklemme soll entfernt werden, sobald der Nabel eingetrocknet ist, um für das Neugeborene keine unangenehmen Druckstellen auf dem Bauch auszulösen.

> **Hinweis**
> Die konservative, offene Pflege ist ebenso üblich wie die traditionelle, geschlossene Behandlung mit Nabelbinde oder Nabelnetz und Nabelpuder.

Das regelmäßige Säubern des Nabelgrundes wird meist ausschließlich von der Hebamme beim täglichen Hausbesuch durchgeführt. Bei späterem Nabelnässen oder der Entstehung eines Nabelgranuloms kann die Hebamme weitere Hausbesuche durchführen. Ein Ätzen des Nabelrestes mit Silbernitratstiften sollte unterlassen werden, da eine unsachgemäße Anwendung zu Verätzungen der gesunden, empfindlichen Bauchhaut führen kann und eine langwierige Behandlung nach sich zieht. Zeit, Geduld, Luft und fachgerechte Pflege heißen die Faktoren, die zur problemlosen Austrocknung des Nabelrestes führen.

40.2 Aromatherapie

Die Aromatherapie hat sich etabliert und nimmt mittlerweile einen großen Stellenwert in der Komplementärmedizin ein. Mit den folgenden Empfehlungen können Hebammen, Therapeuten und Apotheken aus den ausgewählten ätherischen und fetten Pflanzenölen, Hydrolaten und Salbengrundlagen individuelle Rezepturen empfehlen, verordnen bzw. herstellen.

Rezepturvorschläge und Empfehlungen

- Ätherische Öle entsprechend 1–3 %ig in isotonische Kochsalzlösung oder in Rosenhydrolat einarbeiten. Rosenhydrolat kann auch 1:1 mit Calendula-Essenz gemischt werden.
- Lavendel extra, Teebaum: Bei einer Nabelentzündung im Ausnahmefall einen Tropfen pur auf den Nabel aufträufeln, maximal einmal täglich an zwei, höchstens drei aufeinander folgenden Tagen.
- Rose: Bei einer Nabelentzündung im Ausnahmefall einen Tropfen der 10 %igen Jojobawachsverdünnung auf den Nabel aufräufeln, maximal einmal täglich an zwei, höchstens drei aufeinander folgenden Tagen

40.2.1 Ätherische Öle

Lavendel extra (*Lavandula officinalis*): klärend, schmerzstillend, beruhigend.

Manuka (*Leptospermum scoparium*): stark antibakteriell, stark antimykotisch, schmerzstillend.

Rose (*Rosa damascena*): antiviral, antibakteriell, antimykotisch, schmerzlindernd, entzündungshemmend, zellerneuernd.

Teebaum (*Melaleuca alternifolia*): stark antibakteriell, antimykotisch, wundheilungsfördernd, entzündungshemmend.

40.2.2 Alkoholfreie Hydrolate

Rosenhydrolat: pflegend. Zur Befeuchtung, Reinigung und Pflege des Nabels.

40.2.3 Original IS Aromamischungen

Rose-Teebaum-Hydrolat: kühlend, heilungsfördernd. Regelmäßige Pflege bzw. Säuberung des Nabels.

40.3 Bach-Blüten

Star of Bethlehem: Nachwirkungen eines Schocks, psychisch wie physisch. Das Abnabeln, vor allem wenn es sehr schnell vorgenommen wurde, kann für die Kinder traumatisch sein; „der Seelentröster“ hilft, Erschütterungen zu verkraften.

Crab Apple: wenn der Nabel schmierig ist und schlecht heilt.

Holly: heftig und wütend schreiende Kinder, leicht irritierbar, Abnabeln wird als „bösartiger Rausschmiss“ empfunden.

Rescue Remedy: nach traumatischem Geburtsverlauf allgemein.

Die Bach-Blüten werden innerlich genommen oder auf die große Fontanelle vorsichtig aufgetupft.

40.4 Homöopathie

40.4.1 Bewährte Arzneien bei Nabelnässen, Nabelgranulom

Calcium carbonicum (Austernschalenkalk)

Erscheinungsbild: gut genährtes, zufriedenes Neugeborenes.

Leitsymptome: nässender, zart blutender Nabel. Schwitzt an Händen und Füßen, im Nacken, insbesondere beim Trinken; große Fontanelle.

Modalitäten: V Nässe, Kälte, Wetterwechsel.
B Wärme in jeder Form.

Potenzwahl: C 30.

Silicea (Kieselerde)

Erscheinungsbild: Neugeborenes, Frühgeburt.

Leitsymptome: zartes geräuschempfindlich, durchscheinende Haut; feine zarte Fistel scheint zu nässen.

Modalitäten: V Neumond, Vollmond.
B Wärme.

Potenzwahl: D 12, C 6, C 30.

40.4.2 Weitere mögliche Mittel bei Nabelnässen, Nabelgranulom

Thuja (Lebensbaum).

40.4.3 Bewährte Arznei bei blutigem Nabel

Arnica (Bergwohlverleih)

Leitsymptome: Folge von vielem Schreien oder traumatischer Geburt.

Modalitäten: V morgens, nach Bettruhe, Bewegung.
B Liegen.

Potenzwahl: D 12, C 6, C 30.

40.5 Phytotherapie

Bei Bedarf kann der Nabel mit Calendulatinktur, Calendula-Essenz oder mit Calendula-Essenz vermischt mit alkoholfreiem Rosenwasser abgetupft werden.

Wecesin® Puder wirkt wundheilungsfördernd und entzündungshemmend bei nässendem Nabel.

40.6 Weitere Therapieempfehlungen

40.6.1 Allopathie

Krusten um den Nabel werden mit sterilen Kompressen, die mit abgekochtem Wasser oder NaCl 0,9 %ig getränkt sind entfernt.

Möglichkeiten der Desinfektion, wenn notwendig, sind z. B.:

- Octenidin (Octenisept®),
- Ethanol-Wasser-Gemisch, ca. 70 %ig,
- Tyrothricin (Tyrosur®).

41 Obstipation in der Schwangerschaft

41.1 Allgemein

Obstipation (siehe auch Kap. 42) ist eine häufige Begleiterscheinung, die durch die Hypotonie der glatten Muskulatur verursacht wird. Es gibt vielfältige Auslöser wie hormonelle Veränderungen, die Verdrängung des Kolons durch das Wachstum des Uterus und des Kindes, auch das Absetzen von Nikotin und Koffein kann eine Ursache sein. Obstipation sollte ernst genommen werden, denn eine vermehrte Darmperistaltik kann immer Wehen auslösend wirken.

Ist Koffeinentzug der Auslöser, sollte überlegt werden, ob lieber weiterhin die morgendliche Tasse Kaffee beibehalten wird anstatt Abführmittel zu nehmen.

41.2 Aromatherapie

Die Aromatherapie hat sich etabliert und nimmt mittlerweile einen großen Stellenwert in der Komplementärmedizin ein. Mit den folgenden Empfehlungen können Hebammen, Therapeuten und Apotheken aus den ausgewählten ätherischen und fetten Pflanzenölen, Hydrolaten und Salbengrundlagen individuelle Rezepturen empfehlen, verordnen bzw. herstellen.

Rezepturvorschläge und Empfehlungen

- Ätherische Öle entsprechend 1–3 %ig in native Pflanzenöle, neutrale und konservierungsmittelfreie Salbengrundlagen wie Sheabutter (*Butyrospermum parkii*) einarbeiten.

41.2.1 Ätherische Öle

Anis (*Pimpinella anisum*): verdauungsfördernd, beruhigend, entkrampfend, galleanregend, hormonell wirksam.

Bergamotte (*Citrus bergamia*): hypophysenwirksam.

Fenchel (*Foeniculum vulgare dulce*): blähungswidrig, krampflösend.

Kamille römisch (*Chamaemelum nobile*): entspannend, beruhigend, schmerzstillend.

Koriander (*Coriandrum sativum*): magenberuhigend, verdauungsfördernd, antiblähend.

Kreuzkümmel (*Cuminum cyminum*): entblähend, verdauungsfördernd, entkrampfend.

Linaloeholz (*Bursera delpechiana*): ausgleichend, entspannend.

Rose (*Rosa damascena*): hormonell ausgleichend, schmerzlindernd.

41.2.2 Original IS Aromamischungen

Fenchel-Kümmel-Öl für Kinder: wohltuend, für Jung und Alt.

Kamille-Fenchel-Öl: entspannend, entkrampfend, beruhigend, wenn der Bauch drückt. Bei Obstipation in Folge von Ärger.

Anwendung

- Morgens und abends anwenden in Kombination mit einer Bauchmassage im Uhrzeigersinn, mit feucht warmem Wickel oder einer Ölkompresse bei akuten Beschwerden.

41.3 Bach-Blüten

Keine Empfehlung.

41.4 Homöopathie

41.4.1 Bewährte Arzneien

Alumina (Aluminiumoxid)

Das Obstipationsmittel!

Erscheinungsbild: Frau wirkt verlangsamt, müde und matt.

Leitsymptome: Folge von künstlicher Ernährung, Obstipation schon vor der Schwangerschaft, trockener, harter Stuhl, kein Drang; auch weicher Stuhl kann nicht entleert werden, muss kräftig pressen.

Modalitäten: V morgens.
B abends, jeden zweiten Tag.

Potenzwahl: D 12, C 6, C 30.

Calcium carbonicum (Austernschalenkalk)

Erscheinungsbild: „Muttertyp".

Leitsymptome: neigt zur Adipositas und zum Phlegma, schwitzt bei geringster Anstrengung, Verstopfung mit Neigung zu Hypotonie, wohlig verstopft, leidet nicht darunter, Stühle riechen säuerlich.

Modalitäten: V Nässe, Kälte, Wetterwechsel.
B Wärme in jeder Form.

Potenzwahl: C 30.

Dolichos prurens (Juckbohne)

Erscheinungsbild: nichts bekannt.

Leitsymptome: bewährte Arznei; Verstopfung mit intensivem Juckreiz und Blähbauch.

Modalitäten: V nachts.
B nichts bekannt.

Potenzwahl: D 12, C 6.

Lycopodium (Bärlappsporen)

Erscheinungsbild: alt wirkende Frau mit Leberflecken.

Leitsymptome: klare Ausdrucksform, mit Blähungen und Hämorrhoiden; Verlangen nach häufigen kleinen Mahlzeiten, ist nach wenigen Bissen satt.

Modalitäten: V 16.00–20.00 Uhr.
B Bewegung.

Potenzwahl: D 12, C 6, C 30.

Nux vomica (Brechnuss)

Erscheinungsbild: Frau wirkt gereizt, nervös.

Leitsymptome: Folge von falscher Ernährung, Stress, Zustand nach zu viel Reizmitteln: Kaffee, Alkohol, Zigaretten vor der Schwangerschaft.

Modalitäten: V Zugluft.
B Ruhe, ungestörter Schlaf, Wärmeanwendung.

Potenzwahl: D 12, C 6, C 30.

Sepia (Tintenfischtinte)

Das Mittel bei Obstipation in der Schwangerschaft!

Erscheinungsbild: intellektuelle, sensible Frau (brünett), die ihren Mann steht.

Leitsymptome: Gefühl wie von einer Kugel im Anus; schießende Schmerzen schießen das Rektum und die Vagina hinauf;, hartnäckige Verstopfung, tagelang kein Stuhlgang;, große harte Stühle, kann nicht pressen.

Modalitäten: V morgens, abends, durch Kälte.
B Sitzen, heißes Bad, Saures, kräftige Bewegung.

Potenzwahl: C 30, C 200.

41.4.2 Weitere mögliche Mittel

Aletris (Stern- und Runzelwurzel), Collinsonia (Grießwurzel), Colocynthis (Koloquinte), Opium (Schlafmohn), Plumbum (Blei).

41.5 Phytotherapie

41.5.1 Teezubereitungen

Teezubereitungen mit

- Fenchel (*Foeniculum vulgare*),
- Kümmel (*Carum carvi*),
- Anis (*Pimpinella anisum*)

können zur Unterstützung der Sekretion getrunken werden.

Tee aus Mariendistelfrüchten (*Silybum marianum*) hat eine stuhlerweichende Wirkung.

41.5.2 Stuhlregulierende Mittel

Zur Stuhlregulierung kann täglich 1 Esslöffel Leinsamen (*Linum usitatissimum*), ganz gekaut werden, mind. $^1/_4$ Liter Wasser dazu trinken. Wichtig ist es, generell viel zu trinken, bei Obstipation mind. 3 Liter Flüssigkeit pro Tag.

41.6 Weitere Therapieempfehlungen

41.6.1 Ernährung

Ausprobieren, was am besten hilft:

- Ballaststoffhaltige Ernährung in Kombination mit viel Flüssigkeit (2–3 Liter/Tag) reicht in leichten Fällen aus, um den Stuhlgang zu regulieren. Möglichkeiten: Vollkornprodukte, Müsli, viel Gemüse, getrocknete Früchte wie Pflaumen, Feigen, Aprikosen, Birnen, Sauerkraut roh.
- Ein Esslöffel Milchzucker (Lactose) pro Tag wirkt als mildes Laxans.
- Regelmäßige Verwendung von nativen Ölen (z. B. Raps-, Lein- oder Walnussöl) in der Speisezubereitung oder zweimal täglich einen Teelöffel pur oder mit Honig vermischt einnehmen.
- Morgens ein Glas lauwarmes Leitungswasser trinken, eventuell mit einem Teelöffel Apfelessig und Honig darin.
- Bei manchen Frauen bringt ein Glas eiskalte Buttermilch direkt nach dem Aufstehen den trägen Darm in Schwung.

41.6.2 Kolonmassage

Durch bewusste Ernährung, ausreichend Bewegung und Kolonmassage wird meist eine Besserung erreicht. Die Hebamme oder der Physiotherapeut zeigen, wie diese Massage richtig angewendet wird. Ausreichend Zeit für den Toilettengang einplanen und ausreichend trinken – bis zu drei Liter Wasser pro Tag!

41.6.3 Allopathie

- Falls erforderlich, möglichst milde Laxanzien anwenden.
- Einsatz stärkerer Mittel bei hartnäckiger Verstopfung unbedingt mit dem behandelnden Arzt absprechen.
- Gleitmittel: Glycerinzäpfchen, z. B. Glycilax®.
- Quellmittel: Mucofalk®, Leinsamen (siehe auch Kap. 41.5.2 und Kap. 42).

41.7 Allgemein

Darmträgheit bzw. ein Stuhlverhalten im Frühwochenbett kann oftmals durch psychisch bedingte Ängste und schmerzhafte Geburtswunden hervorgerufen werden. Später liegt die Ursache häufig in einem Flüssigkeitsmangel durch die Stilltätigkeit.

Hinweis

Ein Einlauf mit warmem Wasser oder ein Klistier, z. B. Microklist® sind meist ausreichend, um den Darminhalt zu erweichen und so die Entleerung zu erleichtern.

Bei einer stillenden Mutter sollte auf orale Abführmittel verzichtet werden. Der Hinweis bezüglich Ernährung sollte auch mit Vorsicht erfolgen, da manche Frauen bei manchen Nahrungsmitteln vermehrte Blähungen bei ihren Kindern feststellen. Ein Nahrungsmittel, das beim Kind Blähungen verursachen kann, ist Kuhmilch, wenn beim Kind eine Kuhmilch-Eiweiß-Allergie vorliegt. Deshalb ist eine gesunde ausgewogene Ernährung, evtl. zusätzlich Nahrungsergänzungsmittel die beste Empfehlung.

Der Rat, ausreichend Flüssigkeit zuzuführen ist sinnvoll, vor allem bei der Einnahme von Quellmitteln.

42 Obstipation in der Stillzeit

42.1 Allgemein

Darmträgheit (siehe auch Kap. 41) bzw. ein Stuhlverhalten im Frühwochenbett kann oftmals durch psychisch bedingte Ängste und schmerzhafte Geburtswunden hervorgerufen werden. Später liegt die Ursache häufig in einem Flüssigkeitsmangel durch die Stilltätigkeit.

> **Hinweis**
> Ein Einlauf mit warmem Wasser oder ein Klistier, z. B. Microklist® sind meist ausreichend, um den Darminhalt zu erweichen und so die Entleerung zu erleichtern.

Bei einer stillenden Mutter sollte auf orale Abführmittel verzichtet werden. Der Hinweis bezüglich Ernährung sollte auch mit Vorsicht erfolgen, da manche Frauen bei manchen Nahrungsmitteln vermehrte Blähungen bei ihren Kindern feststellen. Ein Nahrungsmittel, das beim Kind Blähungen verursachen kann, ist Kuhmilch, wenn beim Kind eine Kuhmilch-Eiweiß-Allergie vorliegt. Deshalb ist eine gesunde ausgewogene Ernährung, evtl. zusätzlich Nahrungsergänzungsmittel die beste Empfehlung.

- Der Rat, ausreichend Flüssigkeit zuzuführen ist sinnvoll, vor allem bei der Einnahme von Quellmitteln. Wichtig ist der Hinweis, dass die Rückbildungsgymnastik die Darmtätigkeit fördert.

43 Obstipation bei Säuglingen

43.1 Allgemein

Bei gestillten Kindern ist das Problem der Obstipation nahezu unbekannt bzw. ist eine Stuhlenthaltsamkeit bis zu zehn Tagen unproblematisch. Bei Flaschenkindern muss bei Beschwerden an einen Nahrungswechsel gedacht werden, allerdings nicht ohne Rat von Kinderarzt und Hebamme.

Hinweis

Der Hinweis zur korrekten Zubereitung der Flaschennahrung muss dringend erfolgen! Bei vielen Kindern kann das Problem behoben werden, wenn stilles Quellwasser (Volvic) anstatt Leitungswasser verwendet wird. Ob voll gestillte, teilgestillte oder Flaschenbabys eine korrekte Bauchmassage bei jedem Wickeln, insbesondere vor der bekannten Blähstunde als auch kräftige Strampelübungen helfen ebenso wie Fußreflexzonentherapie.

Bevor Laxanzien und ein Einlauf (siehe Kap. 42.1) zum Einsatz kommen müssen, hilft oft der alte Thermometertrick: Reiz ausüben auf den Enddarm. Aber bitte vorsichtig mit dem eingeölten bzw. gecremten Thermometer, die kindliche Rektumschleimhaut ist empfindlich!

43.2 Aromatherapie

Die Aromatherapie hat sich etabliert und nimmt mittlerweile einen großen Stellenwert in der Komplementärmedizin ein. Mit den folgenden Empfehlungen können Hebammen, Therapeuten und Apotheken aus den ausgewählten ätherischen und fetten Pflanzenölen, Hydrolaten und Salbengrundlagen individuelle Rezepturen empfehlen, verordnen bzw. herstellen.

Rezepturvorschläge und Empfehlungen

- Alle Ölmischungen und individuelle Rezepturen können als anregende Kolon-Bauchmassage im Uhrzeigersinn angewendet werden, ideal vor jeder Mahlzeit.
- Die ätherischen Öle entsprechend 1–3 %ig in native Pflanzenöle, neutrale und konservierungsmittelfreie Salbengrundlagen wie Sheabutter einarbeiten.
- Zwei Tropfen eines ätherischen Öls oder einer Aromarezeptur mit einem Teelöffel Salz oder Honig vermischen für einen kühlen Aromawickel.

43.2.1 Ätherische Öle

Anis (*Pimpinella anisum*): milch- und verdauungsfördernd, beruhigend, entkrampfend, galleanregend, hormonell wirksam.

Fenchel (*Foeniculum vulgare dulce*): blähungswidrig, krampflösend.

Koriander (*Coriandrum sativum*): magenberuhigend, verdauungsfördernd, entblähend.

Kreuzkümmel (*Cuminum cyminum*): entblähend, verdauungsfördernd, schmerzstillend, entkrampfend.

43.2.2 Trägersubstanzen

Jojobawachs (*Simmondsia chinensis*): hautverträglich, Vitamin-E-haltig, fördert die Hautelastizität, heilungsfördernd. Neutral riechendes Öl, ideal zur Verdünnung als Naturparfüm.

Calendulaöl (*Calendula officinalis*) in Olivenöl (*Olea europaea*): für empfindliche Haut.

43.2.3 Original IS Aromamischungen

Fenchel-Kümmel-Öl für Kinder: für eine wohltuende Bauchmassage im Uhrzeigersinn.

Kamille-Fenchel-Öl: für eine verdauungsanregende Massage wenn der Bauch drückt.

Sandmännchen: entspannend, beruhigend; hilft den Tag zu verdauen. Ein Tropfen vermischt mit wenig fettem Pflanzenöl.

Stillöl: 1 : 1 vermischt mit einem nativen Pflanzenöl.

43.3 Bach-Blüten

Es gibt keine spezifischen Bach-Blüten bei Verstopfung, allerdings kann eine individuelle Behandlung des Kindes hilfreich sein. Oder eine Therapie der Mutter, wenn das Problem eher eine mentale Fixierung der Mutter auf die pünktliche Entleerung ist.

Beispiele sind **Crab Apple** und **Rock Water** für die Mutter: Reinlichkeitsfanatikerin „Sterilliummutter“, die Schwierigkeiten damit hat, dass ein gesundes Kind nicht jeden Tag abführen muss.

43.4 Homöopathie

Alumina (Aluminiumoxid)

Erscheinungsbild: es wirkt schwächlich und mager.

Leitsymptome: trockene Haut; selbst weicher Stuhl scheint schwierig zu entleeren und hängt wie Kitt am After. Harter, knolliger Stuhl mit Schmerzen beim Entleeren.

Modalitäten: **V** nachmittags, durch Kartoffeln.
B abends, jeden zweiten Tag.

Potenzwahl: C 30.

Nux vomica (Brechnuss)

Erscheinungsbild: Folge von Medikamenten, Tokolyse in der Schwangerschaft, Narkose; Flaschenkind; Stillkind ist wie Spiegel der gestressten Eltern.

Leitsymptome: Flaschenkind. Folge von Medikamenten. Stillkind wirkt gestresst, völlig ohne Rhythmus, schreit nachts; Verstopfung mit häufigem, vergeblichen Pressdrang; Stuhl kleinkugelig, hart. Schwallartiges Erbrechen des letzten Schluckes Milch (Verdacht auf Magenpförtnerkrampf).

Modalitäten: V morgens, 4.00 Uhr, 16.00 Uhr, Zugluft.
B Ruhe.

Potenzwahl: D 12, C 6, C 30.

Silicea (Kieselsäure)

Erscheinungsbild: zartes, eher älter aussehendes, geräuschempfindliches Kind.

Leitsymptome: benötigt viel Wärme (Mütze). Schwitzt nachts am Kopf. Harter kleinkugeliger Stuhl, der wieder zurückschlüpft.

Modalitäten: V Kälte.
B Wärme.

Potenzwahl: D 12, C 6, C 30.

43.4.1 Weitere mögliche Mittel

- Calcium carbonicum (Austernschalenkalk), Opium (Schlafmohn).

43.5 Phytotherapie

Keine Empfehlung.

43.6 Weitere Therapieempfehlungen

43.6.1 Allopathie

Osmotisch wirkende Substanzen wie Glycerol oder Sorbitol wirken auf den Defäkationsreiz, ebenso wie die CO_2-freisetzenden Zäpfchen.

Beispiele:

- Glycerol: Gycilax® Suppositorien für Kinder, Babylax® Klistier.

- Sorbitol: Microklist® Klistier.
- CO_2: Lecicarbon® K CO_2 Laxans Kinderzäpfchen

Die Substanzen sollten nur kurzfristig eingesetzt werden. Ein Gewöhnungseffekt tritt nicht ein. Das Kind sollte sich aber nicht daran gewöhnen, dass dem Stuhlgang immer nachgeholfen wird. Laxanzien sollten nur bei Bedarf angewendet werden.

43.6.2 Ernährung

Milchzucker: 1 Teelöffel pro Mahlzeit in 10–20 ml Wasser lösen. Milchzucker kann bei nicht gestillten Kindern auch der Flasche zugesetzt werden.

Die stillende Mutter sollte stopfende Lebensmittel und Getränke ebenso wie schwarzen Tee vermeiden.

43.6.3 Sonstige Therapievorschläge

- Akupunktur,
- Babymassage,
- Cranio-Sacral-Therapie,
- Fußreflexzonentherapie.

44 Ödeme in der Schwangerschaft

44.1 Allgemein

Ödeme in der Frühschwangerschaft müssen immer ernst genommen werden. Ödeme sind oftmals das erste Anzeichen für eine Gestose, die schulmedizinisch und naturheilkundlich ganzheitlich therapiert werden muss. Bei rascher Ödementwicklung über Stunden oder über wenige Tage, erkennbar durch rasche und massive Gewichtszunahme (1–2 kg) ist die Kontrolle durch Arzt/Hebamme erforderlich!

In den letzten Wochen der Schwangerschaft sind Ödeme meist lästig, aber eher unproblematisch.

Bei ganzheitlicher Betrachtungsweise steht die Niere als paarig angelegtes Organ für Beziehungsebenen. Ein Hinweis auf einen Termin bei der Hebamme kann sinnvoll sein, diese wird in einem persönlichen Gespräch mit der Frau versuchen die Ursache zu finden.

Hinweis

Auf ausreichende Flüssigkeitszufuhr, bis zu drei Liter Wasser täglich ist zu achten. Oft ist die Ursache eine zu salzreiche Ernährung, insbesondere bei reiner Kochsalzverwendung, bei zu geringer Flüssigkeitsaufnahme. Ein regelmäßiger Tagesablauf im gesunden Wechsel von Bewegung und Ruhe sind zwingend notwendig, um eine Besserung der Beschwerden zu erzielen. Aromatherapie: Ideal sind Anwendungen im Salzwasser als Teil- oder Vollbad, da so die Osmose unterstützt wird. Ein weiterer positiver Effekt ist, dass die Frau zwangsweise eine Ruhepause einlegen muss, sich auf ihre Beschwerden konzentriert und dadurch der Selbstheilungsprozess unterstützt wird. Wenn Frauen viel auf den Beinen sind, versackt Blut im Niederdrucksystem der Beinvenen. Daher ist es sinnvoll, die Beine zwischendurch immer wieder hoch zu legen.

Rezepturvorschläge und Empfehlungen

- Die ätherischen Öle entsprechend 1–3 %ig in native Pflanzenöle oder mit Totes-Meer-Salz, neutrale und konservierungsmittelfreie Salbengrundlagen wie Sheabutter (*Butyrospermum parkii*) einarbeiten.
- Limette: Fünf Tropfen in einem Teelöffel Totes-Meer-Salz für ein Aroma-Fußbad, ideal spätnachmittags. Tagsüber einen Tropfen in eine Flasche Mineralwasser geben, schütteln und trinken.

44.2 Aromatherapie

44.2.1 Ätherische Öle

Angelikawurzel (*Angelica archangelica*): entschlackend.

Karottensamen (*Daucus carota*): leber- und galleanregend, bei Ödemen.

Limette (*Citrus medica*): fördert die Nierentätigkeit.

Litsea (*Litsea cubeba*): beruhigend, bei Nervosität und Unruhe.

Rosmarin CT-Cineol (*Rosmarinus officinalis*): durchblutungsfördernd, entgiftend, leicht blutdrucksteigernd, bei Leber-, Galle-, Nierenschwäche.

Wacholderbeere (*Juniperus communis*): harntreibend, bei Leberschwäche.

44.2.2 Trägersubstanzen

Totes-Meer-Salz: hoher Mineralgehalt, hautpflegend, heilend, kreislaufstabilisierend.

Anwendung

- Die beste Ausschwemmung wird bei indifferenter Badetemperatur von 35–36 °C erzielt. Zu heiße Bäder hemmen eher die Ausscheidung von Ödemen, da die Kapillargefäße weit gestellt werden.
- 20 Minuten Badedauer reichen aus, mehr strengt den Kreislauf zu sehr an. eine Nachruhe mit hochgelegten Beinen unterstützt die Arbeit der Nieren zusätzlich.

44.2.3 Original IS Aromamischungen

Hallo-Wach-Bad: entschlackend, wohltuend bei dicken Füßen.

Karotten-Limetten-Öl 10 % in Jojobawachs: Leberstoffwechsel anregend.

Anwendung

- Hallo-Wach-Bad täglich morgens und abends:
  Fußbad (1 Teelöffel Hallo-Wach-Bad in entsprechender Menge Wasser).
  Vollbad (2 Esslöffel Hallo-Wach-Bad in die Wanne).
  Im Anschluss mit klarem Wasser abduschen!
- Hallo-Wach-Bad: Für einen Oberbauch-Aromawickel 1 Teel. in einer Tasse warmem Wasser auflösen, ein Baumwolltuch damit tränken, auswringen und feuchtwarm auf den rechten Oberbauch legen, trockenes Tuch obenauf legen. Ca. 15 Minuten einwirken lassen.
- Karotten-Limetten-Öl 10 % in Jojobawachs: Dreimal täglich einen Tropfen auf den Oberbauch einreiben. Ideal in Verbindung mit einem feucht warmen Leberwickel.

44.3 Bach-Blüten

Keine Empfehlung.

44.4 Homöopathie

Da die Phyto-Homöopathie nicht die Ursache behandelt, sondern nur die Nierentätigkeit anregt dienen diese Mittel als kurzfristige Erstmittel bis Zeit ist für eine ausführliche Anamnese.

44.4.1 Bewährte Arzneien

Apis mellifica (Honigbiene)

Erscheinungsbild: fleißige, unzufriedene und ruhelose Frau.

Leitsymptome: meist Oberkörperödeme (Finger und Oberlid), wachsfarbenes Gesicht; Eiweißausscheidung im Urin, durstlos.

Modalitäten: V 16.00–18.00 Uhr, Berührung, Bewegung, rechts.
B frische Luft, Kaltbaden.

Potenzwahl: D 12, C 6, C 30.

Pulsatilla (Küchenschelle)

Erscheinungsbild: Aufblühende Schwangere (blond); wechselhaft und weinerlich; braucht Zuwendung und Trost; möchte eigentlich hören, dass alles nicht so schlimm ist.

Leitsymptome: Stauungsbedingte Ödeme; Varizen.

Modalitäten: V in geschlossenen Räumen; morgens und abends.
B frische Luft, Trost.

Potenzwahl: C 30, C 200.

Sanicula aqua (Mineralquelle)

Bewährte Arznei bei Ödemen in der Schwangerschaft.

Erscheinungsbild: Gereizte Grundstimmung, wirkt juvenil.

Leitsymptome: Blähungen und Senkungsgefühl; heftiger, plötzlicher Drang zum Wasserlassen mit reichlich Urin; Leukorrhö mit fischartigem Geruch.

Modalitäten: V Anstrengung.
B im Freien, Wärme.

Potenzwahl: C 6, C 30.

Solidago (Goldrute)

Bewährte Arznei aus der Phytotherapie.

Leitsymptome: Wasserlassen schwierig und spärlich, klarer, übel riechender Urin.

Modalitäten: V nachts, Druck.
B reichliches Wasserlassen.

Potenzwahl: D 2, D 4, C 3.

44.4.2 Weitere mögliche Mittel

Natrium muriaticum (Natriumchlorid), Sepia (Tintenfischtinte).

44.5 Phytotherapie

Unterstützung der Nierenfunktion durch entwässernde Teedrogen wie:

- Birkenblätter (*Betula pendula*),
- Brennnesselblätter (*Urtica urens*),
- Ackerschachtelhalmkraut (*Equisetum arvense*),
- Bohnenschalen (*Phaseolus vulgaris*),

ist in Maßen möglich.

44.6 Weitere Therapieempfehlungen

44.6.1 Ernährung

Zuerst ist der Hinweis auf die Verwendung von Steinsalz in der Küche am wichtigsten. Sinnvoll ist die Zufuhr von „ausschwemmenden", kaliumreichen Lebensmitteln wie Gurken, Kartoffeln, Spargel, Sellerie, Reis, dazu auf eine ausreichende Eiweißzufuhr achten. Regelmäßig biologisch hochwertiges Eiweiß, z. B. aus Kartoffeln mit Ei verzehren.

44.6.2 Sonstige Therapievorschläge

Erfahrene Therapeuten können unterstützend wirken, z. B. mit

- Akupunktmassage nach Penzel,
- Akupunktur,
- Lymphdrainage.

Physiotherapie: Anregung der Muskelpumpe. Bewegung und Ruhepausen im Wechsel. Die Muskelpumpe regt den venösen Abtransport an, anschließend die Beine hoch nehmen fördert die Ausleitung.

45 Rückbildung, physiologische

45.1 Allgemein

Die Gebärmutterrückbildung geht mit Nachwehen einher, die wiederum durch das Anlegen des Kindes ausgelöst werden. Der Uterus bildet sich täglich um etwa einen Querfinger zurück, stagniert oftmals am Tag des Milcheinschusses und ist am 10. Wochenbetttag etwa in Symphysenhöhe angelangt. Die Gebärmutterrückbildung kann recht individuell verlaufen und wird von der Hebamme beim täglichen Wochenbettbesuch kontrolliert. Bei Unklarheiten soll sich eine Wöchnerin immer an die Hebamme wenden, die bis zu acht Wochen nach der Geburt Hausbesuche machen kann.

Hinweis

Unterstützend für einen regelrechten Verlauf sind:

- Regelmäßiges Anlegen des Kindes. Wenn das Neugeborene in der Kinderklinik liegt, soll die Mutter entsprechend oft (ca. alle 3–4 Stunden) pumpen.
- Bauchlage, nur möglich in den Tagen vor dem Milcheinschuss.
- Regelmäßiges Entleeren der Harnblase vor dem Stillen.

Regelmäßiger Stuhlgang, der sich aber erst am dritten oder vierten Tag post partum normalisiert.

45.2 Aromatherapie

Die Aromatherapie hat sich etabliert und nimmt mittlerweile einen großen Stellenwert in der Komplementärmedizin ein. Mit den folgenden Empfehlungen können Hebammen, Therapeuten und Apotheken aus den ausgewählten ätherischen und fetten Pflanzenölen, Hydrolaten und Salbengrundlagen individuelle Rezepturen empfehlen, verordnen bzw. herstellen.

Rezepturvorschläge und Empfehlungen

- Ätherische Öle können entsprechend 1–3 %ig in native Pflanzenöle eingearbeitet werden.
- Rezepturvorschlag: 2 Tr. Immortelle, 4 Tr. Litsea, 5 Tr. Palmarosa, 5 Tr. Rosengeranie in 30 ml Calendulaöl und 20 ml Weizenkeimöl. Täglich den Bauch einmassieren.

45.2.1 Ätherische Öle

Grapefruit (*Citrus paradisi*): erfrischend, erheiternd und belebend.

Immortelle (*Helichrysum italicum*): adstringierend, zellerneuernd.

Litsea (*Litsea cubeba*): beruhigend, bei Nervosität und Unruhe.

Rosengeranie (*Pelargonium graveolens*): harmonisierend, adstringierend, wundheilend.

Palmarosa (*Cymbopogon martinii*): antibakteriell, antimykotisch, antiviral.

Schafgarbe (*Achillea millefolium*): leber- und galleanregend, schmerzstillend.

Wacholderbeere (*Juniperus communis*): adstringierend, harntreibend, blähungswidrig, bei Leberschwäche.

Zypresse (*Cupressus sempervirens*): adstringierend, blutstillend, entstauend, bindegewebsstärkend.

45.2.2 Trägersubstanzen

Calendulaöl (*Calendula officinalis*) **in Olivenöl** (*Olea europaea*): entzündungshemmend, für empfindliche Haut.

Weizenkeimöl (*Triticum aestivum*): Hoher Vitamin-E-Gehalt, fördert die Hautelastizität.

45.2.3 Alkoholfreie Hydrolate

Myrtenhydrolat: leicht adstringierend zur Befeuchtung und Pflege der überdehnten Haut.

Rosenhydrolat: wohltuend zur Befeuchtung und Pflege der überdehnten Haut.

45.2.4 Original IS Aromamischungen

Wochenbettbauchmassageöl: fördert die Rückbildung, strafft das Gewebe. Ab etwa dem dritten Tag nach der Geburt kann die Hebamme der Frau den Bauch massieren. Die Wöchnerin kann die Massage auch täglich selbst durchführen.

45.3 Bach-Blüten

Olive: bei erschöpften Mehrgebärenden, geistig, körperlich und seelisch scheint der Reservetank leer zu sein.

Walnut: hilft auf psychischer und körperlicher Ebene, Umstellungsvorgänge leichter zu durchlaufen.

45.4 Homöopathie

Die physiologisch verlaufende Rückbildung der Gebärmutter lässt sich gut durch Homöopathie unterstützen.

45.4.1 Bewährte Arzneien zur Unterstützung der Rückbildung

Arnica (Bergwohlverleih)

Das Mittel post partum zur Unterstützung einer physiologischen Rückbildung und Wundheilung.

Leitsymptome: anstrengender Geburt.

Modalitäten: V morgens, nach Bettruhe, Bewegung, Anstrengung.
B Liegen, Kopf tief

Potenzwahl: D 12, C 6, C 30, C 200.

Pulsatilla (Küchenschelle)

Erscheinungsbild: glückliche, strahlende Wöchnerin, blond, wechselhaft, weinerlich, braucht Zuwendung und Trost.

Leitsymptome: Frischluftverlangen, typisches Mittel für die Zeit während Milcheinschuss mit allen Begleiterscheinungen.

Modalitäten: V allein; morgens und abends.
B Trost.

Potenzwahl: D 12, C 6, C 30, C 200. Achtung: Tiefe D-Potenz wirkt milchreduzierend.

45.4.2 Bewährte Arzneien bei kräftigen Nachwehen

Chamomilla recutita (Kamille)

Das homöopathische Schmerzmittel.

Erscheinungsbild: Frau wirkt hypochondrisch; schickt andere um Hilfe; kann und will es nicht mehr aushalten.

Leitsymptome: hysterische Reaktion; Folge von Ärger. Durst und auffallend rotes Gesicht.

Modalitäten: V 21.00 Uhr.
B reichlich Zuwendung.

Potenzwahl: D 12, C 6, C 30, C 200.

Secale (Mutterkorn)

Erscheinungsbild: hagere, geschwächte Mehrgebärende mit schlaffer Haut und blassem Gesicht.

Leitsymptome: dunkle, passive wässrige Blutung, Folge von Methergin®-Gabe (Methylergometrin).

Modalitäten: V warmes Zudecken.
B Kälte, Aufdecken.

Potenzwahl: C 30.

Sepia (Tintenfischtinte)

Erscheinungsbild: Intellektuelle, eher emotionslose junge Mutter, die erlöst scheint von der Schwangerschaft und Kind. Sie hat ihre Freiheit verloren und bemitleidet sich.

Leitsymptome: Senkung, Beziehungskrise, chronische Scheideninfektionen. Rückbildungsstörungen mit kräftigen Nachwehen im Rücken. Zustand nach Frühgeburt. Möchte gern ein heißes Vollbad nehmen.

Modalitäten: V morgens, abends.
B Saures, Bewegung, Musik.

Potenzwahl: C 30, C 200.

45.4.3 Weitere mögliche Mittel

Caulophyllum (Frauenwurzel), Kalium carbonicum (Pottasche).

45.5 Phytotherapie

45.5.1 Teezubereitungen

Frauenmantelkraut (*Alchemilla vulgaris*) hat als Gerbstoffdroge adstringierende Eigenschaften; kann als Teezubereitung in der Zeit der Rückbildung getrunken werden. Hirtentäschelkaut (*Capsella bursa-pastoris*) hat eine leichte blutstillende und kontraktionsfördernde Wirkung.

Für Wöchnerinnen mit starken Nachwehen kann ein Tee aus z.B.:
- Gänsefingerkraut (*Potentilla anserina*), Gerbstoffdroge, adstringierende Wirkung und
- Melisse (*Melissa officinalis*), beruhigendeWirkung,
- Damiana (*Turnera diffusa*), tonisierende Wirkung

hilfreich sein.

45.6 Weitere Therapieempfehlungen

45.6.1 Ernährung

Es gibt keine spezifische Empfehlung. Die Nahrung sollte in den ersten Tagen leicht verdaulich, z.B. Gemüse- oder Fleischbrühe, und später ballaststoffreich sein, damit der Stuhlgang und somit auch die Rückbildung in Gang gehalten wird.

46 Rückbildung, pathologische

46.1 Allgemein

Insbesondere bei einer Wöchnerin, die nicht stillen und bei Zustand nach Kaiserschnitt (Sectio caesarea) kann es zu einer Rückbildungsstörung (Subinvolutio uteri) kommen. Bei Frauen, die durch Kaiserschnitt entbunden haben, ist die Rückbildung meist verzögert, denn die Uterusmuskulatur wurde ja ebenfalls durchschnitten und genäht. Die Hebamme achtet beim Hausbesuch auf diesen Verlauf besonders gut. Der Uterusfundus verschwindet meist erst nach drei Wochen hinter der Symphyse.

Die Symptome sind:

- Uterus bildet sich nicht ausreichend zurück (siehe auch Kap. 45.1).
- Gebärmutter ist noch zu weich.
- Der Wochenfluss ist verstärkt und blutig.

Die Ursache sollte sobald als möglich geklärt werden und eine hilfreiche Maßnahme einsetzen, damit es nicht zum Wochenflussstau oder gar einer Infektion kommt. Die Menge des Wochenflusses beurteilt die Hebamme bei ihren täglichen Wochenbettbesuchen. Bei Verdacht auf zurückgebliebene Placentareste kann eine Ultraschalluntersuchung Klärung bringen.

Hinweis

Die Hebamme wird beim Wochenbettbesuch nach der Ursache suchen und mit einfachen Maßnahmen wie:

- richtige Körperhaltung,
- kurzzeitige Bauchlage,
- Bauchmassage,
- einfache Rückbildungsübungen

oftmals schon Abhilfe schaffen können (siehe auch Kap. 10.1).
Die Kontrolle der Brüste und der Verdauung steht dabei im Vordergrund, denn oftmals liegt die Ursache im Milcheinschuss oder im Stuhlverhalten. Wenn die Milchbildung in Gang kommt, ist es völlig normal, dass der Uterusfundusstand stagniert und der Wochenfluss geringer wird. Ein aktiver Darm wiederum regt die Uterusrückbildung und die Blutung an.

46.2 Aromatherapie

Die Aromatherapie hat sich etabliert und nimmt mittlerweile einen großen Stellenwert in der Komplementärmedizin ein. Mit den folgenden Empfehlungen können Hebammen, Therapeuten und Apotheken aus den ausgewählten ätherischen und fetten Pflanzenölen, Hydrolaten und Salbengrundlagen individuelle Rezepturen empfehlen, verordnen bzw. herstellen.

Rezepturvorschläge und Empfehlungen

- Ätherische Öle können entsprechend 1–3 %ig in native Pflanzenöle eingearbeitet werden.

46.2.1 Ätherische Öle

Eisenkraut (*Lippia citriodora, Aloisia triphylla*): beruhigend, konzentrationsfördernd, schmerzstillend, ZNS-stimulierend.

Grapefruit (*Citrus paradisi*): erfrischend, erheiternd, belebend.

Ingwer (*Zingiber officinalis*): schmerzstillend, fiebersenkend, aphrodisisch, prostaglandinwirksam, erwärmend.

Nelkenknospe (*Syzygium aromaticum*): erwärmend, durchblutungsfördernd, nervenstärkend, schmerzstillend, stimulierend.

Rosengeranie (*Pelargonium graveolens*): harmonisierend, adstringierend, wundheilend.

Schafgarbe (*Achillea millefolium*): entzündungshemmend, zellerneuernd, Leber-Galle-anregend, schmerzstillend.

Wacholderbeere (*Juniperus communis*): adstringierend, entkrampfend, bei Leberschwäche.

Zypresse (*Cupressus sempervirens*): adstringierend, blutstillend, entstauend, bindegewebsstärkend.

Zimtrinde (*Cinnamomum verum*): durchblutungsfördernd, erwärmend, schmerzlindernd, leicht gerinnungshemmend.

46.2.2 Trägersubstanzen

Calendulaöl (*Calendula officinalis*) **in Olivenöl** (*Olea europaea*): entzündungshemmend, für empfindliche Haut.

Johanniskrautöl (*Hypericum perforatum*) **in Olivenöl** (Olea europaea): entzündungshemmend, heilend, beruhigend, nervenstärkend.

Weizenkeimöl (*Triticum aestivum*): Hoher Vitamin-E-Gehalt, fördert die Hautelastizität.

46.2.3 Alkoholfreie Hydrolate

Rosenhydrolat: wohltuend zur Befeuchtung und Pflege der überdehnten Haut.

Myrtenhydrolat: leicht adstringierend zur Befeuchtung und Pflege der überdehnten Haut.

46.2.4 Original IS Aromamischungen

Wochenbettbauchmassageöl: fördert die Rückbildung, strafft das Gewebe. Ab dem dritten Tag nach der Geburt anwenden. Sollte keine regelmäßige Massage durchgeführt worden sein, ist die Anwendung des Bauchmassageöls oft schon ausreichend, um eine normale Rückbildung der Gebärmutter zu unterstützen. Hilfreich ist ein körperwarmer Aromawickel: einen Teelöffel der Ölmischung mit Honig vermischen und mit einem feuchtwarmen Wickel auflegen.

Ut-Öl unter Hebammenbegleitung während wehenanregender Therapien: stimulierendes, kräftigendes, erwärmendes Massageöl zur Geburt und im Wochenbett. **Nur** bei normalem oder zu geringem Wochenfluss anwenden, wenn eine normale Nachwehentätigkeit fehlt. **Cave**: kann zu starke Blutungen auslösen, daher nur von erfahrener Hebamme anwenden.

46.3 Bach-Blüten

Keine spezifischen Empfehlungen für die körperliche Ebene. Wenn psychische Ursachen zugrunde liegen, dann kommen in Frage:

Olive: bei sehr erschöpften Mehrgebärenden, geistig, körperlich und seelisch scheint der Reservetank leer zu sein.

Walnut: hilft auf psychischer und körperlicher Ebene Umstellungsvorgänge leichter zu durchlaufen.

Red Chestnut: „die geistige Nabelklemme“ für Frauen, die mit dem Kind emotional zu eng verbunden sind. Die Schwangerschaft als idealisierte Zeit, in der das Kind immer bei ihr war und ihm nichts geschehen konnte, wird zurückersehnt, Angst um das Kind, das jetzt in der „großen, feindlichen Welt“ ist.

Star of Bethlehem: nach einer traumatischen Geburtserfahrung, mindert die Folgen von psychischem Schock.

Pine: Schuldgefühle nach Kaiserschnitt (Sectio), Gefühl, versagt zu haben und sich als Mutter an dem Kind „versündigt“ zu haben, auch wenn der Kaiserschnitt noch so berechtigt war.

46.4 Homöopathie

46.4.1 Bewährte Arzneien allgemein

Arnica (Bergwohlverleih)

Das Mittel post partum zur Unterstützung der Rückbildung und Wundheilung.

Leitsymptome: Folge von anstrengender, traumatischer Geburt.

Modalitäten: V morgens, nach Bettruhe, Bewegung.
B Liegen.

Potenzwahl: D 12, C 6, C 30, C 200.

46.4.2 Bewährte Arzneien bei zu wenig Wochenfluss

Bellis perennis (Gänseblümchen)

Die Arnika der Gebärmutter. „Das homöopathische Methergin® (Methylergometrin)“.

Leitsymptome: Wundheitsgefühl im kleinen Becken; nach allen Traumen der Gebärmutter wie Cervixriss, Nachcurettage wegen unvollständiger Placenta, manuelle Lösung.

Modalitäten: V jede Berührung, Ruhe. Liegen.
B Druck, Beine anziehen, kühle Auflagen.

Potenzwahl: D 6, D 12, C 6.

Pulsatilla (Küchenschelle)

Erscheinungsbild: glückliche, strahlende Wöchnerin, blond; wechselhaft, weinerlich, braucht Zuwendung und Trost.

Leitsymptome: durstlos; braucht frische Luft; typisches Mittel für die Zeit während Milcheinschuss mit allen Begleiterscheinungen.

Modalitäten: V allein; morgens und abends.
B Trost.

Potenzwahl: D 12, C 6, C 30, C 200.

Cave: Tiefe D-Potenzen sind milchreduzierend.

Sepia (Tintenfischtinte)

Erscheinungsbild: intellektuelle Frau, brünett, empfand Geburt als Demütigung.

Leitsymptome: Senkung post partum; Nierenthemen in der Anamnese, Beziehungskrise. Zustand nach Frühgeburt.

Modalitäten: V morgens, abends, durch Kälte.
B Wärme, heißes Bad, Saures, Bewegung, Musik.

Potenzwahl: C 30, C 200.

46.4.3 Bewährte Arzneien bei zu starkem Wochenfluss

Coffea (Kaffeebohne)

Erscheinungsbild: euphorische und ideenreiche Wöchnerin mit nervöser Reizbarkeit.

Leitsymptome: Folge von Euphorie- außer sich vor Freude über die Geburt; kräftige Nachwehen; Kopfschmerz wie ein Nagel im Kopf (einseitig).

Modalitäten: V Schmerzmittel, kalte Luft, nachts.
B Wärme, Liegen.

Potenzwahl: D 12, C 6, C 30.

Secale (Mutterkorn)

Achtung potenzabhängige Arznei!

Erscheinungsbild: hagere, geschwächte Mehrgebärende mit schlaffer Haut und blassem Gesicht.

Leitsymptome: Folge von Methergin®-Gabe (Methylergometrin). Dunkle Blutung, wie Tinte; kräftige oder gar keine Nachwehen; dunkle, passive wässrige Blutung.

Modalitäten: V warmes Zudecken.
B Kälte, Aufdecken.

Potenzwahl: C 30 bei zu kräftigen Nachwehen. D 12, C 6, bei fehlenden Nachwehen.

46.4.4 Bewährte Arzneien bei Wochenflussstau

Bellis perennis (Gänseblümchen)

Die Arnika der Gebärmutter. Das „homöopathische Methergin® (Methylergometrin)".

Leitsymptome: Wundheitsgefühl im kleinen Becken; nach allen Traumen der Gebärmutter wie Cervixriss, Nachcurettage wegen unvollständiger Placenta, manueller Lösung, etc.

Modalitäten: V jede Berührung, Ruhe. Liegen.
B Druck, Beine anziehen, kühle Auflagen.

Potenzwahl: D 6, D 12, C 6, C 30.

Belladonna (Tollkirsche)

Erscheinungsbild: temperamentvolle, verärgerte und empfindliche Frau mit großen Pupillen.

Leitsymptome: plötzlich aufgetretenes Fieber, Hochdruck; mit Stirnkopfschmerz, Uteruskantenschmerz; Folge von Sonneneinstrahlung.

Modalitäten: V Mitternacht, beim Hinlegen.
B halb aufrechtes Schlafen.

Potenzwahl: C 30, C 200.

Pulsatilla (Küchenschelle)

Erscheinungsbild: glückliche Wöchnerin, blond; wechselhaft, weinerlich, braucht Zuwendung und Trost; möchte eigentlich hören, dass alles nicht so schlimm ist. Die Tränen fließen, anstatt Muttermilch und Wochenfluss.

Leitsymptome: durstlos; braucht frische Luft; typisches Mittel für die Zeit während Milcheinschuss mit allen Begleiterscheinungen.

Modalitäten: V allein; morgens und abends.
B Trost.

Potenzwahl: D 12, C 6, C 30, C 200.

Cave: Tiefe D-Potenzen sind milchreduzierend.

Sepia (Tintenfischtinte)

Erscheinungsbild: intellektuelle, eher emotionslose junge Mutter, die erlöst scheint von Schwangerschaft und Kind. Sie hat ihre Freiheit verloren und bemitleidet sich. Sie empfand die Geburt als Demütigung.

Leitsymptome: Senkung post partum; Rückenschmerzen (Retroflexio uteri); Nierenthemen in der Anamnese, Beziehungskrise.

Modalitäten: V morgens, abends, durch Kälte.
B Wärme, heißes Bad, Saures, Bewegung, Musik.

Potenzwahl: C 30, C 200.

46.4.5 Weitere mögliche Mittel

- Bei zu wenig Wochenfluss: Nux vomica (Brechnuss).
- Bei zu starkem Wochenfluss: Belladonna (Tollkirsche), China (Chinarinde), Ferrum phosphoricum (Eisenphosphat), Hamamelis (Zaubernuss), Millefolium (Schafgarbe), Phospor (gelber Phosphor), Sabina (Sadebaum).
- Bei Wochenflussstau: Lachesis (Buschmeisterschlange).

46.5 Phytotherapie

46.5.1 Teezubereitungen

Zu wenig Wochenfluss

Bei zu wenig Wochenfluss hilft eineTeemischung aus z.B.:

- Hirtentäschelkraut (*Capsella bursa-pastoris*),
- Frauenmantelkraut (*Alchemilla vulgaris*),
- Melissenblätter (*Melissa officinalis*).

Hinweis
Nur zwei Tassen des Tees täglich trinken!

Ingwerwurzel (*Zingiber officinale*) hilft bei fröstelnden, blassen Frauen zum Durchwärmen.

Zu starker Wochenfluss

Bei zu starkem Wochenfluss kann eine Teemischung aus z. B.:

- Hirtentäschelkraut (*Capsella bursa-pastoris*),
- Frauenmantelkraut (*Alchemilla vulgaris*),
- Schafgarbenkraut (*Achillea millefolium*),
- Pfefferminzblättern (*Mentha piperita*)

getrunken werden.

Hinweis
Nur zwei Tassen des Tees täglich trinken!

46.6 Weitere Therapieempfehlungen

46.6.1 Ernährung

Wichtig ist eine leicht verdauliche Nahrung wie z. B. Suppen; Salate. Auf schwer verdauliche Nahrungsmittel wie z. B. Vollkornbrot, Hülsenfrüchte und auf schwarzen Tee sollte in dieser Zeit verzichtet werden.

46.6.2 Sonstige Therapievorschläge

Therapeuten, die die Problematik kennen, können die Rückbildung der Gebärmutter positiv beeinflussen durch z. B.:

- Fußreflexzonenbehandlung,
- Akupunktmassage nach Penzel,
- Akupunktur,
- Cranio-Sacral-Therapie.

47 Schlafstörungen in der Schwangerschaft

47.1 Allgemein

Meist sind schlechte oder quälende Träume und diffuse Ängste (siehe Kap. 7) die Ursache von Schlafstörungen. Es ist wichtig, im Beratungsgespräch Verständnis zu vermitteln, mögliche Ängste zu erkennen und entsprechend an eine Hebamme weiterzuempfehlen.

Sogenannter Katzenschlaf und häufiges Aufwachen sind kein behandlungsbedürftiger Zustand, sondern ein Umstellmechanismus auf die kommende Stillzeit.

> **Hinweis**
> Schlafhygiene ist gerade bei Schwangeren wichtig. Empfehlenswert ist ein ruhiges, dunkles Zimmer. Elektrogeräte (Funkwecker), Erdmagnetfelder und Wasseradern können bei sensiblen Menschen Schlafstörungen verstärken. Oftmals helfen weichere Matratzen, ein Schwangerschaftslagerungskissen oder ausreichend einzelne weiche Kissen aus Naturmaterialien, um sie zwischen die Beine zu legen oder den schwerer werdenden Bauch abzustützen. Wenn eine Frau stark schwitzt, können zwei dünne Decken, von denen eine bei Bedarf aus dem Bett geworfen werden kann, hilfreich sein. Keine schweren Mahlzeiten vor dem Schlafengehen einnehmen! Sinnvoll ist auch eine warme Dusche oder noch besser ein Vollbad mit ätherischen Ölen vor dem Schlafengehen, aber nicht zu heiß um den Kreislauf nicht zu stark anzuregen.

47.2 Aromatherapie

Die Aromatherapie hat sich etabliert und nimmt mittlerweile einen großen Stellenwert in der Komplementärmedizin ein. Mit den folgenden Empfehlungen können Hebammen, Therapeuten und Apotheken aus den

ausgewählten ätherischen und fetten Pflanzenölen, Hydrolaten und Salbengrundlagen individuelle Rezepturen empfehlen, verordnen bzw. herstellen.

Rezepturvorschläge und Empfehlungen

- Aus den ätherischen Ölen kann eine Rezeptur hergestellt oder ein Einzelöl ausgewählt werden, zur Verwendung als Riechfläschchen, in der Duftlampe oder morgens und abends sieben Tropfen einer 10 %igen Jojobawachsverdünnung zusätzlich in ein Körperöl.
- Die ätherischen Öle entsprechend 1–3 %ig in native Pflanzenöle, neutrale und konservierungsmittelfreie Salbengrundlagen wie Sheabutter (*Butyrospermum parkii*) oder in Totes-Meer-Salz einarbeiten.
  - Die ätherischen Ölmischungen bzw. die Jojobawachsverdünnungen abends eine halbe Stunde vor dem Zubettgehen in der Duftlampe (drei bis fünf Tropfen) verdampfen.
  - Ideal ist ein Fußbad (ein Teelöffel bzw. fünf Tropfen ätherische Ölrezeptur in zwei Esslöffel Honig oder Sahne) oder Vollbad (ein Esslöffel bzw. zehn Tropfen ätherisches Öl in zwei Esslöffel Honig oder Sahne) vor dem Schlafengehen.
  - Die Aromarezepturen sind auch als Ganzkörpereinölung oder Massage hilfreich.

47.2.1 Ätherische Öle

Benzoe (*Styrax tonikinensis*): beruhigend.

Honigwabe: beruhigend, harmonisierend, wärmend.

Iris (*Iris germanica*): psychisch stärkend, schutzgebend, hautpflegend.

Jasmin (*Jasminum grandiflorum*): entspannend, schmerzstillend.

Kamille römisch (*Chamaemelum nobile*): entspannend, beruhigend, schmerzstillend.

Lavendel extra (*Lavandula officinalis*): klärend, schmerzstillend, beruhigend.

Linaloeholz (*Bursera delpechiana*): ausgleichend, entspannend.

Lemongrass (*Cymbopogon flexuosus*): beruhigend, konzentrationsfördernd, gefäßerweiternd.

Mandarine (*Citrus reticulata*): aufmunternd, entspannend.

Melisse (*Melissa officinalis*): beruhigend.

Narde (*Nardostachys jatamansi*): stark beruhigend, entspannend, beruhigt das Atemzentrum, hormonell stimulierend.

Neroli (*Citrus aurantium* ssp. *aurantium*): beruhigend, antidepressiv, ausgleichend; bei Angstzuständen, stimmungsaufhellend, stärkend.

Orange (*Citrus sinensis*): erheiternd, leicht entspannend.

Rose (*Rosa damascena*): hormonell ausgleichend, schmerzlindernd.

Rosengeranie (*Pelargonium graveolens*): harmonisierend, ausgleichend.

Sandelholz (*Santalum album*): antidepressiv, ausgesprochen hautpflegend.

Thymian (*Thymus vulgaris* Chemotyp Linalool): schmerzstillend, nervenstärkend.

Zeder (*Cedrus atlantica*): beruhigend, kräftigend.

Vanille (*Vanilla planifolia*): entspannend, beruhigend, aphrodisierend, stimmt versöhnlich.

47.2.2 Trägersubstanzen

Jojobawachs (*Simmondsia chinensis*): hautverträglich, Vitamin-E-haltig, fördert die Hautelastizität, heilungsfördernd. Neutral riechendes Öl, ideal zur Verdünnung als Naturparfüm.

47.2.3 Original IS Aromamischungen

Entspannungsbad: vor und während der Geburt; bei Alltagsstress und Unruhe. Bei Bedarf ein körperwarmes Bad nehmen.

Fußbad ausgleichend: unmittelbar vor dem Zubettgehen.

Fußcreme ausgleichend: zur abendlichen Fußpflege die Füße nach dem Fußbad mit der Fußcreme einmassieren. Eine Fußreflexzonenbehandlung mit der Fußcreme bringt Entspannung und löst Angstblockaden.

Geborgenheit: bei Heimweh, Burn-out-Syndrom und Abgespanntheit.

Körperöl entspannend: bei Aufregung und Gereiztheit.

Lavendel extra 10 % in Jojobawachs: beruhigend, als kühle Kompresse 20 Minuten lang auf die Herzgegend oder das Sternum auflegen.

Luftikus: beruhigend.

Massageöl entspannend: für eine wohltuende, ausgleichende Massage.

Melisse 10 % in Jojobawachs: innerlich beruhigend, entspannend. Bei Nervosität, berechtigten Ängsten.

Rosengarten: klärend, erdend, schützend; konzentrierte Mischung; als Naturparfüm; als Zusatz in ein Körperöl oder für ein Aromabad.

Sandelholz 10 % in Jojobawachs: balsamisch, entspannend, erdend, beruhigend, meditativ. Für hypertone Frauen.

Anwendung

Die Jojobawachsverdünnungen und die konzentrierte Mischung „Rosengarten" als Naturparfüm vor dem Schlafengehen auftragen, z. B. hinters Ohr, an der Schläfe, im Nacken, in der Herzgegend oder auf dem Handgelenkspuls. Bei Bedarf nachts wiederholen.

47.2.4 Bach-Blüten

Aspen: Albträume, dunkle Vorahnungen, geheime Befürchtungen, Durchschlafstörungen.

White Chestnut: nicht abschalten können, Einschlafstörungen, Gedanken drehen sich wie Hamster im Laufrad.

Vervain: im gut gemeinten Übereifer, berufliche oder private Dinge noch erledigen zu müssen, betreibt sie Raubbau an ihren Kräften und kann schlecht abschalten, reizbar, Einschlafstörungen, oft zusammen mit Impatiens.

Impatiens: Ungeduld, möchte zu viel auf einmal, überreizt, innere Getriebenheit und Unruhe.

Star of Bethlehem: nicht verarbeitete alte, traumatische Erlebnisse kommen nächtens wieder hoch, z. B. eine langwierige erste Geburt.

Larch: Minderwertigkeitsgefühle und Erwartung von Fehlschlägen und der eigenen Unzulänglichkeit.

Elm: Gefühl, der Aufgabe des Mutterseins nicht gewachsen zu sein.

Cerato: zu wenig Vertrauen in die eigenen Instinkte und Meinungen.

> **Hinweis**
> Eine häufige Kombination ist auch Larch mit Elm und Cerato. Schlafstörungen können sehr unterschiedliche Ursachen psychologischer Art haben und erfordern Zeit für die Anamnese, um die richtigen Blüten herauszufinden.

47.3 Homöopathie

47.3.1 Bewährte Arzneien

Avena sativa (Haferstroh)

Bewährte Arznei aus der Phyto-Homöopathie.

Erscheinungsbild: erschöpfte und müde Frau; Unruhe mit Gliedertaubheit.

Leitsymptome: bei chronischer Schlaflosigkeit aufgrund von Drogen- und Alkoholkonsum.

Modalitäten: **V** durch Alkoholgenuss.
B nicht bekannt.

Potenzwahl: D 4, D 6, D 12. C 6.

Coffea (Kaffeebohne)

Erscheinungsbild: eine euphorische und ideenreiche Frau mit nervöser Reizbarkeit.

Leitsymptome: unruhig und schlaflos auf Grund von Aufregung und geistiger Aktivität; Gedanken lassen sie nicht los; wie wenn „Festplatte nicht abschaltet".

Modalitäten: V Erregung, Freude, starke Gerüche, nachts, Kälte.
B Wärme.

Potenzwahl: D 12, C 6, C 30.

Kalium bromatum (Kaliumbromid)

Bewährte Arznei bei Schlaflosigkeit.

Erscheinungsbild: depressiv und sehr verwirrt wirkende Frau auf Grund von Kummer und Angst.

Leitsymptome: hat ständige Schuldgefühle; schläfrig sobald sie sich setzt; auffallend unruhige, nervöse Hände; Angst vor Menschen, will aber im Dunkeln nicht allein bleiben.

Modalitäten: V Hitze, nachts 2.00 Uhr, Neumond.
B körperliche und geistige Beschäftigung, kühles Wetter.

Potenzwahl: C 30, C 200.

Valeriana (Baldrian)

Bewährt aus der Phyto-Homöopathie.

Leitsymptome: überempfindlich nachts, nervös, hysterisch; mit Blähungen; beim Einschlafen Atemnot; erwachen mit Juckreiz.

Modalitäten: V vor Mitternacht.
B Bewegung.

Potenzwahl: D 4, D 6, D 12, C 6.

47.3.2 Weitere mögliche Mittel

Kalium carbonicum (Pottasche), Nux vomica (Brechnuss), Opium (Schlafmohn), Pulsatilla (Küchenschelle).

47.4 Phytotherapie

In der Phytotherapie kann vergleichbar therapiert werden wie bei der Indikation „Ängste in der Schwangerschaft" (siehe Kap. 7.5).

47.5 Weitere Therapieempfehlungen

47.5.1 Allopathie

Schlafstörungen haben unterschiedlichste Ursachen und sollten erst nach Ausschöpfung aller Alternativen medikamentös behandelt werden. Ein Großteil der Schlafstörungen spricht auf Placebo gut an.

47.5.2 Ernährung

Eine leichte Kost ist sinnvoll, vor allem abends keine schwerverdaulichen Speisen und Hauptmahlzeiten.

47.5.3 Schlafsocken nach Pfarrer Kneipp

Im Anschluss an ein warmes Fußbad (siehe Kap. 47.2.3) können die Schlafsocken nach Kneipp verwendet werden. Dazu werden Baumwollsocken in kaltes Wasser getaucht, ausgedrückt und faltenfrei angezogen. Darüber werden Wollsocken gezogen, die etwas länger als die Baumwollsocken sind. Dann 20 min, oder auch die ganze Nacht anlassen.

47.5.4 Sonstige Behandlungsvorschläge

Alle Behandlungen sollen nur von im Umgang mit schwangeren Frauen erfahrenen Therapeuten ausgeführt werden:

- Akupunktur,
- Fußreflexzonenbehandlung,
- Cranio-Sacral-Therapie.

48 Schlafstörungen bei Säuglingen, Schreikinder

48.1 Allgemein

Babies schlafen oft recht unruhig und die Eltern müssen sich auf diese neue Lebensphase mit ihrem Kind einstellen. Ob es sich dann bei Einschlafschwierigkeiten wirklich um Schlafstörungen oder einfach nur um eine abendliche Unruhestunde handelt, ist oftmals schwer abzuschätzen. Insbesondere bei sogenannten Durchschlafschwierigkeiten werden häufig die Maßstäbe anderer Kinder zugrunde gelegt, anstatt die Bedürfnisse dieses einen Kindes zu berücksichtigen.

> **Hinweis**
> Schreit das Kind viel und ausdauernd, und das über viele Wochen hinweg, ist den Eltern unbedingt zu raten, eine Schreiambulanz aufzusuchen.

Oft aber genügt es, wenn die Eltern sich bewusst werden, dass es einfacher ist, wenn sie sich an den Rhythmus des Kindes gewöhnen als umgekehrt. Zudem bedarf es viel innerer Ruhe, Durchhaltevermögen, Liebe zum Kind und Vertrauen darauf, dass es sich nur um eine kurze Lebensphase handelt, die sich ganz sicher bessern wird. Ruhige, fast schon monotone Einschlafrituale helfen abends ebenso, wie das Zugeständnis an das Kind, einige Beschwerdeminuten einlegen zu dürfen.

Bei Frühgeburtskindern und vor allem nach traumatischen Geburten konnten in jüngster Zeit mit Osteopathie und Cranio-Sacral-Therapie sehr gute Erfahrungen gesammelt werden.

48.2 Aromatherapie

Die Aromatherapie hat sich etabliert und nimmt mittlerweile einen großen Stellenwert in der Komplementärmedizin ein. Mit den folgenden Empfehlungen können Hebammen, Therapeuten und Apotheken aus den

ausgewählten ätherischen und fetten Pflanzenölen, Hydrolaten und Salbengrundlagen individuelle Rezepturen empfehlen, verordnen bzw. herstellen.

Rezepturvorschläge und Empfehlungen

- Ein ätherisches Öl bzw. eine Rezeptur daraus oder die Aromamischungen „Luftikus", „Sandmännchen" können abends eine halbe Stunde vor dem Zubettgehen in der Duftlampe verdampft werden. Drei Tropfen des Naturparfüms oder einer Rezeptur vermischt mit etwas Pflanzenöl für eine Fußmassage oder 3–5 Tr. vermischt mit Honig oder Sahne als entspannendes Bad vor dem Schlafengehen anwenden.
- Die ätherischen Öle entsprechend 1–3 %ig in native Pflanzenöle oder Totes-Meer-Salz einarbeiten.
- Rezepturvorschlag: 5 Tr. Orange, 1 Tr. Kamille römisch, 1 Tr. Vanille, 2 Tr. Tonkabohne in 30 ml natives Pflanzenöl und 20 ml Jojobawachs einmischen. Dieses als Babymassageöl verwenden.

48.2.1 Ätherische Öle

Honigwabe: beruhigend, harmonisierend, wärmend.

Kamille römisch (*Chamaemelum nobile*): entspannend, beruhigend, schmerzstillend.

Mandarine (*Citrus reticulata*): aufmunternd, entspannend.

Narde (*Nardostachys jatamansi*): stark beruhigend, entspannend, beruhigt das Atemzentrum.

Neroli (*Citrus aurantium ssp. aurantium*): beruhigend, ausgleichend; bei Angstzuständen, psychisch anregend und stärkend.

Orange (*Citrus sinensis*): erheiternd, leicht entspannend.

Rose (*Rosa damascena*): schmerzlindernd.

Sandelholz (*Santalum album*): harmonisierend, ausgesprochen hautpflegend.

Tonkabohne (*Dipteryx odorata*): entspannend, beruhigend, erwärmend.

Vanille (*Vanilla planifolia*): entspannend, beruhigend, stimmt versöhnlich.

Zeder (*Cedrus atlantica*): beruhigend, kräftigend.

48.2.2 Trägersubstanzen

Jojobawachs (*Simmondsia chinensis*): hautverträglich, Vitamin-E-haltig, fördert die Hautelastizität, heilungsfördernd. Neutral riechendes Öl, ideal zur Verdünnung als Naturparfüm.

48.2.3 Original IS Aromamischungen

Luftikus: für leicht ablenkbare Kinder; im Säuglingszimmer; beruhigend.

Babybad: entspannend und ausgleichend; ideal in Kombination mit Babyölen. Eine regelmäßige abendliche Badezeremonie mit ruhiger Musik und anschließender entspannender Massage.

Familienbad: zum Entspannen und Verwöhnen. Für Säuglinge sparsam dosieren. Besonders entspannend und leicht erwärmend für Babys. Nach dem Bad sanft und ruhig einmassieren und das Kind in ein vorgewärmtes Bettchen legen.

Fußcreme ausgleichend: für abendliche beruhigende Fußmassage.

Körperöl entspannend: bei Aufregung und Gereiztheit; wenn das Baby aufregende Erlebnisse hatte. In ruhiger Umgebung einmassieren. Evtl. zuerst einen Teelöffel vermischt mit einem Esslöffel Honig als Badezusatz.

Sandmännchen: für Kinder die zu schnell, zu hastig und zu viel trinken; im Säuglingszimmer; beruhigend.

48.3 Bach-Blüten

48.3.1 Bach-Blüten für Säuglinge

Holly: wütendes, gereiztes Kind, emotionale Irritation, ärgerliches Schreien, „das verletzte Herz“ bei Trennung von der Mutter in den ersten Tagen, z. B. nach Verlegung in Kinderklinik.

Impatiens: ungeduldiges, hastiges Trinken, verschluckt sich häufig, schluckt in seiner Gier häufig Luft mit.

Rock Rose: Angstzustände, nach traumatischer Geburt.

Heather: mag nicht alleine sein, schreit, sobald es alleine in seinem Bettchen liegt, braucht Publikum, sehr nähebedürftig.

Rescue Remedy: Notfallmischung, kann auch aus der Einnahmeflasche über 6–8 Wochen gegeben werden, allgemein nach traumatischer Geburt, enthält Rock Rose, Impatiens und Star of Bethlehem

48.3.2 Bach-Blüten für die Eltern

Pine: Schuldgefühle, als Eltern zu versagen. Fehler, die wir alle als Menschen machen, können nicht losgelassen werden und tauchen immer wieder im Geist auf.

Larch: Minderwertigkeitsgefühl, Empfinden, dem Elternsein nicht gewachsen zu sein. Unsicherheit im Umgang mit dem Kind, kein Vertrauen in die eigenen Fähigkeiten. Neigt dazu, sich zu vergleichen und sich dabei schlecht zu machen.

Cerato: mangelndes Vertrauen in eigene Instinkte und Gefühle. Von den zahlreichen Ratschlägen anderer total verunsichert, kann sie sich gegenüber anderen nicht abgrenzen und sich keine eigene Meinung bilden. Oder fragt jeden, der ihr begegnet, um Rat und endet völlig verwirrt und verunsichert.

Impatiens: Ungeduld und überschießende Reaktionen.

Holly: Wut, Ablehnungsgefühle dem Kind gegenüber, niedrige Frustrationstoleranz, es handelt sich nicht um eine primäre Ablehnung des Kindes, sondern um negative Gefühle, die durch eigene emotionale Verletztheit entstehen. „Wir meinen es doch so gut, warum reagiert das Kind nicht darauf?“ Holly ist die Blüte, die das eigene verletzte Herz besänftigt.

Rock Water: starre Vorstellungen, wie es mit dem Kind laufen soll, wenig flexibel. Hohe Ansprüche an sich selber, übergeht eigene Bedürfnisse nach Ruhe und Essen und überträgt die resultierende unterschwellige Unzufriedenheit auf das Kind.

Red Chestnut: viel Angst um das Kind, nimmt eigene Bedürfnisse nicht mehr wahr. Kann das Kind schlecht abgeben, selbst an den Partner oder enge Verwandte nicht. Zu enge Verbundenheit mit dem Kind, Red Chestnut ist „die pflanzliche Nabelklemme“.

Olive: körperlich und seelisch völlig erschöpft und ausgelaugt, Reservetank leer und keine Füllung in Sicht. Olive hilft, wieder zu Kräften zu kommen. Die Blüte für Mehrgebärende!

48.3.3 Bach-Blüten für Geschwisterkinder

Auch für Geschwisterkinder kann eine Schreiphase beim jüngeren Bruder oder Schwesterchen eine Belastung sein. Bei Reaktionen wie Eifersucht können Bach-Blüten helfen:

Holly: Eifersucht, Neid, Wutanfälle.

Vine: der kleine Haustyrann, will seinen Willen durchsetzen, dominierend.

Chicory: Manipulationsversuche, mischt sich überall ein.

Heather: mag nicht alleine sein, braucht Publikum, verfolgt die Mutter auf Schritt und Tritt.

Mimulus: viele kleine Ängstlichkeiten, fürchtet sich im Dunkeln, vor Tieren, konkret benennbare Ängste.

Water Violett: zieht sich in sich selbst zurück, isoliert sich.

Walnut: umhüllt und schützt die Seele bei tief greifenden Veränderungen im Leben.

48.4 Homöopathie

48.4.1 Bewährte Arzneien

Belladonna (Tollkirsche)

Erscheinungsbild: Kind will nicht getragen werden, roter Kopf.

Leitsymptome: mitternächtliches plötzliches Schreien, mit Schweißperlen am Kopf. Große angsterfüllte Augen mit starrem Blick.

Modalitäten: V Berührung.
B Wärme, Ruhe.

Potenzwahl: C 30.

Chamomilla recutita (echte Kamille)

Erscheinungsbild: eine Wange rot, eine blass.

Leitsymptome: unruhiges, zornig wirkendes Kind. Eine Wange rot, eine blass. Will ständig getragen und bewegt werden. Will Brust, Spielzeug etc. und lehnt es dann doch ab.

Modalitäten: V 21.00 Uhr.
B Umhertragen (nur für kurze Zeit).

Potenzwahl: D 12, C 6, C 30.

Jalapa (Exogonium purga)

Erscheinungsbild: der typische „Nachtschreier“.

Leitsymptome: das Kind scheint Tag- und Nachtrhythmus zu verwechseln. Es schreit heftig und scheint Bauchschmerzen zu haben. Die Stühle sind dünnflüssig.

Modalitäten: V Sommer, zugedeckt.
B Legen der Hände in kaltes Wasser.

Potenzwahl: D 12, C 6.

Valeriana (gemeiner Baldrian)

Erscheinungsbild: ruheloses Kind, will ständig bewegt werden; Überempfindlichkeit sämtlicher Sinne.

Leitsymptome: das Kind erbricht reichlich geronnene Milch nach dem Stillen und schreit und wirkt nervös mit Zuckungen.

Modalitäten: V Ruhe.
B Bewegung, getragen werden.

Potenzwahl: D 12, C 6.

48.4.2 Weitere mögliche Arzneien

Aconitum (Eisenhut), Coffea (Kaffeebohne), Lac caninum (Lac caninum), Mandragora (Alraune), Zincum metallicum (Zink).

Komplexhomöopathie

Viburcol® N Kinder- und Säuglingssuppositorien.

Anthroposophie

- Avena comp Globuli, Wala®.
- Avena sativa comp. Globuli, Weleda®.
- Passiflora Kinderzäpfchen, Wala®.

48.5 Phytotherapie

48.5.1 Drogenzubereitungen

Beruhigend wirkende Teezubereitungen sind z. B.:

- Hopfen (*Humulus lupulus*).
- Melisse (*Melissa officinalis*).
- Passionsblume (*Passiflora incarnata*).
- Baldrianwurzel (*Valeriana officinalis*).

Daneben gibt es fertige Teemischungen in Filterbeuteln, z. B. Sidroga® Bio Kinder Gute-Nacht-Tee.

Bäder

Bäder mit Lavendelblüten (*Lavandula officinalis*) und Melissenkraut (*Melissa officinalis*) haben unterstützende Wirkung.

Für ein Bad 10–20 g der Drogen mit 250 ml kochendem Wasser übergießen, 10 min ziehen lassen, abseihen und diesen Sud für ein Säuglingsbad verwenden.

Hausmittel

Hausmittel sind Lavendelsäckchen oder -sträußchen, die in sicherer Entfernung des Kindes über das Bett gehängt werden ebenso wie Hopfenkissen (500 g Hopfenzapfen in ein Baumwoll- bzw. Leinenkissen füllen).

48.6 Weitere Therapieempfehlungen

- Reflexzonenbehandlung,
- Cranio-Sacral-Therapie, Osteopathie gilt als eine der wichtigsten Therapien (siehe auch Kap. 48.1),
- Babymassage.

49 Schmerzen in der Schwangerschaft

49.1 Allgemein

Eine natürlich verlaufende Schwangerschaft ist schmerzfrei, deshalb müssen Schmerzen in der Schwangerschaft immer ernst genommen werden. Es sollte jedoch keine Angst vermittelt werden, sondern mit Ruhe und Überzeugung auf Arzt oder Hebamme verwiesen werden!

> **Hinweis**
> Bei Schmerzen kann es sich um Frühgeburtsbestrebungen, eine vorzeitige Plazentaablösung, aber auch um eine akute Appendizitis oder einen Bauchnabel- oder Leistenbruch handeln!
> Banale Beschwerden wie Kopfschmerzen, Zahnschmerzen oder Prellungen können auch in einer Schwangerschaft auftreten.

49.2 Aromatherapie

Die Aromatherapie hat sich etabliert und nimmt mittlerweile einen großen Stellenwert in der Komplementärmedizin ein. Mit den folgenden Empfehlungen können Hebammen, Therapeuten und Apotheken aus den ausgewählten ätherischen und fetten Pflanzenölen, Hydrolaten und Salbengrundlagen individuelle Rezepturen empfehlen, verordnen bzw. herstellen.

Rezepturvorschläge und Empfehlungen

- Ätherische Öle entsprechend 1–3 %ig in native Pflanzenöle, neutrale und konservierungsmittelfreie Salbengrundlagen wie Sheabutter (*Butyrospermun parkii*) einarbeiten.
- Mit einem individuell hergestellten Massageöl oder mit Allgäuer Öl IS die schmerzhaften Stellen bei Bedarf kräftig massieren. Einen Teelöffel Massageöl mit Honig vermischen, einen kühlen oder warmen Aromawickel herstellen.
- Die 10 %igen Jojobawachsverdünnungen mehrmals täglich auf schmerzhafte Bereiche des Körpers punktuell auftragen.
- Rezepturvorschlag: 3 Tr. Immortelle, 5 Tr. Kamille römisch, 2 Tr. Rose, 1 Tr. Narde einmischen in 30 Johanniskrautöl, 20 ml Mandelöl, 10 ml Calophyllumöl. Schmerzende Bereiche z. B.: nach einer Verrenkung oder einem Sturz einreiben.

49.2.1 Ätherische Öle

Cajeput (*Melaleuca leucadendra*): schmerzlindernd.

Immortelle (*Helichrysum italicum*): zellerneuernd, antirheumatisch, bei Gelenkschmerzen.

Kamille römisch (*Chamaemelum nobile*): entspannend, beruhigend, schmerzstillend.

Lavendel (*Lavandula officinalis*): klärend, schmerzstillend, beruhigend.

Linaloeholz (*Bursera delpechiana*): ausgleichend, entspannend.

Myrte (*Myrtus communis*): entstauend, hautpflegend, leberanregend.

Narde (*Nardostachys jatamansi*): stark beruhigend, entspannend, beruhigt das Atemzentrum, hormonell stimulierend.

Nelkenknospe (*Syzygium aromaticum*): erwärmend, durchblutungsfördernd, nervenstärkend, schmerzstillend, stimulierend.

Pfefferminzöl (*Mentha piperita*): erfrischend, belebend, kreislaufanregend, kühlend.

Rose (*Rosa damascena*): hormonell ausgleichend, schmerzlindernd, entzündungshemmend, zellerneuernd.

49.2.2 Trägersubstanzen

Calendulaöl (*Calendula officinalis*) **in Olivenöl** (*Olea europaea*): entzündungshemmend.

Calophyllumöl (*Calophyllum inophyllum*): entzündungshemmend, wundheilend.

Jojobawachs (*Simmondsia chinensis*): hautverträglich, Vitamin-E-haltig, fördert die Hautelastizität, heilungsfördernd. Neutral riechendes Öl, ideal zur Verdünnung als Naturparfüm.

Johanniskrautöl (*Hypericum perforatum*) **in Olivenöl** (*Olea europaea*): durchblutungsfördernd, erwärmend, schmerzlindernd.

Mandelöl (*Prunis dulcis var. dulcis*): hautpflegend, massagefreundlich.

49.2.3 Original IS Aromamischungen

Allgäuer-Öl: kühlend und beruhigend. Als Massageöl bei verspannter Muskulatur.

Lavendel extra 10 % in Jojobawachs: klärend beruhigend.

Kamille römisch 10 % in Jojobawachs: lindernd, ausgleichend.

Rose 10 % in Jojobawachs: beruhigend und besänftigend.

Pfefferminze 10 % in Jojobawachs: kühlend. **Cave**: Homöopathie und vorzeitige Wehen!

49.3 Bach-Blüten

Keine Empfehlung

49.4 Homöopathie

49.4.1 Bewährte Arzneien

Belladonna (Tollkirsche)

Erscheinungsbild: temperamentvolle Frau mit großen Pupillen; erscheint wie hyperton.

Leitsymptome: Schmerzen sind plötzlich aufgetreten, heftig, klopfend und rhythmisch; Folge von Sonneneinstrahlung.

Modalitäten: V Mitternacht, beim Hinlegen; Licht und Sonne.
B Wärme.

Potenzwahl: D 12, C 6, C 30.

Chamomilla (echte Kamille)

Das homöopathische Schmerzmittel.

Erscheinungsbild: Frau wirkt hypochondrisch; schickt andere um Hilfe.

Leitsymptome: kann es nicht mehr aushalten; Folge von Ärger.

Modalitäten: V 21.00 Uhr.
B aufwendige Zuwendung.

Potenzwahl: D 12, C 6, C 30.

Magnesium phosphoricum (zweibasisches Magnesiumphosphat)

Erscheinungsbild: strahlende, aktive und lebensbejahende Frau, die schnell erschöpft ist.

Leitsymptome: wehenartige Schmerzen, ohne wirkliche Uterustätigkeit; Beschwerden kommen und gehen blitzartig.

Modalitäten: V Kälte, nachts, rechts.
B Wärme, Massage, Druck.

Potenzwahl: D 12, C 6, C 30.

49.5 Phytotherapie

Warme ansteigende Fußbäder mit Salz oder Rosmarin CT-Cineol (*Rosmarinus officinalis*) fördern die Durchblutung.

49.6 Weitere Therapieempfehlungen

49.6.1 Allopathie

Mittel der Wahl zur Behandlung banaler Schmerzen und Fieber während der gesamten Schwangerschaft und Stillzeit unter Nutzen-Risikoabwägung ist Paracetamol, z. B. Ben-u-ron®, Paracetamol ratiopharm®. Die Dosierungsempfehlungen sind zu beachten

49.6.2 Pysikalische Therapien

Alle Therapien sollten nur von Therapeuten ausgeführt werden, die mit Schwangeren Erfahrung haben.

- Reflexzonenbehandlung.
- Akupunktmassage nach Penzel.
- Akupunktur.
- Cranio-Sacral-Therapie.

Schmerzen sind eine Domäne der Akupunktur, allerdings sollten Probleme wie vorzeitige Wehen oder Blinddarmentzündung vor der Akupunktur ausgeschlossen sein. Die Schmerzhemmung ist oft so effektiv ist, dass Symptome verschleiert werden und der Zeitpunkt für eine Therapie verpasst wird.

50 Schmerzen in der Stillzeit

50.1 Allgemein

Schmerzen (siehe auch Kap. 49) im Wochenbett müssen immer sehr ernst genommen werden.

Kopfschmerzen sind oftmals die Vorboten für einen Milchstau, eine Mastitis oder einen Wochenflussstau. Ebenso weisen Rückenschmerzen auf eine Uterusproblematik hin oder Nacken- und Schulterschmerzen auf eine falsche Haltung beim Stillen. Die Frau soll Arzt und Hebamme konsultieren.

Hinweis
Schmerzlindernde Maßnahmen allein behandeln nicht die Ursache! Es muss geklärt werden, wo die Ursache liegt (s. o.).

51 Schmierauge beim Säugling

51.1 Allgemein

Eine häufige Erscheinung bereits in den ersten Lebenstagen kann ein sogenanntes Schmierauge sein. Das Auge ist weiß-gelblich verklebt und tränt. Bleibt es unbehandelt, kann sich daraus eine Augenentzündung entwickeln. Noch immer wird mancherorts die Crede'sche Augenprophylaxe mit Silbernitrat post partum durchgeführt, was dann zu diesem Erscheinungsbild führen kann. Das Schmierauge kann aber auch eine Folge der Phototherapie sein.

Hinweis
Zugluft im Augenbereich des Neugeborenen sollte immer vermieden werden. Regelmäßiges Einträufeln von Muttermilch hilft oft schnell und ist unkompliziert. Hilfreich sind auch mit Muttermilch getränkte Kompressen. Dies gilt nicht, wenn die Mutter zu dieser Zeit eine Brustentzündung hat.

Häufig ist die Behandlung eines Schmierauges mit großer Geduld verbunden, da es sich über viele Wochen hinziehen kann. Allerdings muss eine pathologische Entzündung vom Arzt ausgeschlossen werden. Sollte eine Tränenkanalstenose vorliegen, ist eine regelmäßige sanfte Massage von der Augenaußenseite nach innen zum Augeninneren hilfreich. Auch hier ist Geduld und Zeit der hilfreichste Faktor.

51.2 Aromatherapie

Die Aromatherapie hat sich etabliert und nimmt mittlerweile einen großen Stellenwert in der Komplementärmedizin ein. Mit den folgenden Empfehlungen können Hebammen, Therapeuten und Apotheken aus den ausgewählten ätherischen und fetten Pflanzenölen, Hydrolaten und Salbengrundlagen individuelle Rezepturen empfehlen, verordnen bzw. herstellen.

Rezepturvorschläge und Empfehlungen

Das ätherische Öl entsprechend 1%ig in isotonische Kochsalzlösung oder Rosenhydrolat einarbeiten zur Reinigung des verklebten Auges.

51.2.1 Ätherische Öle

Lavendel extra (*Lavandula officinalis*): klärend, schmerzstillend, beruhigend.

51.2.2 Alkoholfreie Hydrolate

Lavendelhydrolat: zur Befeuchtung, Kühlung und Reinigung des Auges. Idealerweise während des Stillens eine Augenkompresse auflegen.

Rosenhydrolat: zur Befeuchtung, Kühlung und Reinigung des Auges. Idealerweise während des Stillens eine Augenkompresse auflegen.

51.3 Bach-Blüten

Crab Apple: die Reinigungsblüte. Innerlich geben, nicht auf das Auge träufeln.

51.4 Homöopathie

51.4.1 Bewährte Arzneien

Argentum nitricum (Silbernitrat)

Erscheinungsbild: das Kind scheint Schmerzen zu haben.

Leitsymptome: das Auge wirkt wie mit Silbernitrattropfen behandelt. Geschwollen, reichlich dick, gelbe Absonderungen. Blähungen. Folge von Schreck (traumatische Geburt).

Modalitäten: V nachts.
B Kühle.

Potenzwahl: C 30.

Pulsatilla (Küchenschelle)

Erscheinungsbild: waches, strahlendes Neugeborenes.

Leitsymptome: gelb grünlicher Augenfluss. Kind weint, wenn es nicht getragen wird, braucht Zuwendung. Will häufig gestillt werden, trinkt aber wenig. Braucht frische Luft.

Modalitäten: V allein; Wärme.
B Zuwendung.

Potenzwahl: D 12, C 6, C 30, C 200.

51.4.2 Weitere mögliche Mittel

Hepar sulfuris (Kalkschwefelleber).

51.4.3 Anthroposophie

- Euphrasia Augentropfen Wala®, Einzeldosis, Euphrasia D 3 Augentropfen Weleda®.
- Calendula Augentropfen D 4 Weleda®.

51.5 Phytotherapie

Waschungen mit Teezubereitungen aus Augentrostkraut (*Euphrasia officinalis*) (am Auge keine Kamillenanwendungen) sind hilfreich. Bei Anwendungen am Auge bitte beachten, dass das Abfiltern aller Schwebteilchen schwierig ist und häufig Reizungen durch kleinste Kräuterteilchen im Bindehautsack ausgelöst werden. Hygienischer sind Fertigprodukte (siehe Kap. 50.4.3).

51.6 Weitere Therapieempfehlungen

Das Reinigen des Schmierauges kann mit steriler Kochsalzlösung 0,9 % erfolgen. Am besten Einzelampullen verwenden und eine sterile Kompresse damit beträufeln.

52 Schwäche in der Stillzeit

52.1 Allgemein

Post partum kommt es häufig zu Schwächezuständen, infolge einer anstrengenden Geburt oder großem Blutverlust. In den späteren Wochen werden Schwächezustände oftmals nur durch versteckte Botschaften der Angehörigen erkannt. Sie sind ernst zu nehmen, da diese oft der Beginn psychische Probleme sein können. Das Umfeld erkennt den ernsten Zustand oft spät, da das Kind die Mutter ständig fordert und unausgeschlafene Mütter „normal" sind.

Die junge Mutter von heute neigt zudem dazu, sich zu früh zu überfordern. Sie selbst wie der Partner erkennen oft erst am Milchmangel, an Schweißausbrüchen und immer häufigeren Stimmungsschwankungen, dass sie sich übernommen hat. Stillen ist eine äußerst kräftezehrende Arbeit, die neben dem 24-Stunden-Beruf als Mutter häufig unterschätzt wird. Hinzu kommt ein meist zeitweise Wiedereinstieg in den Beruf was dann die Überforderung möglicherweise komplett macht.

Hinweis
Gezielte Rückbildungsgymnastik mit geeigneten Entspannungsübungen, möglichst in der Gruppe, gibt der jungen Mutter ein gesundes Bewusstsein, um ihre physischen und psychischen Grenzen früher zu erkennen. Die Gruppe gibt Halt und ermöglicht auch den Austausch über die veränderte Situation als Frau und Partnerin.

52.2 Aromatherapie

Die Aromatherapie hat sich etabliert und nimmt mittlerweile einen großen Stellenwert in der Komplementärmedizin ein. Mit den folgenden Empfehlungen können Hebammen, Therapeuten und Apotheken aus den

ausgewählten ätherischen und fetten Pflanzenölen, Hydrolaten und Salbengrundlagen individuelle Rezepturen empfehlen, verordnen bzw. herstellen.

Rezepturvorschläge und Empfehlungen

- Ätherische Öle entsprechend 1–3 %ig in native Pflanzenöle oder in neutrale und konservierungsmittelfreie Shampoogrundlagen einarbeiten.
- Rezepturvorschlag: 3 Tr. Eisenkraut, 7 Tr. Grapefruit, 9 Tr. Rosengeranie, 1 Tr. Iris, 5 Tr. Zeder in 10 ml Nachtkerzenöl, 20 ml natives Walnussöl und 70 ml Aprikosenkernöl mischen.

52.2.1 Ätherische Öle

Eisenkraut (*Lippia citriodora, Aloisia triphylla*): beruhigend, konzentrationsfördernd, ZNS-stimulierend.

Grapefruitöl (*Citrus paradisi*): erfrischend, erheiternd, belebend.

Iris (*Iris germanica*): psychisch stärkend, schutzgebend, hautpflegend.

Jasmin (*Jasminum grandiflorum*): entspannend.

Muskatellersalbei (*Salvia sclarea*): euphorisierend, östrogenartig, hypophysenwirksam, entspannend.

Myrte (*Myrtus communis*): adstringierend, entstauend, hautpflegend.

Neroli (*Citrus aurantium* ssp. *aurantium*): beruhigend, antidepressiv, ausgleichend; bei Angstzuständen, psychisch anregend und stärkend.

Rosengeranie (*Pelargonium graveolens*): harmonisierend, adstringierend.

Rosmarin CT-Cineol (*Rosmarinus officinalis*): stärkend, durchblutungsfördernd, krampflösend.

Schafgarbe (*Achillea millefolium*): psychisch stärkend.

Vetiver (*Vetiveria zizanoides*): beruhigend, durchblutungssteigernd.

Ysop decumbens (*Ysopus officinalis* var. *decumbens*): konzentrationsfördernd.

Zeder (*Cedrus atlantica*): beruhigend, kräftigend.

Zitrone (*Citrus limon*): erfrischend, belebend, konzentrationsfördernd.

Zypresse (*Cupressus sempervirens*): adstringierend, konzentrationsfördernd.

52.2.2 Trägersubstanzen

Johanniskrautöl (*Hypericum perforatum*) **in Olivenöl** (*Olea europaea*): heilend, beruhigend, nervenstärkend.

Jojobawachs (*Simmondsia chinensis*): hautverträglich, Vitamin-E-haltig, fördert die Hautelastizität, heilungsfördernd. Neutral riechendes Öl, ideal zur Verdünnung als Naturparfüm.

Totes-Meer-Salz: hoher Mineralgehalt, hautpflegend, heilend, kreislaufstabilisierend.

52.2.3 Original IS Aromamischungen

Körperöl festigend: seelisch und körperlich stabilisierend.

Körperöl kräftigend: gibt Kraft und seelische Stütze.

Konzentrationsöl: zum Durchhalten.

Eisenkraut 10 % in Jojobawachs: konzentrationsfördernd, gibt Durchhaltevermögen.

Iris 1 % in Jojobawachs: Das Schutzöl für schwierige Lebensphasen.

Neroli 10 % in Jojobawachs: als Schutzduft, wenn Schwäche in Verbindung mit Ängsten auftritt.

Anwendung

- Die Körperöle ein- bis zweimal täglich auf der nassen Haut einmassieren. Vollbad mit einem Esslöffel der Aromamischung in drei Esslöffel Honig und/oder Sahne vermischt und zusätzlich evtl. 250–500 g Totes-Meer-Salz (anschließend klar abduschen). Als Naturparfüm verwendbar.

- Die ätherische Ölmischung Konzentrationsöl als Riechfläschchen, als Naturparfüm (10 % in Jojobawachs), in der Duftlampe anwenden oder täglich fünf Tropfen aus der 10 %igen Jojobawachsverdünnung in ein neutrales Körperöl geben. 10 Tropfen der Aromamischung in 250–500 g Totes-Meer-Salz geben, darin baden (anschließend klar abduschen).
- Naturparfüms können hinterm Ohr, an der Schläfe, im Nacken, in der Herzgegend, auf dem Handgelenkspuls oder der Kniekehle von der Frau nach Bedarf beliebig oft eingesetzt werden.

52.3 Bach-Blüten

Erschöpfungszustände lassen sich unterstützend sehr gut mit Bach-Blüten therapieren.

Olive: die Mehrgebärenden-Blüte, vor allem, wenn die Kinder rasch aufeinander folgten. Körperlich, seelisch und geistig erschöpft, Gefühl, als sei der Reservetank leer und nie wieder zu füllen.

Wild Rose: Burn-out, die Frau ist so erschöpft, das sie nur noch dahinvegetiert. Im Alltag funktionieren, aber das Leben macht keine Freude mehr. Keine Gefühlsregungen, weder positiv noch negativ, da auch das anstrengend wäre und Energie kostet, die Tage sind ein einziger grauer Brei.

Elm: „die schwache Stunde der Starken". Frauen, die sonst belastbar und gut organisiert sind, haben sich übernommen und haben jetzt das Gefühl, nicht mehr weiter zu kommen.

Hornbeam: eher die Vorstellung, erschöpft zu sein, als Realität. Keine Lust zu Routineaufgaben wie Haushalt, allein das daran Denken ist anstrengend. Kommt aber die Freundin vorbei und lenkt sie ab, hat sie die Energie für einen ausgedehnten Stadtbummel oder andere angenehme Tätigkeiten.

52.4 Homöopathie

Arnica (Bergwohlverleih)

Erscheinungsbild: lange Stillzeit und vielen anstrengenden Nächte; Mehrfachmütter;

Leitsymptome: Folge von körperlicher Überanstrengung. Fühlt sich morgens gerädert und wie geschlagen.

Modalitäten: V morgens, nach Bettruhe, Bewegung.
B Liegen.

Potenzwahl: D 12, C 6, C 30, C 200.

Calcium phosphoricum (Calciumhydrogenphosphat)

Erscheinungsbild: gutmütige, glückliche und besorgte Mutter.

Leitsymptome: nervöse, hagere und dunkle Frau, blass, abgemagert und erschöpft; wirkt unzufrieden, ständig müde mit Seufzen und Gähnen. Mutter mehrerer Kinder oder nach Zwillingsgeburt. Ständig kalte Füße bis zum Knie. Verlangen nach Gewürztem und Salzigem.

Modalitäten: V jede Anstrengung, Wetterwechsel, Luftzug.
B Ruhe, Liegen, Wärme, Sommer.

Potenzwahl: D 12, C 6, C 30, C 200.

China (Chinarindenbaum)

Erscheinungsbild: schwache, blasse ausgezehrte Frau mit blauen Augenringen; introvertiert, nörgelnd, tagsüber müde braucht Anteilnahme.

Leitsymptome: Folge von zu reichlichem Blutverlust oder Milchproduktion. neigt zur Ohnmacht. Friert, fühlt sich minderwertig, ist sensibel und sensitiv für ihre Umgebung, spricht nur mit den Personen, die sie verstehen – ansonsten zieht sie sich zurück, sperrt sich ein. Nachts heißhungrig, tagsüber appetitlos.

Modalitäten: V Berührung, Kälte, Nebel.
B Wärme.

Potenzwahl: D 12, C 6, C 30, C 200.

Ferrum phosphoricum (phosphorsaures Eisen)

Erscheinungsbild: fröhliche, juvenile Frau mit Pseudoplethora.

Leitsymptome: neigt zum Erröten, Schwindel, extremer Schwäche mit weichem, raschem Puls; Folge von Sonnenhitze; Nasenbluten.

Modalitäten: V Nachtschweiß 4.00 Uhr.
B kalte Anwendungen.

Potenzwahl: D 12, C 6, C 30.

Sepia (Tintenfischtinte)

Erscheinungsbild: intellektuelle, sensible Frau (brünett), die ihren Mann steht. Hohe Ansprüche an sich selbst, will alles gut machen; hat bereits neue Pläne.

Leitsymptome: Erschöpfungsdepressionen, Beziehungsprobleme, allein erziehend, hat bereits neue Pläne, will sich beweisen, dass sie stillen kann.

Modalitäten: V morgens, abends, durch Kälte.
B Wärme, heißes Bad, Saures, Bewegung, Musik.

Potenzwahl: D 12, C 6, C 30.

52.4.1 Weitere mögliche Mittel

Calcium carbonicum (Austernschalenkalk), Magnesium carbonicum (zweibasisches Magnesiumphosphat), Phosphor (gelber Phosphor).

52.4.2 Komplexmittel

Aufbaumittel Stadelmann.

52.5 Phytotherapie

Eine Teemischung aus z. B.:

- Frauenmantelkraut (*Alchemilla vulgaris*),
- Johanniskraut (*Hypericum perforatum*),
- Melissenblättern (*Melissa officinalis*),
- Schafgarbenkraut (*Achillea millefolium*),
- Lavendelblüten (*Lavandula angustifolia*),

kann bei Schwäche unterstützend getrunken werden.

Wichtig ist es, die Schwäche der Frau abzumildern. Es gibt Präparate, die bei Schwäche, Erschöpfung im Wochenbett empfohlen werden können: z. B. Floradix® mit Eisen Tonikum, Weleda® Schlehen Elixier, Weleda® Sanddorn Ursaft, Viabol® Tabs, Viabol® Trinkampullen.

52.6 Weitere Therapieempfehlungen

52.6.1 Allopathie

Zufuhr von Vitaminen, Mineralstoffen, Spurenelementen (**cave** Jod) ist sehr wichtig. Hier sollte im Einzelgespräch das beste Präparat ausgewählt werden. Wenn hochdosierte Präparate notwendig sind, hier einige Beispiele: Milupa® Neovin, Orthomol® natal, Centrum® Materna + DHA.

52.6.2 Ernährung

- Auf eine ausreichende, abwechslungsreiche, vollwertige Ernährung mit reichlich frischem Obst und Gemüse achten.
- Täglich 2–3 Teel natives Pflanzenöl mit hohem Anteil ungesättigter Fettsäuren wie Leinöl, Walnussöl. Haselnussöl zu sich nehmen.
- Regelmäßige Mahlzeiten sind wichtig, Zwischenmahlzeiten einlegen.
- Vor dem Stillen eine hochwertige Zwischenmahlzeit bereitstellen.
- Gemüse- oder Fleischbrühe mit Gemüse oder Fleischeinlage, lässt sich auch gut vorkochen.
- Hochwertige Speisen (kein Pizzaservice) von Freundinnen bringen lassen.

52.6.3 Unterstützende Therapievorschläge

Möglichkeiten sind z. B.:

- Reflexzonenbehandlung,
- Akupunktmassage nach Penzel,
- Akupunktur,
- Cranio-Sacral-Therapie,
- Neuraltherapie: Geburtsnarben, z. B.: nach Sectio, Nabel und ggf. die Schilddrüse behandeln, kann Erschöpfungszustände sehr wirkungsvoll beheben,
- Eigenblutbehandlung.

53 Schwangerschaftsstreifen, Striae

53.1 Allgemein

Schwangerschaftsstreifen, Striae, können nicht vermieden werden, wenn eine entsprechende Veranlagung besteht. Aber durch regelmäßige Massage kann eine Stärkung des Bindegewebes erreicht werden und eine Verschlimmerung verhindert werden. Die Massage von Bauch, Oberschenkeln und Brust sollte 1–2 Mal täglich mit bindegewebsstraffenden Ölen oder Lotionen durchgeführt werden.

Hinweis
Bei Frauen mit ausgeprägter Bindegewebsschwäche treten am Ende der Schwangerschaft wegen einer Überlastung der überdehnten Muskulatur oftmals verstärkt Rückenschmerzen auf, die manchmal fälschlicherweise als vorzeitige Wehentätigkeit diagnostiziert werden. Diese Überlastung kann durch Tragen eines Umstandsmieders und entsprechende Haltungsübungen behoben werden.

53.2 Aromatherapie

Die Aromatherapie hat sich etabliert und nimmt mittlerweile einen großen Stellenwert in der Komplementärmedizin ein. Mit den folgenden Empfehlungen können Hebammen, Therapeuten und Apotheken aus den ausgewählten ätherischen und fetten Pflanzenölen, Hydrolaten und Salbengrundlagen individuelle Rezepturen empfehlen, verordnen bzw. herstellen.

Rezepturvorschläge und Empfehlungen

- Ätherische Öle entsprechend 1–3 %ig in native Pflanzenöle, neutrale und konservierungsmittelfreie Salbengrundlagen wie Sheabutter (*Butyrospermum parkii*) einarbeiten.
- Rezepturvorschlag: 7 Tr. Linaloeholz, 3 Tr. Neroli, 3 Tr. Weihrauch in 20 ml Weizenkeimöl, 20 ml Sonnenblumenöl und 10 ml Jojobawachs.

53.2.1 Ätherische Öle

Kamille römisch (*Chamaemelum nobile*): entspannend, beruhigend.

Lavendel extra (*Lavandula officinalis*): klärend, beruhigend.

Linaloeholz (*Bursera delpechiana*): ausgleichend, entspannend.

Mandarine (*Citrus reticulata*): aufmunternd, entspannend.

Neroli (*Citrus aurantium* spp. *Aurantium*): beruhigend.

Rose (*Rosa damascena*): hormonell ausgleichend, zellerneuernd.

Rosenholz (*Aniba parviflora*): ausgleichend, entspannend

Sandelholz (*Santalum album*): entstauend, hautpflegend.

Weihrauch (*Boswellia sacra*): angstlösend, entkrampfend.

Zeder (*Cedrus atlantica*): beruhigend, kräftigend, Lymphfluss anregend.

53.2.2 Trägersubstanzen

Jojobawachs (*Simmondsia chinensis*): hautverträglich, Vitamin-E-haltig, fördert die Hautelastizität, heilungsfördernd.

Sonnenblumenöl (*Helianthus anuus*): hautpflegend, hoher Vitamin-E-Gehalt, fördert die Hautelastizität.

Weizenkeimöl (*Triticum aestivum*): Hoher Vitamin-E-Gehalt, fördert die Hautelastizität.

53.2.3 Original IS Aromamischungen

Schwangerschaftsstreifenöl: zur Vorbeugung, regelmäßige Massage erforderlich.

Körperöl entspannend: bei Aufregung und Gereiztheit; bei Schwangerschaftsstreifen; beruhigend und entspannend, fördert die Elastizität der Haut. Als Alternative, wenn der Duft des Schwangerschaftsstreifenöls nicht gefällt.

Anwendung

- Regelmäßiges, evtl. täglich ein- bis zweimaliges intensives Einmassieren von Bauch, Brust und Oberschenkel ab der 20. Schwangerschaftswoche ist empfehlenswert.
- Idealerweise die Haut zuvor mit alkoholfreiem Rosen- oder Melissenhydrolat befeuchten. Ist das nicht gewünscht, sollte das Öl auf die nasse Haut aufgetragen werden. Nicht die Menge des Öles ist entscheidend, sondern die Intensität und Häufigkeit der Anwendung.

53.3 Bach-Blüten

Keine spezifischen Blüten, die die Hautelastizität fördern.

Crab Apple: wenn das veränderte Körperbild extrem störend wahrgenommen wird.

Olive: Erschöpfung und Erschlaffung auf körperlicher, seelischer und geistiger Ebene.

53.4 Homöopathie

53.4.1 Bewährte Arzneien

Bei ausgeprägter Bindegewebsschwäche werden die aufgeführten Mittel als Konstitutionsmittel eingesetzt

Calcium carbonicum (Austernschalenkalk)

Erscheinungsbild: „Muttertyp".

Leitsymptome: neigt zu Adipositas und Phlegma, schwitzt bei geringster Anstrengung.

Modalitäten: V Nässe, Kälte, Wetterwechsel.
B Wärme in jeder Form.

Potenzwahl: C 30.

Kalium carbonicum (Kaliumcarbonat)

Erscheinungsbild: kontrollierte, korrekte Frau.

Leitsymptome: Rückenbeschwerden, Schwäche in den Beinen.

Modalitäten: V 2.00–4.00 Uhr, erwacht mit schweißnassem Rücken.
B Sitzen oder Liegen flach auf dem Rücken; Druck, Massage.

Potenzwahl: C 30, C 200.

Pulsatilla (Küchenschelle)

Erscheinungsbild: aufblühende Schwangere, blond.

Leitsymptome: wechselhaft, weinerlich, trostbedürftig, braucht Zuwendung.

Modalitäten: V morgens und abends.
B frische Luft.

Potenzwahl: C 30, C 200.

Sepia (Tintenfischtinte)

Erscheinungsbild: intellektuelle Frau, brünett.

Leitsymptome: neigt zu Senkungsbeschwerden, relativ geringe Gewichtszunahme, Linea fusca und Pigmentflecken stark ausgeprägt.

Modalitäten: V morgens, abends, beim Gehen, durch Kälte.
B Wärme, heißes Bad, Saures, Bewegung.

Potenzwahl: C 30, C 200.

53.4.2 Biochemie nach Dr. Schüßler

Calcium fluoratum (Nr. 1) als Tabletten und Salbe.

53.5 Phytotherapie

Ackerschachtelhalm (*Equisetum arvense*): Die Kieselsäure im Ackerschachtelhalm dient dazu, die Haut elastisch zu halten. Genuss in kleinen Mengen (1 Tasse pro Tag schluckweise). Aus diesem Grund ist das Kraut auch in manchen Schwangerschaftstees enthalten. Wenn die schwangere Frau diesen Tee trinkt, wird er nicht zusätzlich benötigt.

53.6 Weitere Therapieempfehlungen

Es können kosmetische Fertigpräparate empfohlen werden, die eine pflegende Wirkung für die Schwangere haben.

54 Senkungsbeschwerden, Senkwehen

54.1 Allgemein

Senkungsbeschwerden treten im letzten Drittel der Schwangerschaft, bei Mehrlingsschwangerschaften, bei übergroßen Kindern, kleinwüchsigen und bindegewebsschwachen Frauen auf. Sie äußern sich auf vielfältige Weise als Ziehen im Rücken, Schmerzen in der Leiste, Hartwerden des Bauches. Sie können in rhythmischen Abständen auftreten oder auch nur gelegentlich. Senkwehen sind etwa vier Wochen vor Ende der Schwangerschaft physiologisch und werden von den meisten Schwangeren empfunden, sie sollen Mutter und Kind auf die Geburt einstimmen.

Hinweis

Wenn Senkwehen jedoch zu stark und regelmäßig werden, können daraus Geburtswehen entstehen.

54.2 Aromatherapie

Die Aromatherapie hat sich etabliert und nimmt mittlerweile einen großen Stellenwert in der Komplementärmedizin ein. Mit den folgenden Empfehlungen können Hebammen, Therapeuten und Apotheken aus den ausgewählten ätherischen und fetten Pflanzenölen, Hydrolaten und Salbengrundlagen individuelle Rezepturen empfehlen, verordnen bzw. herstellen.

Rezepturvorschläge und Empfehlungen

- Ätherische Öle entsprechend 1–3 %ig in native Pflanzenöle oder in Totes-Meer-Salz einarbeiten.
- Drei Tropfen eines ätherischen Öls oder einer Aromarezeptur mit einem Teelöffel Salz oder Honig vermischt für einen Aromawickel.
- Die Körperöle und das Massageöl entfalten eine intensivere Wirkung, wenn sie in Kombination mit einem feuchtwarmen Bauchwickel angewendet werden. Eine entspannende Wirkung zeigt sich auch gut in der Verbindung mit einem Bad. Dazu wird dann von der jeweiligen Ölrezeptur ein Esslöffel mit zwei Esslöffeln Honig vermischen.

54.2.1 Ätherische Öle

Fenchel (*Foeniculum vulgare* var. *dulce*): krampflösend, östrogenähnlich.

Jasmin (*Jasminum grandiflorum*): entspannend, schmerzstillend.

Kamille römisch (*Chamaemelum nobile*): entspannend, beruhigend, schmerzstillend.

Lavendel extra (*Lavandula officinalis*): klärend, schmerzstillend, beruhigend.

Linaloeholz (*Bursera delpechiana*): ausgleichend, entspannend.

Mandarine (*Citrus reticulata*): aufmunternd, entspannend.

Muskatellersalbei (*Salvia sclarea*): euphorisierend, östrogenartig, hypophysenwirksam, entspannend.

Neroli (*Citrus aurantium* ssp. *Aurantium*): beruhigend, antidepressiv, ausgleichend; bei Angstzuständen, psychisch anregend und stärkend.

Rose (*Rosa damascena*): hormonell ausgleichend, schmerzlindernd.

Sandelholz (*Santalum album*): antidepressiv, entstauend, ausgesprochen hautpflegend.

Ylang-Ylang (*Cananga odorata genuina*): beruhigend, entspannend, blutdrucksenkend, ausgleichend, senkt die Atemfrequenz, schmerzstillend, hypophysenwirksam.

Zeder (*Cedrus atlantica*): beruhigend, kräftigend, Lymphfluss anregend.

54.2.2 Trägersubstanzen

Johanniskrautöl (*Hypericum perforatum*) **in Olivenöl** (*Olea europaea*): beruhigend, nervenstärkend.

Jojobawachs (*Simmondsia chinensis*): hautverträglich, Vitamin-E-haltig, fördert die Hautelastizität. Neutral riechendes Öl, ideal zur Verdünnung als Naturparfüm.

Weizenkeimöl (*Triticum aestivum*): Hoher Vitamin-E-Gehalt, fördert die Hautelastizität.

Totes-Meer-Salz: hoher Mineralgehalt, hautpflegend, heilend, kreislaufstabilisierend.

54.2.3 Original IS Aromamischungen

Entspannungsbad: vor und während der Geburt; bei Alltagsstress und Unruhe. Bei Bedarf ein körperwarmes Bad nehmen.

Geburtsöl: für alle Phasen der Schwangerschaft, unterstützt die Stabilisierung des Hormonhaushaltes, Massageöl bei Stimmungsschwankungen. Den Bauch und die Oberschenkel nach Bedarf einmassieren.

Körperöl entspannend: bei Aufregung und Gereiztheit. Insbesondere bei Beschwerden anwenden, die durch Ärger und Aufregung entstanden sind.

Massageöl entspannend: für eine wohltuende Massage in Wachstumsphasen. Ideal zur Anwendung, wenn das „Körperöl entspannend“ keine ausreichende Wirkung zeigt.

54.3 Bach-Blüten

Olive: mehrgebährende, Frauen mit Doppel- und Dreifachbelastungen, körperlich, seelisch und geistig erschöpft und ausgelaugt, kann nicht mehr viel aushalten.

Elm: Gefühl, den Rest der Schwangerschaft nicht mehr „ertragen“ zu können, das „Riechsalz“ der Bach-Blüten“ für die schwache Stunde der Starken.

Impatiens: ungeduldig, kann die Geburt nicht mehr abwarten, belauert sich bei jeder Senkwehe, ob es nicht „endlich“ losgeht, Gereiztheit und überschießende Reaktionen.

54.4 Homöopathie

54.4.1 Bewährte Arzneien

Sepia (Tintenfischtinte)

Erscheinungsbild: intellektuelle sensible Frau (brünett), die ihren Mann steht.

Leitsymptome: Senkungsgefühl, wie Ballon im Bauch; relativ geringe Gewichtszunahme; liebt Musik und Tanz; sitzt mit überkreuzten Beinen.

Modalitäten: V morgens, abends, durch Kälte.
B Wärme, heißes Bad, Saures, Bewegung, Musik.

Potenzwahl: C 30, C 200.

54.4.2 Weitere mögliche Mittel

Caulophyllum (Frauenwurzel), Nux vomica (Brechnuss).

54.5 Phytotherapie

Schwangerschaftstees unterstützen den Organismus.

54.6 Weitere Therapieempfehlungen

Die Schwangere entscheidet, was ihr gut tut. Bei Therapeuten, die ausreichend Erfahrung mit schwangeren Frauen haben, sind unterstützende Maßnahmen z. B.

- Reflexzonenbehandlung,
- Akupunktmassage nach Penzel,
- Akupunktur,
- Cranio-Sacral-Therapie,
- Neuraltherapie.

55 Sodbrennen in der Schwangerschaft

55.1 Allgemein

Sodbrennen ist eine unangenehme, aber nicht immer pathologische Erscheinung, die hormonell bedingt sein kann durch die „auflockernde" Wirkung des Progesterons auf den Magenschließmuskel.

Hinweis
- Nach dem Essen nicht liegen.
- Nachts mit erhöhtem Oberkörper schlafen.
- Verzicht auf kohlensäurehaltige Getränke.
- Verzicht auf reichlich Obst und Obstsäfte.

55.2 Aromatherapie

Keine Empfehlung.

55.3 Bach-Blüten

Keine Empfehlung.

55.4 Homöopathie

55.4.1 Bewährte Arzneien

Capsicum (spanischer Pfeffer)

Erscheinungsbild: unbeholfene und launisch wirkende Frau. Lachen und Weinen wechseln schnell.

Leitsymptome: Häufiges Aufstoßen, schlechter Mundgeruch, Brennen an der Zungenspitze und im Magen, muss immer an früher denken.

Modalitäten: V Kälte, nach den Mahlzeiten.
B während Essen.

Potenzwahl: D 12, C 6.

Natrium phosphoricum (Natriumphosphat)

Erscheinungsbild: leicht erschreckbare, übersäuerte Frau.

Leitsymptome: gelber Zungenbelag; saures Aufstoßen nach dem Essen oft mit Erbrechen; Blähungen, oftmals zu hoher Zuckerkonsum.

Modalitäten: V Zucker, Milch bittere, fettige Speisen, Säuren, Zitrusfrüchte.
B Kälte.

Potenzwahl: D 12, C 6.

55.4.2 Weitere mögliche Mittel

Mercurius solubilis (Quecksilber), Pulsatilla (Küchenschelle), Zincum metallicum (Zink), Robinia pseudoacacia (Robinie).

55.4.3 Anthroposophie

Z.B. Bolus alba comp. Pulver, Wala®.

55.5 Phytotherapie

55.5.1 Teezubereitungen

Teezubereitungen z.B. aus:

- Fenchel (*Foeniculum vulgare*),
- Malve (*Malva sylvestris*),
- Kamille (*Chamomilla recutita*).

Eine Teemischung aus Löwenzahn (*Taraxacum officinale*), Mariendistelsamen (*Silybum marianum*), Schafgarbe (*Achillea millefolium*) und Leinsamen (*Linum usitatissimum*) kann bei Beschwerden in kleinen Schlucken nach dem Essen getrunken werden.

Leinsamen (*Linum usitatissimum*) in vorgequollenem Zustand wirkt abführend, schützt durch die Schleimstoffe die Magenschleimhaut und kann Gallensäuren binden. Viel Flüssigkeit zuführen. Auch die schleimstoffhaltigen Drogen Eibisch (*Althea officinalis*) und Isländisch Moos (*Lichen islandicus*) können einen Schutzfilm über der gereizten Magenschleimhaut bilden.

55.6 Weitere Therapieempfehlungen

55.6.1 TCM (Traditionelle Chinesische Medizin), Akupunktur

Sodbrennen gehört zu den Symptomen eines „rebellierenden Magen-Qi", eines gestörten Energieflusses im Magenmeridian und lässt sich oft erstaunlich gut mit Akupunktur und Akupunktmassage nach Penzel (APM) behandeln. Auch Ohrakupunktur erweist sich oft als hilfreich. Da ein Teil der Punkte auf dem Magen-Meridian traditionell verbotene Punkte in der Schwangerschaft sind, sollte die Körperakupunktur ausgebildeten Therapeuten überlassen werden.

55.6.2 Allopathie

Antazida sind in der Therapie gegen schwangerschaftsbedingtes Sodbrennen bewährt. Zur Anwendung kommen die Wirkstoffe, die nur eine geringe Resorption aufweisen. Hier gilt, Einnahme möglichst selten, nicht in großen Mengen.

Bsp.: Gaviscon® Advance (Natriumalginat, Kaliumhydrogencarbonat), Rennie® (Calciumcarbonat, Magnesiumcarbonat).

55.6.3 Ernährung

Hier einige Verhaltensmaßregeln und Erfahrungswerte, die bei Sodbrennen helfen können (siehe Kap. 55.1).

- Abends nur kleine, leichte Mahlzeiten, nicht direkt vor dem Schlafengehen essen.
- Meiden von gehärteten Fetten, sowie frittierten, scharfen, sauren Speisen, Süßigkeiten (Schokolade), Alkohol und Kaffee.
- Basische Lebensmittel wirken neutralisierend: z. B. Joghurt, Milch, Karotten, Kartoffeln, getrocknete Feigen. Milch ist bei Sodbrennen eher umstritten, regt sogar Magen zur Säureproduktion an, obwohl es in der Praxis kurzfristig helfen kann.

- Magnesium zuführen, auch in Form von geschälten Mandeln, diese gut kauen.
- Nach jeder Mahlzeit einen Teelöffel mittelscharfen Senf zu sich nehmen, kann im Einzelfall helfen.
- Kartoffelsaft trinken. (z. B. Kartoffelsaft Schönenberger® 3 × 5 ml und 10 ml zur Nacht).
- Orangen, Ananas, Tomaten essen oder als Saft trinken (Säure bekämpft auch Sodbrennen).

56 Steißlage, Beckenendlage

56.1 Allgemein

Es ist während der gesamten Schwangerschaft normal, dass das Kind sich in der Gebärmutter frei bewegen kann. Es gibt keinen Grund zur Sorge, wenn das Kind sich bis zur 34. Schwangerschaftswoche noch nicht gedreht hat. Erst ab der 35. Schwangerschaftswoche ist es sinnvoll, der Frau beratend zur Seite zu stehen und zu versuchen, das Kind zu überzeugen, noch einmal einen letzten Purzelbaum zu schlagen und sich Kopf voraus auf die Geburt einzustellen.

> **Hinweis**
> Die Frau wird im Gespräch mit der Hebamme erkennen, ob sie eine Lagerungsmethode oder eine manuelle Therapie versuchen will, diese kann allerdings in einzelnen Fällen mit einem notfallmäßigen Kaiserschnitt enden. Zudem bieten nur wenige klinischen Geburtshelfer diese Wendungsversuche an.

56.2 Aromatherapie

Die Aromatherapie hat sich etabliert und nimmt mittlerweile einen großen Stellenwert in der Komplementärmedizin ein. Mit den folgenden Empfehlungen können Hebammen, Therapeuten und Apotheken aus den ausgewählten ätherischen und fetten Pflanzenölen, Hydrolaten und Salbengrundlagen individuelle Rezepturen empfehlen, verordnen bzw. herstellen.

Rezepturvorschläge und Empfehlungen

- Ätherische Öle entsprechend 1–3 %ig in ein natives Pflanzenöl wie Jojobawachs oder Mandelöl einarbeiten.

56.2.1 Ätherische Öle

Lavendel extra (*Lavandula officinalis*): klärend, schmerzstillend, beruhigend.

Rose (*Rosa damascena*):hormonell ausgleichend, schmerzlindernd.

Schafgarbe (*Achillea millefolium*): schmerzstillend.

Ylang-Ylang (*Cananga odorata genuina*): beruhigend, entspannend, blutdrucksenkend, ausgleichend, senkt die Atemfrequenz, schmerzstillend.

Zeder (*Cedrus atlantica*): beruhigend, kräftigend.

56.2.2 Trägersubstanzen

Jojobawachs (*Simmondsia chinensis*): hautverträglich, Vitamin-E-haltig, fördert die Hautelastizität, heilungsfördernd. Neutral riechendes Öl.

Mandelöl (*Prunis dulcis* var. *dulcis*): hautpflegend, massagefreundlich.

56.2.3 Original IS Aromamischungen

Purzelbaumöl: für eine sanfte Massage in der Schwangerschaft, unter der Geburt.

Bei der Übung der „Indischen Brücke", die eine Hebamme gerne zeigt, kann der Partner eine sanfte Bauchmassage in die Purzelbaumrichtung ausüben.

56.3 Bach-Blüten

Keine Empfehlung.

56.4 Homöopathie

56.4.1 Bewährte Arzneien

Pulsatilla (Küchenschelle)

Erscheinungsbild: aufblühende Schwangere, blond, wechselhaft, weinerlich.

Leitsymtome: braucht Zuwendung und Trost; möchte eigentlich hören, dass alles nicht so schlimm ist; unentschlossen, weiß nicht so recht, was sie will. Vor allem bei wechselnder Lage des Kindes, das genauso unentschlossen ist, wie seine Mutter.

Modalitäten: V morgens und abends.
B frische Luft.

Potenzwahl: C 200.

56.4.2 Weitere mögliche Mittel

Tuberculinum (Tuberkelnosode).

56.5 Phytotherapie

Keine Empfehlung.

56.6 Weitere Therapieempfehlungen

56.6.1 Fußreflexzonentherapie

Je nach Erfahrung des Therapeuten manchmal erstaunlich schnell und effektiv. Akupressur ist erfahrungsgemäß nicht so effektiv, aber besser als nichts, wenn die Frau etwas tun möchte.

56.6.2 Taschenlampenmethode

Den Lichtstrahl ganz langsam einige Male hintereinander auf dem Bauch der Mutter in „Purzelbaumrichtung“ bewegen, während der Bauch z. B. mit dem Purzelbaumöl IS massiert wird, am besten dann noch im Vierfüßlerstand.

56.6.3 Moxibustion

Eine bewährte Methode aus der traditionellen chinesischen Medizin (TCM). Hebammen zeigen den werdenden Eltern die korrekte Anwendung am kleinen Zeh, die dann über eine Woche ein- bis zweimal täglich angewandt werden soll.

57 Stimmungstief, Baby-Blues im Wochenbett

57.1 Allgemein

Baby-Blues

Zwischen dem zweiten und vierten Wochenbetttag kommt es bei vielen Wöchnerinnen zum berühmten „Heultag", der mit Freudentränen gepaart ist. Auf der einen Seite steht die Trauer, nicht mehr schwanger zu sein, und auf der anderen Seite die Sorge, dieser großen Aufgabe des Mutterseins und der liebevollen Partnerin nicht gerecht zu werden. Und dann sind da noch das Geburtserlebnis, das vielleicht anders als erwartet war und die schmerzenden Geburtswunden, von denen niemand vorher berichtet hat. Die Umgebung muss lernen, dass dieser Prozess des Trauerns über die erste Trennung von Mutter und Kind wichtig ist und zugelassen werden muss. Das verhindert spätere Depressionen bei der Frau.

Psychosen

Psychosen im Spätwochenbett sind ernst zu nehmen und bedürfen einer frühzeitigen Behandlung durch Fachleute (Arzt, Psychologe, Psychotherapeut). Oftmals ist die Einweisung in eine psychiatrische Abteilung angezeigt. Auch in der Abstillzeit und in den Wochen danach sind Frauen gefährdet, psychisch „in ein Loch zu fallen", bis sich ihre Hormonsituation wieder stabilisiert hat.

Werden Suizidgedanken geäußert, ist es ratsam, professionelle Hilfe, z. B. eine psychiatrische Krisenintervention, hinzuzuziehen. Adressen und Telefonnummern von Notdiensten und Beratungsstellen s. u.

Selbsthilfe-Organisation

Schatten & Licht – Krise nach der Geburt e.V.
www.schatten-und-licht.de
Tel.: 08293/965864
Fax: 08293/965868
Email: info@schatten-und-licht.de
Auf dieser Seite sind Selbsthilfegruppen und Psychiater gelistet.

Hinweis
Im Spätwochenbett ist die betreuende Hebamme nicht selten die erste und einzige Person, die erkennt, in welcher Situation sich die Frau befindet, und die vom Partner und der Familie angehört wird. Oftmals ist sie auch die Einzige, die von der jungen Mutter akzeptiert wird. Es ist wichtig, in der Beratung Fragen zum depressiven Verhalten von Frauen im Spätwochenbett ernst zu nehmen. Betroffene wie Angehörige schämen sich oftmals, denn eine junge Mutter „hat glücklich zu sein". Ein Ortswechsel hat oft eine positive Wirkung. Manchmal hilft eine Reise zur Mutter, die dann Kind und Enkelkind verwöhnt. Auch eine Reise in ein sonniges Land kann Hilfe bringen. Wohlfühlen ist oberstes Gebot, was mit dem veränderten Aussehen nach einer Geburt oft schwierig ist. Einst war es üblich, dass eine junge Mutter reich beschenkt wurde, es gab die Tradition „pro Kind eine Perlenkette mehr!" Heutzutage bekommt das Kind die Geschenke und die Mutter hat Arbeit mit den Gästen. Hier bedarf eines Wandels der Gesellschaft.

57.2 Aromatherapie

Die Aromatherapie hat sich etabliert und nimmt mittlerweile einen großen Stellenwert in der Komplementärmedizin ein. Mit den folgenden Empfehlungen können Hebammen, Therapeuten und Apotheken aus den ausgewählten ätherischen und fetten Pflanzenölen, Hydrolaten und Salbengrundlagen individuelle Rezepturen empfehlen, verordnen bzw. herstellen.

Rezepturvorschläge und Empfehlungen

- Ätherische Öle können 1–3 %ig in native Pflanzenöle eingearbeitet werden, z. B. als Körperöl.
- Konzentriert können die ätherischen Öle als Riechfläschchen oder in der Duftlampe eingesetzt werden. Die 10 %igen Verdünnungen in Jojobawachs können als Naturparfüm verwendet werden oder es werden fünf Tropfen aus der 10 %igen Jojobawachsverdünnung in ein Körperöl gemischt.
- Alle Körperöle auf die nasse oder mit Hydrolat befeuchtete Haut auftragen. Die Mischungen werden auf diese Weise ergiebiger und der Feuchtigkeitshaushalt der Haut wird verbessert.

57.2.1 Ätherische Öle

Bergamotte (*Citrus bergamia*): hypophysenwirksam, stimmungsaufhellend, antidepressiv.

Eisenkraut (*Lippia citriodora, Aloisia triphylla*): beruhigend, ZNS-stimulierend.

Grapefruitöl (*Citrus paradisi*): erfrischend, erheiternd, belebend.

Iris (*Iris germanica*): psychisch stärkend, schutzgebend, hautpflegend.

Jasmin (*Jasminum grandiflorum*): entspannend.

Lavendel extra (*Lavandula officinalis*): klärend, beruhigend.

Melisse (*Melissa officinalis*): beruhigend, krampflösend, bei Nervosität, Depressionen.

Muskatellersalbei (*Salvia sclarea*): euphorisierend, östrogenartig, hypophysenwirksam, entspannend.

Myrte (*Myrtus communis*): hautpflegend, leberanregend.

Neroli (*Citrus aurantium* ssp. *aurantium*): beruhigend, antidepressiv, ausgleichend; bei Angstzuständen, psychisch anregend, psychisch stärkend.

Rose (*Rosa damascena*): hormonell ausgleichend, harmonisierend.

Rosengeranie (*Pelargonium graveolens*): harmonisierend, ausgleichend.

Schafgarbe (*Achillea millefolium*): leber- und galleanregend, anregend, stärkend.

Vetiver (*Vetiveria zizanoides*): beruhigend, stimmungsaufhellend.

Ylang-Ylang (*Cananga odorata genuina*): beruhigend, entspannend, ausgleichend, senkt die Atemfrequenz, hypophysenwirksam.

Zeder (*Cedrus atlantica*): beruhigend, kräftigend, angstlösend.

Zypresse (*Cupressus sempervirens*): konzentrationsfördernd, klärend.

57.2.2 Trägersubstanzen

Granatapfelsamenöl (*Punica granatum*): hoher Gehalt an Gamma-Linolensäuren, unterstützt den weiblichen Hormonhaushalt, enthält Phytoöstrogene.

Nachtkerzenöl (*Oenothera biennis*): hoher Gehalt an Gamma-Liolensäuren, heilend, hormonell wirksam.

57.2.3 Original IS Aromamischungen

Körperöl festigend: seelisch und körperlich stabilisierend. Wenn die Frau das Wochenbettbauchmassageöl nicht mag oder aufgebraucht hat, täglich den Unterleib oder den gesamten Körper damit einölen.

Rosengarten: klärend, erdend, sinnlich, schützend. Konzentrierte Mischung, als Naturparfüm. Täglich drei Tropfen als Zusatz in ein Körperöl oder täglich zehn Tropfen vermischt in Sahne oder Honig für ein Aromabad.

Rosen-Körperöl: sinnlich ausgleichend. Ein kostbares Körperöl für Rosenduftfans, das einhüllt und schützt. Bei Bedarf können noch 1–2 Tr. reines Rosenöl türkisch hinzugefügt werden. Täglich den Unterleib oder den gesamten Körper damit einölen.

Sprachlos: schützend, für Situationen, denen die Frau nicht gewachsen ist. Konzentrierte Mischung als Zusatz ins Massageöl. Als Naturparfüm für die Frau, wenn sie sich unverstanden fühlt oder sich nach der Schwangerschaft zurücksehnt.

Zyklus-Laune: bei Stimmungsschwankungen. Punktuell auf Nacken oder Unterbauch auftragen, ideal als Sofortmaßnahme bei erkennbarer Verstimmung.

57.3 Bach-Blüten

Mustard: Depression ohne äußeren Anlass. Es ist alles gut, und doch ist da das tiefe schwarze Loch. Die Frauen können genau den Tag angeben, an dem sie in dieses Loch abgestürzt sind. Genauso plötzlich löst sich die Depression auch wieder, um einige Wochen später genauso abrupt wieder zu beginnen.

Gentian: die ewige Zweiflerin und Pessimistin. Depressionen aufgrund äußerer Faktoren: das Kind wurde in die Kinderklinik verlegt und die Patientin malt sich in den schlimmsten Farben aus, was noch alles Furchtbares kommen wird.

Wild Rose: Erschöpfungsdepression, so ausgelaugt, dass sie nur noch dahinvegetiert. Funktionieren im Alltag ist möglich, aber keine Regung darüber hinaus, alles ist anstrengend, die Frau möchte am liebsten nicht mehr leben. Die Patientin ist nicht wirklich zur Selbsttötung geneigt, aber das Leben scheint nur noch mühsam und unattraktiv. O-Ton einer Patientin: „Es gibt keine Freude mehr auf der Welt“. Oft in Kombination mit **Olive**.

Gorse: resigniert und ohne Hoffnung, z.B. nach intrauterinem Fruchttod (IUFT): „Es hat doch alles keinen Zweck, ich werde kein Kind haben“, oft zusammen mit Star of Bethlehem.

Star of Bethlehem: unverarbeitete traumatisch erlebte Geburt. In Rescue Remedy enthalten (siehe Kap. 1.2).

Pine: Schuldgefühle, macht sich konstant Vorwürfe, ist bedrückt.

White Chestnut: kann gedanklich nicht abschalten, Einschlafstörungen, Grübeln, immer die gleichen Gedanken drehen sich im Kopf und beißen sich in den Schwanz.

57.4 Homöopathie

Manifeste Wochenbettspsychosen und -depressionen sollten nur von ausreichend ausgebildeten Homöopathen behandelt werden. Die folgenden Kurzbeschreibungen reichen nicht, um daraus Therapieempfehlungen bei tiefgreifenden psychischen Störungen abzuleiten

Ignatia (Ignatiusbohne)

Erscheinungsbild: oberflächlich und widersprüchlich wirkende, kritikempfindlliche Frau die hyperemotional reagiert.

Leitsymptome: Folge von Verlust eines geliebten Menschen (Tod) im Wochenbett; Depression in Folge von seelischem Trauma. Zustand nach Totgeburt; Kloßgefühl im Hals; weint (kontrolliert) beim Erzählen; Herzklopfen.

Modalitäten: V morgens, nach Kaffee, Trost.
B durch Essen, Wärme, Ablenkung.

Potenzwahl: C 30, C 200.

Natrium muriaticum Natriumchlorid)

Erscheinungsbild: intellektuelle, zurückhaltende, reservierte (dunkelhaarige) Frau.

Leitsymptome: weint kontrolliert, will keinen Trost; Salzverlangen; Riss in der Unterlippe, neigt zu Herpes; krampfhaftes Augenlidschließen; entschuldigt sich, dass sie Hilfe braucht.

Modalitäten: V 10.00 – 14.00 Uhr, Hitze, Trost; Musik.
B im Freien, kaltes Bad.

Potenzwahl: C 30, C 200.

Platinum (Platin)

Erscheinungsbild: exzentrische oftmals bekannte, extrovertierte, redegewandte, eher hagere Persönlichkeit. Frau wirkt hysterisch, theatralisch „keiner versteht mich".

Leitsymptome: Kann keine Treppe hinabsteigen. Zuhause hat sich alles verändert (seit Klinikaufenthalt). Früh wieder sexuelle Bedürfnisse. Aufregung mit Zittern. Abgöttische Liebe wechselt mit Drang dem Kind etwas anzutun.

Modalitäten: V nachts, Ruhe.
B Bewegung im Freien.

Potenzwahl: C 30, C 200.

Pulsatilla (Küchenschelle)

Erscheinungsbild: weinerliche Wöchnerin (blond); sehr wechselhaft in der Stimmung, braucht ständig Zuwendung und Trost; möchte dass Mann/Mutter immer da sind.

Leitsymptome: Furcht nicht liebenswert zu sein (Figurprobleme im Wochenbett); schnell beleidigt und eifersüchtig; braucht frische Luft; typisches Mittel für die Zeit während hormoneller Schwankungen. Wollkleidung erzeugt Ausschlag und Juckreiz.

Modalitäten: V allein; morgens und abends.
B Trost.

Potenzwahl: C 30, C 200.

57.4.1 Weitere mögliche Mittel

Aurum (Gold), Kalium carbonicum (Kaliumcarbonat), Lycopodium (Bärlappsporen), Sepia (Tintenfischtinte), Zincum metallicum (Zink).

57.4.2 Komplexmittel

Aufbaumittel Stadelmann.

57.5 Phytotherapie

57.5.1 Teezubereitungen

Die Unterstützung therapeutischer Betreuung durch Johanniskraut ist bei leichteren depressiven Verstimmungen möglich. Manifeste Depressionen müssen von Fachärzten behandelt werden.

Hinweis: kein spontaner Wirkungseintritt, mind. drei Wochen regelmäßig Johanniskrauttee (*Hypericum perforatum*) trinken. Dabei ist zu beachten, dass ein wässriger Teeauszug nicht mit einem standardisierten Johanniskrauttrockenextrakt vergleichbar ist, der aber in der Stillzeit nicht in der Selbstmedikation empfohlen werden soll.

Bei leichten depressiven Episoden kann auch eine Teemischung aus z. B.:

- Johanniskraut (*Hypericum perforatum*),
- Bitterorangenblüten (*Citrus aurantium ssp. aurantium*),
- Melisse (*Melissa officinalis*),
- Daminanablätter (*Turnera diffusa*)

hilfreich sein.

57.6 Weitere Therapieempfehlungen

57.6.1 Allopathie

Gegen „Heultage“ und „Baby-Blues“ gibt es keine Therapieempfehlungen. Bei psychiatrischen Krankheitsbildern wie Psychosen stehen entsprechende hochpotente Medikamente wie Neuroleptika und Antidepressiva zur Verfügung. Die individuelle Therapie und Dosierung muss von erfahrenen Ärzten und Psychiatern festgelegt werden. Wichtig ist eine regelmäßige Überprüfung der Therapie.

57.6.2 Ernährung

Keine Empfehlung: Die Frau sollte ermutigt werden, das zu essen, was ihr schmeckt, auch wenn es z. T. ungesund ist. Hochwertige Kakaoprodukte aus biologischem Anbau wirken manchmal Wunder. Wichtig ist, dass sie sich wohl fühlt.

57.6.3 Sonstige Therapievorschläge

Therapien, die der Frau helfen, sich wohl zu fühlen, dienen der Besserung, wenn die Therapeuten Erfahrung mit depressiven Verstimmungen bei Wöchnerinnen haben. Diese Maßnahmen können unterstützend angewendet werden, z B.:

- manuelle Therapie,
- Reflexzonenbehandlung,

- Akupunktmassage nach Penzel,
- Akupunktur,
- Cranio-Sacral-Therapie.

58 Übelkeit, Erbrechen in der Schwangerschaft

58.1 Allgemein

Übelkeit und Erbrechen sind in der Frühschwangerschaft weit verbreitet. Es ist wichtig, die Frauen ernst zu nehmen. Manchmal können die typischen Schwangerschaftsgelüste der Übelkeit entgegenwirken, deshalb sollte den Frauen Mut gemacht werden, ihre Gelüste zuzulassen.
Das Absetzen von Nikotin und Koffein kann zu Entzugserscheinungen wie Übelkeit und Erbrechen führen und sollte dann entsprechend therapiert werden. Die Beschwerden können auch Ausdruck eines erhöhten Hormonspiegels des Schwangerschaftshormons HCG (humanes Choriongonadotropin) sein, was jedoch ein erwünschter und positiver Zustand ist. Ein Gesprächstermin bei der Hebamme bringt Klarheit über erste verborgene Ängste, die sich oft hinter der Übelkeit verbergen, z. B. bei unerwünschten Kindern etc.

> **Hinweis**
> 90 % der Schwangeren sind ab der 12. Schwangerschaftswoche wieder von diesem Übel befreit. Trost und Zuversicht auszusprechen ist eine hilfreiche Therapie.

58.2 Aromatherapie

Die Aromatherapie hat sich etabliert und nimmt mittlerweile einen großen Stellenwert in der Komplementärmedizin ein. Mit den folgenden Empfehlungen können Hebammen, Therapeuten und Apotheken aus den ausgewählten ätherischen und fetten Pflanzenölen, Hydrolaten und Salbengrundlagen individuelle Rezepturen empfehlen, verordnen bzw. herstellen.

Rezepturvorschläge und Empfehlungen

- Ätherische Öle können als 10 %ige Jojobawachsverdünnungen hergestellt werden. Diese Mischungen können als Riechfläschchen von der Frau nach Bedarf eingesetzt werden. Alternativ können jeweils 2–3 Tropfen ätherisches Öl in ein neutrales Pflanzenöl gegeben werden zur Verwendung als Körperöl.
- Die Einarbeitung in ein Erfrischungsspray ist möglich, das nach Bedarf mehrmals täglich benutzt werden kann. Die Anwendung findet idealerweise morgens statt.
- Die Nase der Frau wird beim Riechen an verschiedenen ätherischen Ölen sofort erkennen, welches das ideale Öl für sie ist.

58.2.1 Ätherische Öle

Bergamotte (*Citrus aurantium* ssp. *bergamia*): wirkt auf die Hypophyse, stimmungsaufhellend, antidepressiv.

Grapefruit (*Citrus paradisi*): erfrischend, erheiternd, belebend.

Limette (*Citrus aurantifolia*): aufheiternd, konzentrationsfördernd.

Mandarine (*Citrus reticulata*): aufmunternd, entspannend.

Neroli (*Citrus aurantium* spp. *aurantium*): beruhigend, ausgleichend, psychisch anregend und stärkend.

Pfefferminze (*Mentha piperita*): erfrischend, belebend, kreislaufanregend, kühlend.

Rosmarin CT-Cineol (*Rosmarinus officinalis*): durchblutungsfördend, konzentrationsfördernd.

Sandelholz (*Santalum album*): antidepressiv, entstauend.

Zitrone (*Citrus limonum*): erfrischend, belebend, konzentrationsfördernd.

58.2.2 Trägersubstanzen

Jojobawachs (*Simmondsia chinensis*): hautverträglich, Vitamin-E-haltig, fördert die Hautelastizität, heilungsfördernd. Neutral riechendes Öl, ideal zur Verdünnung als Naturparfüm

58.2.3 Original IS Aromamischungen

Andere Umstände: wohltuend, ermunternd in der Schwangerschaft.

Hans guck in die Luft: beruhigend, ermutigend, konzentrationsfördernd.

Konzentrationsöl frisch: erfrischend, belebend, kreislaufanregend. Mögliche Wechselwirkung mit Homöopathie beachten, wegen des Gehaltes an Minzölen.

Kräuterkorb: erfrischend, belebend.

Zitruskorb: ermunternd, belebend.

Neroli 10 % in Jojobawachs: ausgleichend, kreislaufstabilisierend.

58.3 Bach-Blüten

Agrimony: es besteht ein Ambivalenzkonflikt, den die Frau aus einem starken Harmoniebedürfnis heraus nicht ausdrücken kann. Hinter einer fröhlichen und glücklichen Fassade finden sich oft große innere Nöte und Ängste, gerade um Veränderungen, die dieses Kind für die nur oberflächlich harmonische Partnerschaft mit sich bringen wird. Die Patientinnen betonen oft auffällig, wie gut alles bei ihnen ist oder wie glücklich die Beziehung ist.

Scleranthus: ausgesprochener Ambivalenzkonflikt. Die Patientin kann sich einfach nicht entscheiden, ob sie das Kind haben kann und will oder nicht. Im Gegensatz zu Agrimony kann sie dies aber ausdrücken und die innere Zerrissenheit zu erkennen geben. Diese Blüte hilft, zu einem klaren „Ja“ oder auch zu einem klaren „Nein“ zu finden.

Impatiens: große Ungeduld und Reizbarkeit, kann nicht abwarten, bis die Zeit des Übels vorbeigeht.

Hornbeam: Angst vor der eigenen Courage. Eigentlich ist die Schwangerschaft erwünscht, aber jetzt, wo sie real da ist, siegt das „Montagmorgen-Gefühl“, dem Ganzen nicht gewachsen zu sein.

Heather: möchte selber bemuttert werden und Aufmerksamkeit bekommen. Zeigt sich als das bedürftige Kind“ unter den Bach-Blüten, die Übelkeit ist objektiv gar nicht so schrecklich, aber das Mitleid der Familie wird genossen.

Red Chestnut: viel Angst um das Kind. Fragt sich und andere ständig, ob es auch genug Nährstoffe bekommt, jetzt wo sie nicht viel Essen bei sich behalten will.

Crab Apple: fühlt sich durch die Schwangerschaft verunreinigt, empfindet Kind als „Parasit“, auch wenn die Schwangerschaft vordergründig erwünscht war.

Je nach individueller Persönlichkeit kommen auch andere Bach-Blüten in Frage.

58.4 Homöopathie

58.4.1 Bewährte Arzneien

Cocculus (Kockelskörner)

Erscheinungsbild: Frau wirkt wie verlangsamt und sehr besorgt um ihr Kind. Kann Widerspruch nicht ertragen.

Leitsymptome: Beschwerden durch Schlafmangel bei Nachtwachen. Fühlt sich seekrank, metallischer Mundgeruch; Abneigung gegen Essen, Geruch von Speisen erregt Ekel. Verlangen nach kalten Getränken (Bier); Schluckauf.

Modalitäten: V im Auto, nachmittags, bei Speisengeruch.
B ruhig sitzen.

Potenzwahl: D 12, C 6.

Ipecacuanha (Brechwurzel)

Das bewährte homöopathische Erstmittel bei Emesis.

Erscheinungsbild: eine übelgelaunte, blasse Frau mit dunklen Augenringen.

Leitsymptome: saubere rote Zungenspitze, ständige Übelkeit, reichliches Erbrechen von Schleim und Galle; kneifender Schmerz um den Nabel. Kaum Durst. Die Übelkeit scheint sich durch nichts wirklich zu bessern.

Modalitäten: V Liegen.
B Ruhe, Augenschließen, offenes Fenster.

Potenzwahl: D 12, C 6.

Nux vomica (Brechnuss)

Erscheinungsbild: Überreaktion auf kleinen Anlass, neigt „zum Aus der Haut fahren" und nutzt dabei eher animalischen Wortschatz.

Leitsymptome: Folge von schlechter, einseitiger Ernährung, Stress; Brechwürgen; Verstopfung. Genuss von vielen Reizmitteln: Kaffee, Nikotin, Alkohol vor der Schwangerschaft.

Modalitäten: V morgens, nach dem Essen, 4.00, 16.00, Zugluft.
B Ruhe, ungestörter Schlaf.

Potenzwahl: D 12, C 6.

Phosphor (gelber Phosphor)

Erscheinungsbild: schlanke, freundliche, gut aussehende, lebenslustige Frau, trägt leuchtende Farben.

Leitsymptome: Übelkeit und Erbrechen durch halten der Hände in warmes Wasser. Sehr durstig, zittrige Schwäche; Verlangen nach Salz, Coca-Cola, Süßem, Eis und Fisch. Muss öfter was Kleines essen. Diabetesverdacht.

Modalitäten: V Allein, Ruhe, Schlaf, offenes Fenster.
B kalte Getränke, volles Zimmer.

Potenzwahl: C 30.

Pulsatilla (Küchenschelle)

Erscheinungsbild: aufblühende Schwangere, blond; wechselhaft und weinerlich.

Leitsymptome: trostbedürftig, bitterer Geschmack im Mund; Blähungen, durstlos; Abneigung gegen Fett und Schweinefleisch.

Modalitäten: V Morgens, abends, warme Speisen.
B Frischluft, kalte Speisen und Getränke.

Potenzwahl: C 30.

Tabacum (Tabak)

Erscheinungsbild: blasse, kreislauflabile Frau, wie „grün im Gesicht".

Leitsymptome: sterbenselend, wie seekrank, blass und kreislauflabil. Gefühl wie beim Rauchen der ersten Zigarette (Entzugssymptome?). Muss immer wieder die Augen schließen.

Modalitäten: V jede Art von Bewegung, auch passives Autofahren.
B absolute Ruhe, Bauch frei.

Potenzwahl: D 12, C 6, C 30.

58.4.2 Weitere mögliche Mittel

Arsenicum album (weißes Arsenoxid), Aletris (Runzelwurzel), Asarum (Haselwurz), Colchicum (Herbstzeitlose), Lacticum acidum (Milchsäure), Magnesium carbonicum (Magnesiumcarbonat), Sepia (Tintenfischtinte).

58.4.3 Biochemie nach Dr. Schüßler

- Calcium phosphoricum (Nr. 2),
- Natrium chloratum (Nr. 8) zusätzlich bei klarem Erbrochenem,
- Silicea (Nr. 11) zusätzlich falls Verschlimmerung bei Vollmond.

58.5 Phytotherapie

58.5.1 Teezubereitungen

Es können Teezubereitungen empfohlen werden aus:

- Dill (*Anethum graveolens*),
- Fenchel (*Foeniculum vulgare*),
- Hopfen (*Humulus lupulus*),
- Melisse (*Melissa officinalis*),
- Kamille (*Matricaria recutita*),
- Pfefferminze (*Mentha piperita*)

Bei Übelkeit mit krampfartigen Beschwerden hilft eine Teemischung aus Pfefferminze, Kamille, Melisse zu gleichen Teilen. Ingwer (*Zingiber officinale*) sollte in der Schwangerschaft nur in „kulinarischer Dosis" (unter 6 g pro Tag) genossen werden, wegen der möglichen Gefahr einer vorzeitigen Wehenauslösung.

58.6 Weitere Therapieempfehlungen

58.6.1 TCM (traditionelle chinesische Medizin), Akupunktur

Übelkeit und Erbrechen sind Symptome eines „rebellierenden Magen-Qi", das oft sehr gut auf Akupunktur anspricht. Rein symptomatisches Nadeln hilft kurzfristig sehr gut, langfristig sollten psychische Faktoren wie die Ambivalenz gegenüber der Schwangerschaft und konstitutionelle Aspekte in die Auswahl der Punkte mit einbezogen werden. In der Ohrakupunktur sind neben Magen, Schlund und der vegetativen Rinne oft die psychotropen Punkte pT 1 und 3 (Sorge, Angst) indiziert.

58.6.2 Ernährung

Morgendliche Übelkeit: Vielen Frauen hilft vor dem Aufstehen das Kauen einer trockenen Scheibe Brot oder das schluckweise Trinken von einem Glas Milch. Andere machen gute Erfahrungen mit dem Lutschen einer Zitronenscheibe. Auch das Trinken von einem Glas Coca-Cola, morgens oder nach Bedarf, kann hilfreich sein.

Häufige kleinere Mahlzeiten: Frauen, die mit Übelkeit kämpfen, machen sich Sorgen, dass ihr Kind nicht ausreichend versorgt wird, wenn sie nicht so viel essen können, wie sie möchten. In der Frühschwangerschaft ist der Bedarf des Kindes wesentlich geringer als die Frauen glauben. Bei Europäerinnen, die sich vor der Schwangerschaft mit einer ausgewogenen Mischkost bewusst ernährt haben, sind auch bei ausgeprägter Übelkeit nicht sofort Mangelzustände oder Schäden zu erwarten, wie sie von chronisch unterernährten Frauen in Entwicklungsländern bekannt sind. Nur bei positivem Ketonnachweis im Urin liegt ein Fastenstoffwechsel vor, der behandlungsbedürftig ist.

59 Vaginalmykose

59.1 Allgemein

Das Scheidenmilieu ist in der Schwangerschaft anfällig für Candidaerreger. Bei notwendigen Antibiotikagaben sollten immer milieuaufbauende Präparate (siehe Kap. 59.6.1) im Anschluss an eine solche Behandlung gegeben werden. Chronische Vaginalinfektionen verstärken sich gerne in der Schwangerschaft und reagieren oft nicht mehr auf Standardpräparate. Vaginalinfektionen können auch in der Stillzeit auftreten. Es sollte allerdings nachgewiesen werden, ob die Ursache für die Beschwerden wirklich eine Infektion ist (gynäkologische Untersuchung, Nativpräparat, Abstriche). Manche Frauen somatisieren Unsicherheitsgefühle bezüglich der Schwangerschaft und empfinden den normalen, im Vergleich zu vor der Schwangerschaft reichlicher auftretenden Ausfluss als bedrohlich. Hinter lange nicht jeder Klage über Juckreiz und Ausfluss stecken jedoch tatsächlich Pilze oder Bakterien, bei unauffälligem Inspektionsbefund und Abstrichen sollte ein Beratungsgespräch mit der Hebamme das Vertrauen in den eigenen Körper und das Wissen um schwangerschaftsbezogene Veränderungen unterstützen. Psychosomatische Ursachen können sehr vielgestaltig sein, aber zuerst sollte eine tatsächliche Infektion medizinisch ausgeschlossen werden.

Hinweis

Frauen, die wiederholt an Pilzinfektionen leiden, sollten Stress und ungesunde, zuckerreiche Ernährung meiden, da dies zu einem erneuten Ausbruch führen kann. Ziel sollte sein, eine langfristige Stabilität des Scheidenmilieus zu erreichen, denn für die Schwangerschaft kann eine Infektion auch immer ein Frühgeburtsrisiko darstellen. Diese Information sollte aber nicht unbedingt an die Frau weitergeben werde, denn Angst durch Überinformation ist der schlimmste Risikofaktor. Slipeinlagen, die durch Plastikschichten zu einem Wärme- und Feuchtigkeitsstau führen, Duschgels und parfümierte Seifen können die natürliche Flora schädigen, und sollten während der Schwangerschaft nicht verwendet werden. Luftdurchlässige und insbesondere Naturtextilien wie reine Seide oder Baumwolle-Seide und pH-angepasste Waschlotionen auf Milchsäurebasis sind zu empfehlen. Der Genitalbereich kann auch nur mit warmem Wasser gereinigt werden. Zur Intimpflege bieten sich alkoholfreie Hydrolate als Optimum an. Beckenbodenstärkende Übungen sind ebenso wichtig wie ausgewogene Ernährung und kühle Waschungen.

59.2 Aromatherapie

Die Aromatherapie hat sich etabliert und nimmt mittlerweile einen großen Stellenwert in der Komplementärmedizin ein. Mit den folgenden Empfehlungen können Hebammen, Therapeuten und Apotheken aus den ausgewählten ätherischen und fetten Pflanzenölen, Hydrolaten und Salbengrundlagen individuelle Rezepturen empfehlen, verordnen bzw. herstellen.

Rezepturvorschläge und Empfehlungen

- Ätherische Öle entsprechend 1–3 %ig in Totes-Meer-Salz einarbeiten.
- Rose-Teebaum-Essenz: stets für alle Fälle griffbereit halten.
- Rezepturvorschlag: 5 Tr. Immortelle, 7 Tr. Lavendel 9 Tr. Palmarosa in 50 ml Lavendelhydrolat zur Intimpflege oder als Vaginalspülung.

59.2.1 Ätherische Öle

Immortelle (*Helichrysum italicum*): entzündungshemmend, antiallergisch.

Lavendel extra (*Lavandula officinalis*): klärend, schmerzstillend, beruhigend.

Manuka (*Leptospermum scoparium*): stark antibakteriell, stark antimykotisch, schmerzstillend.

Palmarosa (*Cymbopogon martinii*): antibakteriell, antimykotisch, antiviral.

Rose (*Rosa damascena*): antiviral, antibakteriell, antimykotisch, hormonell ausgleichend, schmerzlindernd, entzündungshemmend, zellerneuernd.

Teebaum (*Melaleuca alternifolia*): stark antibakteriell, antimykotisch, immunstimulierend, vitalisierend, wundheilungsfördernd, entzündungshemmend.

59.2.2 Alkoholfreie Hydrolate

Lavendelhydrolat: beruhigend, klärend, entzündungshemmend.

Melissenhydrolat: zur Befeuchtung, Kühlung und Pflege der oft gereizten und entzündeten Vaginalschleimhaut.

Rosenhydrolat: wundheilungsfördernd, entzündungshemmend, zur Intimpflege.

Rose-Teebaum-Hydrolat: zur Intimpflege. Häufige Anwendungen (zwei- bis dreimal täglich) im Genitalbereich lindern die Beschwerden.

59.2.3 Original IS Aromamischungen

Rose-Teebaum-Essenz: für ein Sitzbad fünf Tropfen vermischt in Totes-Meer-Salz in warmem Wasser auflösen, dreimal täglich anwenden. Drei Tropfen vermischt mit Nachtkerzenöl (*Oenonthera biennis*) zum Einölen der Vaginalhaut.

59.3 Bach-Blüten

Keine Empfehlung für akute Infektionen.

Wenn psychosomatische Ursachen hinter rezidivierenden Infekten stehen: individuelle Mischung anfertigen, häufig wird Crab Apple gebraucht.

Crab Apple: das Gefühl, verunreinigt zu sein, Fluor oder feuchtes Gefühl im Genitalbereich nicht aushalten zu können.

59.4 Homöopathie

59.4.1 Bewährte Arzneien

Caladium (Schweigrohr, giftiger Aron)

Erscheinungsbild: nervöse unruhige Frau, die sich Sorgen macht um ihre Gesundheit; evtl. Raucherin.

Leitsymptome: heftiger Juckreiz, fährt aus dem Schlaf hoch.

Modalitäten: V Kratzen, Rauchen, Schlaf tagsüber.
B Schlaf am Tag. Baden mit kaltem Wasser.

Potenzwahl: D 12, C 6, C 30.

Kreosotum (Buchenholzkohlenteer)

Erscheinungsbild: Gereizte, beinahe sture Frau, klagt, ihr Leben sei ein einziges Leiden.

Modalitäten: V Liegen.
B Aufstehen und Bewegen.

Potenzwahl: C 30, C 200.

Sepia (Tintenfischtinte)

Erscheinungsbild: intellektuelle Frau, brünett.

Leitsymptome: Senkungsgefühl, Beziehungskrise, Abneigung gegen Geschlechtsverkehr, chronische Scheideninfektionen; gelb-grünlicher Ausfluss mit Juckreiz.

Modalitäten: **V** morgens, abends, Koitus.
B heißes Bad, Saures, Bewegung, Musik.

Potenzwahl: C 30, C 200.

59.4.2 Weitere mögliche Mittel

Pulsatilla (Küchenschelle), Staphisagria (Stephanskörner, Rittersporn), Thuja (Lebensbaum).

59.5 Phytotherapie

Keine Empfehlung bei rezidivierenden Infekten.

59.5.1 Drogenzubereitungen

Sitzbäder mit Schafgarbe (*Achillea millefolium*) können helfen bei entzündlichen, schmerzhaften Schleimhauterkrankungen, auch Frauenmantel (*Alchemilla vulgaris*), hat eine entzündungshemmende Wirkung.

Sitzbäder mit weißen Taubnesselblüten: Bei nichtinfektiösem Fluor und dringendem Behandlungswunsch ist ein Therapieversuch mit 2–3 Tassen weiße Taubnessel (*Lamium album*) zu gleicher Menge mit Frauenmantel (*Alchemilla vulgaris*) gemischt möglich.

59.6 Weitere Therapieempfehlungen

59.6.1 Allopathie

Candida-Infektionen in der Schwangerschaft können mit Nystatin-Präparaten, z. B. Adiclair®, Nystatin Lederle®, behandelt werden, wenn die

Diagnose eindeutig ist. Nystatin wird aufgrund seiner Molekülgröße über Haut und Schleimhäute so gut wie nicht resorbiert, daher für Mutter und Kind als unbedenklich in therapeutischer Dosierung einzustufen.

Ist die Scheide pathologisch mit Bakterien besiedelt, kann ab dem 2. Trimenon, wenn nötig, auch Hexetidin, z. B. Vagihex® zum Einsatz kommen.

Zum Aufbau des Scheidenmilieus nach einer Candidainfektion oder nach Gabe von Antibiotika können milchsäurehaltige Präparate empfohlen werden, um die Vaginalflora wieder aufzubauen: z. B. Eubiolac® Verla, Vagiflor®.

Während der Schwangerschaft, aber auch danach, sollte der pH-Wert im Scheidenbereich möglichst ca. pH 4 betragen. Dem pH-Wert des Scheidenmilieus angepasste Intimwaschlotionen wie Sagella® oder Replenssanol® werden oft als angenehm empfunden.

59.6.2 Ernährung

Es sollten Vollwertprodukte bevorzugt werden, da eine Ernährung, die viele kurzkettige Kohlehydrate und viel raffinierten Zucker enthält, gute Vermehrungsbedingungen für Hefepilze in der Scheide und im Darm bietet. Süßigkeiten, vor allem Schokolade, sollten, wenn überhaupt, nur in ganz kleinen Mengen verzehrt werden. Cola-Getränke und Limonaden sind ebenso ungünstig wie größere Mengen Kaffee und schwarzer Tee, besonders, wenn die Gesamttrinkmenge gering ist.

> **Hinweis**
> Bei großem Süßhunger Gummibärchen langsam lutschen statt zu viele Schokoriegel zu essen.

59.6.3 Hydrotherapie

Sinnvoll sind allgemeine Abhärtungsmaßnahmen, um die Abwehrkräfte zu stärken:

- Tautreten, wenn die Füße vorher warm sind,
- Wechselduschen und
- kalte Schenkelgüsse.

60 Venenbeschwerden in der Schwangerschaft

60.1 Allgemein

Venenbeschwerden sind in der Schwangerschaft sehr häufig. Nicht immer muss es jedoch zur Ausbildung von Varizen kommen. Die meisten Frauen klagen über geschwollene schwere Beine, der oft daher kommt, dass der intraabdominale Druck einen venösen Rückstau in die Beinvenen bewirkt. Bindegewebsschwäche und erbliche Neigung verstärken die Bildung von Varizen.

Hinweis

Am wichtigsten ist es, regelmäßig die Muskelpumpe für die Beinvenen zu aktivieren. Passende Stützstrumpfhosen bzw. Kompressionsstrümpfe tragen, Beine mehrmals tagsüber mit Venenkissen hoch lagern, bringt ebenfalls Erleichterung.

60.2 Aromatherapie

Die Aromatherapie hat sich etabliert und nimmt mittlerweile einen großen Stellenwert in der Komplementärmedizin ein. Mit den folgenden Empfehlungen können Hebammen, Therapeuten und Apotheken aus den ausgewählten ätherischen und fetten Pflanzenölen, Hydrolaten und Salbengrundlagen individuelle Rezepturen empfehlen, verordnen bzw. herstellen.

Rezepturvorschläge und Empfehlungen

- Ätherische Öle entsprechend 1–3 %ig in native Pflanzenöle, neutrale und konservierungsmittelfreie Salbengrundlagen wie Sheabutter (*Butyrospermum parkii*) einarbeiten.
- Rezepturvorschlag (Baier, Wabner: Aromatherapie, Urban & Fischer, 2009): 4 Tr. Zitrone, 4 Tr. Zypresse, 3 Tr. Wacholder, 1 Tr. Immortelle in 20 ml Jojobawachs und 30 ml Calophyllumöl.
- Alternativ kann folgender Rezepturvorschlag gewählt werden: 7 Tr. Zitrone, 4 Tr. Zypresse, 3 Tr. Wacholder, 3 Tr. Immortelle in 10 ml Jojobawachs, 25 ml Calendulaöl und 5 ml Calophyllumöl.

60.2.1 Ätherische Öle

Bergamotte (*Citrus bergamia*): hypophysenwirksam.

Immortelle (*Helichrysum italicum*): adstringierend.

Lavendel extra (*Lavandula officinalis*): klärend, schmerzstillend, beruhigend.

Lemongrass (*Cymbopogon flexuosus*): gefäßerweiternd.

Linaloeholz (*Bursera delpechiana*): ausgleichend, entspannend.

Myrte (*Myrtus communis*): adstringierend, entstauend, hautpflegend, hautstraffend, leberanregend.

Pfefferminze (*Mentha piperita*): erfrischend, belebend, kreislaufanregend, kühlend.

Rose (*Rosa damascena*): hormonell ausgleichend, schmerzlindernd, entzündungshemmend, zellerneuernd.

Rosmarin CT-Cineol (*Rosmarinus officinalis*): stärkend, durchblutungsfördernd, krampflösend, entgiftend, leicht blutdrucksteigernd, bei Leber-, Galle-, Nierenschwäche.

Schafgarbe (*Achillea millefolium*): entzündungshemmend, zellerneuernd, leber- und galleanregend, schmerzstillend.

Wacholderbeere (*Juniperus communis*): adstringierend, harntreibend, bei Leberschwäche.

Zitrone (*Citrus limon*): erfrischend, belebend, konzentrationsfördernd.

Zypresse (*Cupressus sempervirens*): venenstärkend, adstringierend, blutstillend, entstauend, bindegewebsstärkend.

60.2.2 Trägersubstanzen

Calendulaöl (*Calendula officinalis*) **in Olivenöl** (*Olea europaea*): entzündungshemmend, für empfindliche Haut, venenstärkend.

Calophyllumöl (*Calophyllum inophyllum*): fettes Öl, entzündungshemmend, wundheilend.

Johanniskrautöl (*Hypericum perforatum*) **in Olivenöl** (*Olea europaea*): entzündungshemmend, heilend.

60.2.3 Alkoholfreie Hydrolate

Hamamelishydrolat (*Hamamelis virginiana*): adstringierend, venenstärkend.

Melissenhydrolat (*Melissa officinalis*): bei Neigung zur Venenentzündung.

Myrtenhydrolat (*Myrtus communis*): adstringierend, gewebestraffend, erfrischend.

Pfefferminzhydrolat (*Mentha piperita*): bei Hypotonie, kühlend, erfrischend. Wechselwirkung mit Homöopathie beachten, Vorsicht bei Neigung zu Frühgeburten.

Rosmarinhydrolat (*Rosmarinus officinalis*): bei Hypotonie anregend, erfrischend.

Anwendung

- Alkoholfreie Hydrolate eignen sich zur Pflege, Erfrischung der Haut und unterstützen die Wirkung der ätherischen Öle.
- Rosmarinhydrolat sollte aufgrund seiner anregenden Wirkung morgens angewandt werden.

60.2.4 Original IS Aromamischungen

Lavendel-Zypressen-Öl: zusammenziehend, reinigend, wohltuend bei schweren und dicken Beinen, bei berührungsempfindlichen Venen vorsichtig herzwärts einreiben. Zur regelmäßigen Beinvenenpflege täglich morgens und abends, ideal auf die nasse Haut bzw. mit entsprechendem Hydrolat befeuchtete Haut.

Kamille-Fenchel-Öl: für eine entspannende, entkrampfende, beruhigende Massage an gestressten Tagen.

Hallo-Wach-Bad: durchblutungsfördernd, steigert den Blutdruck und regt die Nierenausscheidung an, wohltuend bei Wassereinlagerungen in Füßen und Unterschenkeln. Morgens und/oder nachmittags ein warmes Fußbad (2 Teelöffel).

Hamamelis-Myrte-Balsam: zusammenziehend bei gestauten Gefäßen, entschlackend, wohltuend zur Pflege bei äußeren Hämorrhoiden. Ein- bis zweimal täglich auf den entzündeten Bereich, idealerweise über Nacht einwirken lassen. Eine angenehm kühlende Wirkung entsteht, wenn der Balsam in Quark (ca. 1 cm Salbe auf 1 Esslöffel Quark in Mull-Kompressen eingepackt) vermischt wird. Der Quarkwickel wird entfernt, wenn er trocken ist.

Kräuterkorb: erfrischender, aktivierender und belebender Spray. Besonders an heißen Tagen. Während einer homöopathischen Behandlung und bei Neigung zu Frühgeburtsbestrebungen wegen des Pfefferminzgehalts nur unter Rücksprache anwenden.

60.3 Bach-Blüten

Keine Empfehlung.

60.4 Homöopathie

60.4.1 Bewährte Arzneien

Hamamelis (Zaubernuss)

Bewährte homöopathische Arznei.

Leitsymptome: Bläuliche, leicht entzündliche Varizen, auch Vulvavarizen, Zahnfleisch- und Nasenbluten, Hämorrhoiden.

Modalitäten: V warme, feuchte Luft.
B nichts bekannt.

Potenzwahl: D 12, C 6.

Lycopodium (Bärlapp)

Erscheinungsbild: eher alt aussehende, früh ergraute Frau, die weiß was sie will und worauf sie Anspruch hat.

Leitsymptome: Blähungsneigung und Hämorrhoiden; Neigung zur Venenentzündung. Zunächst war das rechte, dann später das linke Bein betroffen. Neigt zu rissigen Händen und Fußsohlen (Ferse); Leberflecken.

Modalitäten: V 16.00–20.00 Uhr.
B Bewegung, kühle Anwendungen.

Potenzwahl: D 12, C 6, C 30.

Sepia (Tintenfischtinte)

Erscheinungsbild: intellektuelle sensible Frau, brünett, die ihren Mann steht.

Leitsymptome: Senkungsgefühl; Vulvavarizen; fragt ob Geschlechtsverkehr erlaubt in der Hoffung ein „Nein" zu hören.

Modalitäten: V morgens, abends, durch Kälte, links.
B Wärme, heißes Bad, Saures, Bewegung, Musik.

Potenzwahl: D 12, C 6, nicht bei vorzeitigen Wehen. C 30, C 200.

Zincum metallicum (Zink)

Erscheinungsbild: Frau wirkt nervös und unruhig, kann nicht stillstehen.

Leitsymptome: Beine müssen in Bewegung sein; Ameisenlaufen, dicke große Krampfadern, empfindliche Fußsohlen; Abneigung gegen Fleisch, Fisch, Süßes; Hypertonie.

Modalitäten: V abends, Weißwein.
B Sitzen, Stehen.

Potenzwahl: D 12, C 6.

60.4.2 Mögliche weitere Mittel

Arnica (Bergwohlverleih), Carbo vegetabilis (Holzkohle), Lachesis (Buschmeisterschlange), Sanguinaria (kanadische Blutwurzel).

60.5 Phytotherapie

60.5.1 Teezubereitung

In der Schwangerschaft kann bei Beschwerden ein Venentee: aus Buchweizenkraut (*Fagopyrum esculentum*), und Zitronenschale (*Citrus limon*) kurzfristig getrunken werden. Neben der antiödematösen Wirkung des Buchweizens wirkt Zitronenschale stoffwechselunterstützend und entzündungshemmend.

60.5.2 Fertigarzneimittel

Innerliche Anwendung

Rosskastaniensamen (*Aesculus hippocastanum*) haben ihr Hauptanwendungsgebiet bei Venenschwäche als innerlich einzunehmende Zubereitungen. Rosskastanientrockenextrakte haben laut Kommission E keine Einschränkung bei der Verwendung in Schwangerschaft und Stillzeit, eine Nutzen-Risiko-Abwägung wird empfohlen (z. B. Venoruton® intens).

Äußerliche Anwendung

Topika sind zur Unterstützung und Pflege der Venenfunktion in der Schwangerschaft sinnvoll, man wählt Präparate z. B. mit Rosskastanienextrakt (*Aesculus hippocastanum*), Arnika (*Arnica montana*), Ringelblume (*Calendula officinalis*), rotem Weinlaub (*Vitis vinifera*), Hamamelis (*Hamamelis virginiana*).

Beispiele für Fertigpräparate sind: Venadoron® Lotion, Allgäuer® Latschenkiefer Beinlotion, Arnikasalbe 10 % von Weleda®.

60.6 Weitere Therapieempfehlungen

60.6.1 Allopathie

An erster Stelle steht die Kompressionstherapie mit Kompressionstrümpfen, die individuell morgens nach 10-minütigem Hochlegen der Beine angepasst werden. Durch den Druck von außen wird das venöse Gefäßsystem in seiner Arbeit unterstützt, das Versacken des Blutes in den Beinvenen wird so vermieden, Ödeme können sich weniger ausbilden.

Lokale Zubereitungen mit Heparin unterstützen bei Schwellungen, leichten Venenentzündungen.

60.6.2 Sonstige Therapievorschläge

Bewegung ist bei Venenproblemen eine sehr wichtige Therapie, die sich mit allen genannten Therapieansätzen kombinieren lässt. Wechselwarme Fußbäder oder Wechselduschen trainieren das Gefäßsystem, es ist wichtig am rechten Bein innen mit einem ummantelnden Guss von unten nach oben zu beginnen und möglichst mit Kaltreiz zu beenden.

61 Wadenkrämpfe

61.1 Allgemein

Wadenkrämpfe sind in Schwangerschaft und Stillzeit ein unangenehmes, meist nächtliches Erscheinungsbild, das auf einen möglichen Magnesiummangel hinweist.

> **!**
> **Hinweis**
> Regelmäßige Bewegung, Schwimmen und durchblutungsfördernde Maßnahmen wie kalte Güsse und venenstärkende Übungen dienen der Prävention.

61.2 Aromatherapie

Die Aromatherapie hat sich etabliert und nimmt mittlerweile einen großen Stellenwert in der Komplementärmedizin ein. Mit den folgenden Empfehlungen können Hebammen, Therapeuten und Apotheken aus den ausgewählten ätherischen und fetten Pflanzenölen, Hydrolaten und Salbengrundlagen individuelle Rezepturen empfehlen, verordnen bzw. herstellen.

Rezepturvorschläge und Empfehlungen

- Ätherische Öle können entsprechend 1–3 %ig in native Pflanzenöle, neutrale und konservierungsmittelfreie Salbengrundlagen wie Sheabutter (*Butyrospermum parkii*) eingearbeitet werden.
  Drei Tropfen eines ätherischen Öls oder einer Aromarezeptur mit einem Teelöffel Salz oder Honig vermischt sind ideal für einen Aromawickel.
- Rezepturvorschlag: 5 Tr. Cajeput, 2 Tr. Immortelle, 7 Tr. Linaloeholz in 50 ml natives Aprikosenkernöl vermischt.

61.2.1 Ätherische Öle

Cajeput (*Melaleuca leucadendron*): lindert Muskelschmerzen.

Immortelle (*Helichrysum italicum*): adstringierend.

Fenchel (*Foeniculum vulgare dulce*): krampflösend.

Kamille römisch (*Chamaemelum nobile*): entspannend, beruhigend, schmerzstillend.

Lavendel extra (*Lavandula officinalis*): klärend, schmerzstillend, beruhigend.

Lemongrass (*Cymbopogon flexuosus*): beruhigend, gefäßerweiternd.

Linaloeholz (*Bursera delpechiana*): ausgleichend, entspannend.

Mandarine (*Citrus reticulata*): aufmunternd, entspannend.

Myrte (*Myrtus communis*): entstauend, hautpflegend.

Neroli (*Citrus aurantium* ssp. *aurantium*): beruhigend, entkrampfend.

Rose (*Rosa damascena*): schmerzlindernd, entzündungshemmend, zellerneuernd.

Schafgarbe (*Achillea millefolium*): entzündungshemmend, zellerneuernd, schmerzstillend.

Wacholderbeere (*Juniperus communis*): entkrampfend, harntreibend.

Zypresse (*Cupressus sempervirens*): venenstärkend, adstringierend, entstauend, bindegewebsstärkend.

61.2.2 Trägersubstanzen

Aprikosenkernöl (*Prunus armeniaca*): hautpflegend bei trockener Haut, stoffwechselanregend.

Calendulaöl (*Calendula officinalis*) **in Olivenöl** (*Olea europaea*): entzündungshemmend, für empfindliche Haut, venenstärkend.

Johanniskrautöl (*Hypericum perforatum*) **in Olivenöl** (*Olea europaea*): entzündungshemmend, heilend.

61.2.3 Original IS Aromamischungen

Allgäuer-Öl: zunächst leicht kühlend und beruhigend, als Massageöl bei verspannter Muskulatur.

Lavendel-Zypressen-Öl: zusammenziehend, reinigend, wohltuend bei schweren und dicken Beinen. Bei berührungsempfindlichen Venen vorsichtig herzwärts einreiben. Zur regelmäßigen Beinpflege täglich morgens und abends die nasse Haut einölen.

Massageöl beruhigend: entspannend und schmerzstillend, morgens und abends die Waden damit einmassieren.

Massageöl entspannend: für eine wohltuende, beruhigende Massage bei Muskelschmerzen, am Morgen und Abend einmassieren.

61.3 Bach-Blüten

Keine Empfehlung.

61.4 Homöopathie

61.4.1 Bewährte Arzneien

Magnesium phosphoricum (Magnesiumphosphat)

Leitsymptome: Folge von Kaltwerden oder Kaltbaden, seelischem Schock, Unfall. Krampfartige Schmerzen, die plötzlich kommen und gehen.

Modalitäten: V nachts, rechts, Kälte.
B Wärme, Reibung.

Potenzwahl: D 12, C 6.

Cuprum aceticum (Kupferacetat)

Leitsymptome: Schreckliche Wadenkrämpfe mit Gliederzittern, „wenn Magnesium phosphoricum versagt".

Modalitäten: V Bewegung, Hitze, Gemütserregung.
B Liegen, Wärme.

Potenzwahl: D 4, C 6.

61.4.2 Weitere mögliche Mittel

Calcium carbonicum (Austernschalenkalk), Hamamelis (Zaubernuss), Viburnum opulus (Schneeball).

61.4.3 Biochemie nach Dr. Schüßler

Magnesium phosphoricum D 6 (Nr. 7).

61.5 Phytotherapie

Teezubereitungen aus

- Gänsefingerkraut (*Potentilla anserina*),
- Hopfen (*Humulus lupulus*),
- Melisse (*Melissa officinalis*)

können unterstützend getrunken werden.

61.6 Weitere Therapieempfehlungen

61.6.1 Ernährung

Wichtig ist die Zufuhr magnesiumreicher Frischkost: z. B. geschälte Mandeln, Sesamsaat, grünes Gemüse, magnesiumhaltiges Mineralwasser.

61.6.2 Allopathie

Bei Wadenkrämpfen ist die Einnahme von Magnesium wichtig. Die Einnahme von Magnesium sollte längerfristig nur nach Rücksprache mit Arzt oder Hebamme erfolgen. Eine Tagesdosis beträgt in der Regel bis zu 600 mg Magnesium. Idealerweise wird die Tagesdosis in 1 L Wasser gelöst und über den Tag verteilt in kleinen Dosen getrunken. In hoher Dosierung kann es zu weichem Stuhlgang kommen. Sollte sich die Problematik verschlimmern, siehe Kap. 17. Tritt nach längerfristiger Einnahme vermehrt Müdigkeit auf, so kann es daran liegen, dass der Körper mit Magnesium gesättigt ist.

Fertigarzneimittel sind z. B.: Magnesium Verla®, Magnesium Diasporal® in unterschiedlichen Darreichungsformen. Bei der Neigung zu Sodbrennen (siehe Kap. 55) sollten Brausetabletten wegen des Säuregehaltes nicht eingenommen werden.

Magnesiumpräparate sollten, nach Rücksprache mit Arzt und Hebamme, vier Wochen vor dem errechneten Geburtstermin abgesetzt werden, da sie wehenhemmend wirken können.

62 Wehenförderung, Überschreitung des Geburtstermins

62.1 Allgemein

Zunächst muss immer eine genaue Besprechung des Geburtstermins möglichst in der Frühschwangerschaft mit der Frau/dem Paar stattgefunden haben. Ultraschall allein genügt nicht, die Fehlerquote ist zu hoch. Nach der 20. Schwangerschaftswoche ist eine Terminfestlegung per Ultraschall absolut unmöglich.

Hebammen versuchen im Gespräch und durch die Untersuchung zu erkennen, ob tatsächlich eine Überschreitung vorliegt. In die Berechnung des Termins sollten Zyklusunregelmäßigkeiten und Abweichungen von der 28-Tage-Norm miteinbezogen werden.

Um die Wartezeit erträglich werden zu lassen ist auch Ablenkung gut z.B. Kinobesuche, schönes Essen, Freunde besuchen.

Hinweis

Außer den Selbsthilfemaßnahmen der Brustwarzenstimulation und des Geschlechtsverkehrs können als geburtseinleitende Maßnahmen empfohlen werden:

- Fußreflexbehandlung,
- Akupunktur,
- aromatherapeutische Uterusfundusmassage,
- altbewährter Einlauf.

Alle, auch die unten beschriebenen Maßnahmen sollten immer in Absprache oder im Beisein einer Hebamme erfolgen, damit eine kontinuierliche Überwachung von Mutter und Kind möglich ist.

62.2 Aromatherapie

Die Aromatherapie hat sich etabliert und nimmt mittlerweile einen großen Stellenwert in der Komplementärmedizin ein. Mit den folgenden

Empfehlungen können Hebammen, Therapeuten und Apotheken aus den ausgewählten ätherischen und fetten Pflanzenölen, Hydrolaten und Salbengrundlagen individuelle Rezepturen empfehlen, verordnen bzw. herstellen.

Rezepturvorschläge und Empfehlungen

- Ätherische Öle können bei Gefallen in der Duftlampe als Einzelöl oder als ätherische Ölrezeptur verduftet werden oder entsprechend 1–3 %ig in native Pflanzenöle oder in Totes-Meer-Salz eingearbeitet werden.
- Drei Tropfen eines ätherischen Öls oder einer Aromamischung mit einem Teelöffel Salz oder Honig vermischt für einen warmen Aromawickel anwenden.
- Rezepturvorschlag: 3 Tr. Ingwer, 2 Tr. Muskatellersalbei, 3 Tr. Nelkenknospe und 1 Tr. Weihrauch in 10 ml Johanniskraut- und 20 ml Weizenkeimöl.

62.2.1 Ätherische Öle

Eichenmoos (*Evernia prunastri*): ausgleichend, entspannend, aphrodisisch.

Eisenkraut (*Lippia citriodora, Aloisia triphylla*): beruhigend, konzentrationsfördernd, schmerzstillend, wirkt stimulierend auf das zentrale Nervensystem, blutdrucksenkend.

Ingwer (*Zingiber officinalis*): schmerzstillend, aphrodisisch, prostaglandinwirksam, erwärmend.

Limette (*Citrus medica*): aufheiternd, konzentrationsfördernd, fördert die Nierentätigkeit.

Muskatellersalbei (*Salvia sclarea*): euphorisierend, östrogenartig, hypophysenwirksam, entspannend, blutdrucksenkend.

Nelkenknospe (*Syzygium aromaticum*): erwärmend, durchblutungsfördernd, nervenstärkend, schmerzstillend, stimulierend.

Myrte (*Myrtus communis*): adstringierend, entstauend, hautpflegend, hautstraffend, leberanregend.

Sandelholz (*Santalum album*): antidepressiv, entstauend, ausgesprochen hautpflegend.

Weihrauch (*Boswellia sacra*): entspannend, beruhigend, blutdrucksenkend.

Zeder (*Cedrus atlantica*): beruhigend, kräftigend, Lymphfluss anregend.

Zimt (*Cinnamomum verum*): durchblutungsfördernd, erwärmend, schmerzlindernd, leicht gerinnungshemmend.

62.2.2 Trägersubstanzen

Johanniskrautöl (*Hypericum perforatum*) **in Olivenöl** (Olea europaea): heilend, beruhigend, nervenstärkend.

Weizenkeimöl (*Triticum aestivum*): Hoher Vitamin-E-Gehalt, fördert die Hautelastizität.

Totes-Meer-Salz: hoher Mineralgehalt, hautpflegend, heilend, kreislaufstabilisierend.

62.2.3 Original IS Aromamischungen

Ut-Öl unter Hebammenbegleitung während wehenanregender Therapien: stimulierendes, kräftigendes, erwärmendes Massageöl zur Geburt. Eine kräftige und in kurzen Abständen erfolgende Bauchmuskelmassage oder Einreibung sowohl des Rückens als auch der Füße durch die Hebamme kann Kinder ans Tageslicht locken. Ein feuchtwarmer Leibwickel um Bauch und Rücken nach der Einreibung intensiviert die Wirkung der Aromamischung.

Wintertag: zum Abschalten. Ätherische Ölmischung für die Duftlampe. Muskatellersalbei 10 %: stündlich einen Tropfen auf Unterbauch und Sakrum auftragen. Eine anregende Fußmassage mit zwei bis drei Tropfen.

62.3 Bach-Blüten

Es gibt keine Bach-Blüten, um die Wehen auf körperlicher Ebene anzuregen, aber ein paar, um die Ungeduld besser zu ertragen und um das innere Loslassen zu fördern.

Impatiens: Ungeduld, Reizbarkeit, Neigung zu überschießenden Reaktionen.

Red Chestnut: die „energetische Nabelklemme“, die Patientin hat viel Angst um ihr Kind, wenn es erst einmal in der feindlichen Welt ist; kann es nicht gut „gehen lassen“, zu starke innere Verbundenheit mit dem Kind.

Cherry Plum: Angst vor Kontrollverlust, Angst, sich unter der Geburt gehen zu lassen, sich zu „gebärden“, starkes Festhalten am Status quo, Patientin steht spürbar unter Spannung.

Rock Water: starre Konzepte im Kopf, kann sich schlecht auf einen so unplanbaren Prozess wie die Geburt einlassen, sehr kopfig, muss alle Maßnahmen überdenken und ausdiskutieren.

62.4 Homöopathie

Die routinemäßige, geburtsvorbereitende Gabe vier Wochen vor der Geburt, von Caulophyllum, Pulsatilla und Cimicifuga und/oder Gelsemium in tiefer Potenzwahl, oft auch als Komplexmittel wird in der Homöopathie sehr kontrovers diskutiert. Insbesondere sollten frühe Gaben unterlassen werden, da dies oftmals zu falschen und uneffektiven Wehen führen kann. Diese Phyto-Homöopathie kann einige Tage vor dem Geburtstermin, oder bei Übertragung eine Maßnahme sein, wenn das Simile, warum auch immer, nicht eingesetzt wird. So kann immerhin vielleicht eine hormonelle Einleitung verhindert werden, jedoch ist es immer sinnvoll das Simile zu finden und in der entsprechend richtigen Potenz zu verabreichen.

62.4.1 Bewährte Arzneien

Caulophyllum (Frauenwurzel)

Leitsymptome: Noch verschlossener, unreifer Muttermund.

Modalitäten: V im Freien, durch Kaffee.
B Wärme.

Potenzwahl: D 3, D 4, C 2, C 4.

Gelsemium (gelber Jasmin)

Erscheinungsbild: Erregung und Schwäche „wie gelähmt" wechseln sich ab bei einer eher zart wirkenden Frau.

Leitsymptome: Häufiges Mittel für Mehrgebärende. Die Erinnerung an die vorausgegangene Geburt löst Beschwerden aus, einhergehend mit migräneartigen Kopfschmerzen; Wehen beginnen und hören wieder auf bei Start in die Klinik oder Ruf nach der Hebamme.

Modalitäten: V morgens gegen 8.00 Uhr.
B Wasserlassen, frische Luft.

Potenzwahl: D 12, C 6, C 30.

Pulsatilla (Küchenschelle)

Erscheinungsbild: aufblühende Schwangere, blond; wechselhaft und weinerlich; braucht Zuwendung und Trost; möchte eigentlich hören, dass sie noch Zeit hat und das Kind schon von allein kommt; hat immer wieder Wehen die aufhören.

Leitsymptome: die Wechselhaftigkeit steht im Vordergrund. Durstlosigkeit, Ödemneigung, Hitzewellen und heiße Füße.

Modalitäten: V morgens und abends.
B frische Luft, Trost.

Potenzwahl: D 6, D 12, C 6, C 30.

62.4.2 Weitere mögliche Mittel

Cimicifuga (Traubensilberkerze), Coffea (Kaffeebohne).

62.5 Phytotherapie

Nur nach Rücksprache oder auf Empfehlung der Hebamme kann ein „Yogitee“ mit Zimt zur Geburtseinleitung verwendet werden, z. B. aus:

- einer Stange Zimt (*Cinnamomum verum*),
- zehn Nelken (*Syzygium aromaticum*),
- einer kleinen Ingwerwurzel (*Zingiber officinalis*) und
- einem Esslöffel Eisenkraut (*Verbena officinalis*)

einen Liter Aufguss zuzubereiten. Dieses Getränk sollte den ganzen Tag lauwarm schluckweise getrunken werden. Dadurch wird die Uterusmuskulatur zur Wehentätigkeit angeregt.

Manchmal wird von der Hebamme auch ein Rizinusöl-Cocktail (30 ml Rizinusöl, 1 Teel. Schnaps, 1 Glas Aprikosensaft) verordnet. Die Gabe von Aprikosensaft ist sehr (!) wichtig um den Kaliumhaushalt durch die abführende Wirkung auszugleichen. Dieser Cocktail wird bevorzugt in den späten Abendstunden („Parasympatikuszeit“) getrunken.

62.6 Weitere Therapieempfehlungen

Alle Behandlungen sollen nur von im Umgang mit schwangeren Frauen erfahrenen Therapeuten ausgeführt werden:

- Reflexzonenbehandlung,
- Akpunktmassage nach Penzel,
- Akupunktur,
- Bauchtanz.

63 Wehentätigkeit, frühzeitige

63.1 Allgemein

Frühgeburtsbestrebungen müssen durch fachliche Betreuung und Suche nach der auslösenden Ursache abgeklärt werden durch die Hebamme oder den Arzt. Solange die Schwangere nicht stationär aufgenommen wird, kann die Situation nicht akut sein! Es werden (zu) viele Diagnosen diesbezüglich voreilig oder aus Angst gestellt.

Hinweis

Vorzeitige Kontraktionen können Ausdruck von zu viel seelischem Druck sein, der auf der werdenden Mutter lastet. Einfühlsame Gespräche, die Mut machen, auf die eigenen jetzt in der Schwangerschaft neuen Bedürfnisse zu hören, sind oft die wichtigste Therapie.

63.2 Aromatherapie

Die Aromatherapie hat sich etabliert und nimmt mittlerweile einen großen Stellenwert in der Komplementärmedizin ein. Mit den folgenden Empfehlungen können Hebammen, Therapeuten und Apotheken aus den ausgewählten ätherischen und fetten Pflanzenölen, Hydrolaten und Salbengrundlagen individuelle Rezepturen empfehlen, verordnen bzw. herstellen.

Rezepturvorschläge und Empfehlungen

- Ätherische Öle können bei Gefallen in der Duftlampe, als Einzelöl oder als ätherische Ölmischung, verduftet werden, oder entsprechend 1–3 %ig in native Pflanzenöle oder in Totes-Meer-Salz eingearbeitet werden.
- Drei Tropfen eines ätherischen Öls oder einer Aromarezeptur mit einem Teelöffel Salz oder Honig vermischt für einen feuchten Aromawickel.

63.2.1 Ätherische Öle

Kamille römisch (*Chamaemelum nobile*): entspannend, beruhigend, schmerzstillend.

Lavendel extra (*Lavandula officinalis*): klärend, schmerzstillend, beruhigend.

Linaloeholz (*Bursera delpech*iana): ausgleichend, entspannend.

Mandarine (*Citrus reticulata*): aufmunternd, entspannend.

Majoran (*Origanum majorana*): entspannend, krampflösend, anaphrodisisch.

Narde (*Nardostachys jatamansi*): stark beruhigend, entspannend.

Rose (*Rosa damascena*): hormonell ausgleichend, schmerzlindernd.

Rosengeranie (*Pelargonium graveolens*): harmonisierend, adstringierend.

Sandelholz (*Santalum album*): antidepressiv, entstauend, ausgesprochen hautpflegend.

Vanille (*Vanilla planifolia*): entspannend, beruhigend, aphrodisierend, stimmt versöhnlich.

Zeder (*Cedrus atlantica*): beruhigend, kräftigend, Lymphfluss anregend.

63.2.2 Trägersubstanzen

Jojobawachs (*Simmondsia chinensis*): hautverträglich, Vitamin-E-haltig, fördert die Hautelastizität, heilungsfördernd. Neutral riechendes Öl, ideal zur Verdünnung als Naturparfüm.

Weizenkeimöl (*Triticum aestivum*): Hoher Vitamin-E-Gehalt, fördert die Hautelastizität.

63.2.3 Original IS Aromamischungen

Babybad: entspannend und ausgleichend. Auch für Erwachsene ein Genuss. Zweimal täglich ein körperwarmes Bad zur Entspannung.

Entspannungsbad: vor und während der Geburt; bei Alltagsstress und Unruhe. Zweimal täglich ein körperwarmes Bad.

Toko-Öl unter Hebammenbegleitung bei wehenhemmenden Maßnahmen: Entspannende, beruhigende Streichelpflege für die Schwangere. Das Öl bei Bedarf, in akuten Situationen stündlich, ansonsten ab mittags mehrmals täglich einstreichen. Für einen Bauchwickel den Bauch damit einreiben oder als Ölkompresse auflegen und mit einem feuchtwarmen Umschlag bedecken und ein trockenes Tuch darüberlegen.

Massageöl beruhigend: das Öl bei Bedarf, in akuten Situationen stündlich, ansonsten ab mittags mehrmals täglich einstreichen oder als Ölkompresse auflegen.

63.3 Bach-Blüten

Es gibt keine Empfehlungen gegen vorzeitige Wehen, wohl aber einige Mittel, die häufiger gebraucht werden, vor allem, wenn sich die Schwangere zu viel abverlangt hat.

Rock Water: hohe Erwartungs- und Anspruchshaltung an sich selber, ist hart zu sich selbst, kann sich schlecht schonen, asketisches Ideal, starre Vorstellungen, was sie in der Schwangerschaft alles leisten können muss.

Vervain: im gut gemeinten Übereifer treibt sie Raubbau an ihren Kräften und kann schlecht einen Gang herunterschalten.

Star of Bethlehem: vorzeitige Wehen nach emotionalem Schock oder Trauma.

Larch: fehlendes Selbstvertrauen, „ich kann es nicht schaffen, die Schwangerschaft bis zum Termin zu tragen“.

Pine: macht sich Vorwürfe und hat Schuldgefühle, dem Kind keine ideale Schwangerschaft „bieten“ zu können.

Cerato: Völlig verunsichert durch die Meinungen von Ärzten und Verwandten, keine gute Eigen-Wahrnehmung; sehr nach außen gerichtet mit der Aufmerksamkeit. Fragt man sie beim Arzt, ob sie Wehen spürt, schaut sie auf das CTG (Kardio-Tokogramm); fragt ständig andere Leute, was sie tun soll und was nicht.

Heather: das auf sich selbst bezogene Kleinkind in der Bach-Blütentherapie, kann schlecht alleine sein und braucht Publikum, interessiert sich fast nur dafür, wie es ihr geht und ob sie die Wehen aushält, weniger Bewusstsein beim Kind.

63.4 Homöopathie

63.4.1 Bewährte Arzneien

Achtung potenzabhängige Gabe. Keine Tiefpotenz, da wehenfördernd. Ausnahme Vibrunum opulus.

Caulophyllum (Frauenwurzel)

Leitsymptome: „Falsche“, aber evtl. schon heftige Wehen bei noch verschlossenem Muttermund; Wehen krampfartig und sehr kurz, unter 45 Sekunden.

Modalitäten: V im Freien, durch Kaffee.
B Wärme.

Potenzwahl: C 200.

Sepia (Tintenfischtinte)

Erscheinungsbild: intellektuelle sensible Frau, brünett), die ihren Mann steht.

Leitsymptome: Senkungsgefühl und Druck nach Unten, Beziehungskrise, neigt zur Ohnmacht; spürt Stiche in der Vagina; Uterus und Kindswachstum scheinen für die Zeit etwas zu klein.

Modalitäten: V morgens, abends, durch Kälte.
B Wärme, Bad, Bewegung, Musik.

Potenzwahl: C 30, C 200.

Viburnum opulus (Schneeball)

Das bewährte phyto-homöopathische Arzneimittel. Kann nach Bedarf auch in kurzen Abständen verabreicht werden!

Leitsymptome: Schmerzen vom Rücken in die Oberschenkel.

Modalitäten: V abends und nachts.
B Ruhe.

Potenzwahl: D 4, D 6, C 3, C 6.

63.4.2 Weitere mögliche Mittel

Kalium carbonicum (Pottasche), Pulsatilla (Küchenschelle).

63.5 Phytotherapie

Bryophyllum 50 % Trit. Weleda® ist ein Fertigpräparat der anthroposophischen Medizin (Keimzumpenblätter-Presssaft als Trituration mit Lactose). Anwendung gemäß der anthoprosophischen Menschen- und Naturerkenntnis: z. B. vorzeitige und frühzeitige Wehentätigkeit, nur nach Rücksprache

Eine Teemischung mit z. B.
- Johanniskraut (*Hypericum perforatum*),
- Hopfen (*Humulus lupulus*),
- Thymian (*Thymus vulgaris*),

- Baldrian (*Valeriana officinalis*),
- Melisse (*Melissa officinalis*),
- Majoran (*Origanum vulgare*)

hat sich bewährt als wehenhemmender Tee und sollte erst nach Rücksprache mit der Hebamme oder den Arzt eingesetzt werden.

63.6 Weitere Therapieempfehlungen

63.6.1 Allopathie

Die Einnahme von Magnesium sollte längerfristig nur nach Rücksprache mit Arzt oder Hebamme erfolgen.

63.6.2 Sonstige Therapievorschläge

Es ist wichtig, dass die Therapeuten Erfahrung mit Schwangeren haben.

- Reflexzonenbehandlung.
- Akupunktmassage nach Penzel.
- Cranio-Sacral-Therapie.
- Haptonomie hilft, das Vertrauen in den eigenen Körper zu fördern.
- Entspannungsverfahren wie Meditation, autogenes Training!

64 Wundheilung im Wochenbett

64.1 Allgemein

Im Normfall dauert die äußere Abheilung der Geburtswunden ca. zehn Tage. Die Hebamme wird beim täglichen Wochenbettbesuch (bis zum 10. Tag) und später beim gelegentlichen Hausbesuch (bis zu acht Wochen) die Wundheilung überwachen. Gänzliche Beschwerdefreiheit kann erst nach vielen Wochen eintreten, dies ist individuell verschieden. Auch wenn die Frau keine Geburtsverletzung hat, so muss jedoch immer die Plazentahaftstelle abheilen, der gesamte Uterus sich zurückbilden und das Beckenbodengewebe sich festigen.

Hinweis

In erster Linie benötigt die Frau eine Woche Bettruhe und acht Wochen (Dauer des Wochenbetts) Schonung! Bei Kaiserschnitt verlängert sich Heilungsprozess oft bis zu 3 Wochen.

64.2 Aromatherapie

Die Aromatherapie hat sich etabliert und nimmt mittlerweile einen großen Stellenwert in der Komplementärmedizin ein. Mit den folgenden Empfehlungen können Hebammen, Therapeuten und Apotheken aus den ausgewählten ätherischen und fetten Pflanzenölen, Hydrolaten und Salbengrundlagen individuelle Rezepturen empfehlen, verordnen bzw. herstellen.

Rezepturvorschläge und Empfehlungen

- Ätherische Öle können entsprechend 1–3 %ig in native Pflanzenöle, neutrale und konservierungsmittelfreie Salbengrundlagen wie Sheabutter oder in Totes-Meer-Salz eingearbeitet werden.

64.2.1 Ätherische Öle

Immortelle (*Helichrysum italicum*): adstringierend, zellerneuernd.

Kamille echte (*Chamomilla recutita*): wundheilend, entzündungshemmend, fiebersenkend.

Lavendel extra (*Lavandula officinalis*): klärend, schmerzstillend.

Melisse (*Melissa officinalis*): antiviral, entzündungshemmend.

Muskatellersalbei (*Salvia sclarea*): östrogenartig, hypophysenwirksam, entspannend, entzündungshemmend.

Myrte (*Myrtus communis*): adstringierend, hautpflegend, hautstraffend, leberanregend.

Neroli (*Citrus aurantium* ssp. *aurantium*): ausgleichend; bei Angstzuständen, psychisch anregend und stärkend.

Palmarosa (*Cymbopogon martinii*): antibakteriell, antimykotisch, antiviral.

Rose (*Rosa damascena*): hormonell ausgleichend, schmerzlindernd, entzündungshemmend, zellerneuernd.

Rosengeranie (*Pelargonium graveolens*): harmonisierend, adstringierend, antibakteriell, antimykotisch, wundheilend.

Rosmarin CT-Cineol (*Rosmarinus officinalis*): stärkend, durchblutungsfördernd.

Schafgarbe (*Achillea millefolium*): entzündungshemmend, zellerneuernd, Leber-Galle anregend, schmerzstillend.

Ysop (*Ysopus officinalis* var. *decumbens*): entzündungshemmend, antiviral.

64.2.2 Trägersubstanzen

Calendulaöl (*Calendula officinalis*) **in Olivenöl** (*Olea europaea*): entzündungshemmend, für empfindliche Haut.

Johanniskrautöl (*Hypericum perforatum*) **in Olivenöl** (*Olea europaea*): entzündungshemmend, heilend, beruhigend.

Totes-Meer-Salz: hoher Mineralgehalt, hautpflegend, heilend.

64.2.3 Alkoholfreie Hydrolate

Rosenhydrolat: leicht kühlend, zur Befeuchtung und Pflege der überdehnten Haut, zwischendurch aufsprühen.

64.2.4 Original IS Aromamischungen

Sitzbad: beruhigend, entspannend, klärend, wohltuend, regenerierend besonders im Wochenbett. Täglich ein Sitzbad: dazu einen Teelöffel in einem Liter Wasser auflösen, evtl. noch einen Esslöffel Totes-Meer-Salz hinzufügen, und ein lauwarmes Sitzbad machen. Die Frau bestimmt Wassertemperatur und Dauer selbst, meist genügen fünf Minuten. Im Anschluss mit klarem Wasser abspülen!

Ebenso wohltuend und einfach in der Anwendung hat sich eine regelmäßige Spülung beim Gang zur Toilette erwiesen. 1TL Sitzbad auf einen Liter Wasser. Die ersten Tage wünschen die meisten Frauen eine kühle Temperatur, später körperwarm. Die Dauer bestimmt die Wöchnerin.

Narbenpflegeöl: zur punktuellen Massage unelastischer Haut. Etwa drei Wochen nach der Geburt kann die Frau zweimal täglich die Dammschnitt- oder Kaiserschnittnarbe damit massieren.

Narbenpflegecreme: zur Pflege unelastischer Haut, insbesondere zur Pflege einer Dammschnitt- oder Kaiserschnittnarbe. Kann etwa drei Wochen nach der Geburt zweimal täglich auf die Narbe aufgetragen bzw. einmassiert werden.

Rosenbalsam: zarter Schutz für empfindliche und gereizte Haut; ideal zur Narbenpflege. Nach Abheilen der Narbe kann ein unangenehmes Empfinden durch tägliche Anwendung gelindert werden.

Rose-Teebaum-Balsam: äußerlich dünn auftragen, zweimal täglich. Zur Pflege einer gereizten unangenehmen Schnitt- oder Dammverletzung.

Rose-Teebaum-Essenz: unverdünnt anwendbar. Idealerweise dreimal täglich einen Tropfen auf die Vorlage oder direkt auf die Wunde träufeln.

Rose-Teebaum-Hydrolat: zur Pflege bei Problemhaut, z.B. im Windelbereich oder zur Intimpflege. Zur Feuchtbehandlung im Wochenbett.

Ysop-Immortellen-Öl: wohltuende Hautpflege nach Prellungen; mehrmals auftragen; eine hilfreiche Pflege bei entstandenen Hämatomen am Dammschnitt. Idealerweise wird eine Kompresse mit einigen Tropfen Öl getränkt und auf das Hautareal aufgelegt, meist genügt es zweimal täglich für zwei oder drei Tage.

64.3 Bach-Blüten

Star of Bethlehem: Verwundung wurde sehr traumatisch erlebt, durch die psychische Verwundung wie erstarrt.

Crab Apple: bei nässenden oder sekundär heilenden Wunden gegen den Ekel vor den eigenen Absonderungen.

Impatiens: Ungeduld, kann die Wundheilungsprozesse nicht abwarten, sollte eigentlich alles schon gestern wieder verheilt sein, schont sich wenig, ist immer auf dem Sprung.

Bach-Blüten werden innerlich genommen und nicht in die Wunde gegeben.

64.4 Homöopathie

64.4.1 Bewährte Arzneien

Calendula (Ringelblume)

Bewährte Arznei bei gerötetem Wundrand.

Leitsymptome: gerötete, entzündete, schmerzhafte und schlecht heilende Wunde.

Modalitäten: V abends, schwerem bewölkten Wetter.
B vollkommen still liegen, umhergehen, Wärme.

Potenzwahl: D 6, D 12, C 6.

Hypericum (Johanniskraut)
Bewährte Arznei bei Nervenschmerz.

Erscheinungsbild: Frau ist genervt über den Wundschmerz.

Leitsymptome: Verletzung oder Überdehnung des Steißbeins; Nervenverletzung, Nervendehnung nach Kaiserschnitt; nach Reizung der Hirnhäute z. B. durch Peridural-Anaesthesie mit Liquorleck.

Modalitäten: V Bewegung, Erschütterung, Berührung, Druck.
B ruhig liegen.

Potenzwahl: D 6, D 12, C 6.

Staphisagria (Stephanskraut)
Das Mittel der „Geschnittenen".

Erscheinungsbild: Geburt war eine Demütigung für die Frau, die Seele ist verwundeter als der Körper. Sie fühlte sich dem Geschehen ausgeliefert.

Leitsymptome: Folge von traumatischem Geburtserlebnis mit Dammschnitt oder Sectio; Wundheilungsstörung. Juckreiz in der Umgebung des Schnittes, der den Ort wechselt. Blasenschmerzen und Harnwegsinfekt post partum.

Modalitäten: V Ärger, Kummer, Empörung.
B kurzer Mittagsschlaf, Wärme.

Potenzwahl: D 12, C 6, C 30.

64.4.2 Weitere mögliche Mittel
Causticum (Hahnemanns Ätzkalk), Ruta (Weinraute), Symphytum (Beinwell).

64.5 Phytotherapie

64.5.1 Drogenzubereitungen

Sitzbäder
Sitzbäder mit
- Eichenrinde (*Quercus robur*),

- Hamamelisblätter und -rinde (*Hamamelis virginiana*),
- später auch mit Kamillenblüten (*Matricaria recutita*),
- Schafgarbenkraut bzw. -blüten (*Achillea millefolium*)

unterstützen die Wundheilung.

Salben

Beinwellsalbe IS (pyrrolizidinalkaloidfrei), oder Calendulasalben unterstützen die Wundheilung.

Spülungen

Kamillenextrakte und Calendulaessenz wirken unter anderem antiphlogistisch. Empfohlen werden Bäder, z.B.: Kamillin Extern-Robugen® Lsg., Kamillosan® Konzentrat. Calendulaessenz 20 % Weleda®.

Auflagen

Kühlende Auflagen können Schmerzen und Entzündungen lindern, z.B.: Calendula Tinktur mit Rosenwasser mischen, daraus Eiswürfel herstellen oder die mit der Mischung getränkte Binde einfrieren. Die kühlenden Auflagen nur in den ersten 24 Stunden anwenden, Eis nie pur auf die Haut, immer ein Tuch oder eine Kompresse dazwischenlegen.

64.5.2 Teezubereitung

Unterstützend kann ein Wundheilungstee getrunken werden, z.B. mit:

- Ringelblumenblüten (*Calendula officinalis*),
- Schafgarbe (*Achillea millefolium*) und
- Frauenmantel (*Alchemilla vulgaris*).

Die Teedrogen zu gleichen Teilen mischen, täglich 2–3 Tassen trinken.

64.6 Weitere Therapieempfehlungen

Die Therapien können unterstützend wirken.

- Fußreflexzonenbehandlung.
- Akupunktur.
- später Akupunktmassage nach Penzel.
- Neuraltherapie zur Narbenbehandlung.

65 Wundsein bei Säuglingen

65.1 Allgemein

Wundsein im Windelbereich ist während des gesamten Windelalters immer wieder ein Thema. Mal sind die neuen Zähnchen die Ursache, mal das Obst oder eine scharfe Salami, die die stillende Mutter gegessen hat, oder der erste vom Kind selbst genaschte saure Äpfel.

Hinweis

Vorbeugende Maßnahmen sind:

- So wenig Seife wie nötig, möglichst Pflanzenölseifen verwenden.
- So viel Wasser, Luft und Sonne wie möglich, aber ein Auskühlen des Säuglings muss verhindert werden.
- Tägliches Einölen bzw. kräftiges durchblutungsförderndes Einmassieren der nassen Babyhaut mit einem fetten Pflanzenöl.
- Bei geringstem Verdacht auf empfindliche oder zum Wundsein neigende Hautstellen eine Heilsalbe, möglichst auf Pflanzenstoffbasis ohne Konservierungsstoffe und ohne Zink anwenden. Die Empfehlung, auf Zink zu verzichten, gilt vor allem während einer homöopathischen Behandlung, da Zink im klassischen Sinne der Homöopathie als unterdrückende Maßnahme gilt.
- Möglichst keine Pflegetüchlein und keine paraffinhaltigen Salben, Öle und dergleichen verwenden.
- Ideal sind Wild- oder Bouretteseideneinlagen, da diese feuchtigkeitsableitend und heilend sind.

65.2 Aromatherapie

Die Aromatherapie hat sich etabliert und nimmt mittlerweile einen großen Stellenwert in der Komplementärmedizin ein. Mit den folgenden Empfehlungen können Hebammen, Therapeuten und Apotheken aus den

ausgewählten ätherischen und fetten Pflanzenölen, Hydrolaten und Salbengrundlagen individuelle Rezepturen empfehlen, verordnen bzw. herstellen.

Rezepturvorschläge und Empfehlungen

- Ätherische Öle entsprechend 1–3 %ig in native Pflanzenöle, neutrale und konservierungsmittelfreie Salbengrundlagen wie Sheabutter oder in Totes-Meer-Salz einarbeiten.
- Rezepturvorschlag (M. Werner, R. Braunschweig, Praxis Aromatherapie): 5 Tr. Palmarosa, 1 Tr. Rose, 5 Tr. Thymian Linalool in 20 g Mandelöl, 30 g Sheabutter, 1 g Kakaobutter rühren.
- Alternative: 5 Tr. Thymian Linalool ersetzen durch 3 Tr. Immortelle plus 1 g Sanddornöl.

65.2.1 Ätherische Öle

Kamille echte (*Chamomilla recutita*): wundheilend, entzündungshemmend.

Lavendel extra (*Lavandula officinalis*): klärend, schmerzstillend, beruhigend.

Manuka (*Leptospermum scoparium*): stark antibakteriell, stark antimykotisch, schmerzstillend.

Melisse (*Melissa officinalis*): beruhigend, entzündungshemmend.

Myrte (*Myrtus communis*): adstringierend, hautpflegend, hautstraffend.

Rose (*Rosa damascena*): schmerzlindernd, entzündungshemmend, zellerneuernd.

Rosengeranie (*Pelargonium graveolens*): harmonisierend, adstringierend, antibakteriell, antimykotisch, wundheilend.

Schafgarbe (*Achillea millefolia*): entzündungshemmend, zellerneuernd, schmerzstillend.

Teebaum (*Melaleuca alternifolia*): stark antibakteriell, antimykotisch, wundheilungsfördernd, entzündungshemmend.

65.2.2 Trägersubstanzen

Calendulaöl (*Calendula officinalis*) **in Olivenöl** (*Olea europaea*): entzündungshemmend, für empfindliche Haut.

Johanniskrautöl (*Hypericum perforatum*) **in Olivenöl** (*Olea europaea*): entzündungshemmend, heilend.

Totes-Meer-Salz: hoher Mineralgehalt, hautpflegend, heilend.

65.2.3 Alkoholfreie Hydrolate

Lavendelhydrolat: zur Befeuchtung, Kühlung und Pflege der empfindlichen Haut. in Kombination mit einer Salbe. Kann bis zu stündlich auf die Haut aufgesprüht werden.

Rosenhydrolat: zur Befeuchtung, Kühlung und Pflege der empfindlichen Haut. in Kombination mit einer Salbe. Kann bis zu stündlich auf die Haut aufgesprüht werden.

Melissenhydrolat: zur Befeuchtung, Kühlung und Pflege der empfindlichen Haut. in Kombination mit einer Salbe. Kann bis zu stündlich auf die Haut aufgesprüht werden.

65.2.4 Original IS Aromamischungen

Rose-Teebaum-Hydrolat: zur Pflege bei Problemhaut, z.B. im Windelbereich, in Kombination mit einer Salbe.

Baby-Windelbalsam: zur regelmäßigen Hautpflege, vor allem nach einem Soorbefall.

Rose-Teebaum-Balsam: dünn auftragen, bei Babys zweimal täglich nur in der ersten akuten Wundseinsphase.

Rose-Teebaum-Essenz: unverdünnt anwendbar nur bei älteren Säuglingen, auf offene Hautbezirke zweimal täglich pur auftragen.

Sitzbad: beruhigend, entspannend, klärend, wohltuend, regenerierend besonders bei Wundsein. Einmal täglich; bei Bedarf bei jedem Windelwechsel, ein körperwarmes Sitzbad: $^1/_2$ Teelöffel der ätherischen Salzmischung auf einen Liter Wasser, dann den Po trocken föhnen und mit einer Heilsalbe eincremen.

Melissenbalsam: für gereizte Hautpartien, bei jedem Wickeln sparsam auftragen.

Rosenbalsam: zarter Schutz für empfindliche und gereizte Haut; in Kombination mit Lavendel bei jedem Wickeln sparsam auftragen.

65.3 Bach-Blüten

Es gibt keine spezifischen Bach-Blüten für Wundsein, eventuell kann **Crab Apple** in Verbindung mit **Rescue Remedy** hilfreich sein. Innerlich geben, nicht lokal!

65.4 Homöopathie

65.4.1 Bewährte Arzneien

Calendula (Ringelblume)

Leitsymptome: Die bewährte Arznei bei gerötetem Windelbereich und bei zu Entzündungen neigender Haut.

Modalitäten: **V** abends, schwerem bewölkten Wetter.
B vollkommen still liegen, umhergehen, Wärme.

Potenzwahl: D 6, D 12, C 6.

Sulfur (Schwefel)

Erscheinungsbild: waches, hungriges Kind mit rötlicher Haut.

Leitsymptome: trinkt hastig und häufig, nimmt trotzdem schlecht zu. Wundsein und Hautprobleme an den Körperöffnungen. Folge von Antibiotikagaben. Unangenehmer Körpergeruch; heiße Füße.

Modalitäten: **V** Ruhe, Bettwärme, vormittags, Wolle.
B Wärme, Bewegung.

Potenzwahl: C 30.

65.4.2 Weitere mögliche Mittel

- Chamomilla (Kamille); Medorrhinum (Tripper-Nosode): bei langandauerndem oder wiederkehrenden Problemen nur von erfahrenen Homöopathen als Konstitutionsmittel.

65.5 Phytotherapie

Salben mit:

- Beinwell (*Symphytum officinale*), z. B. Beinwellsalbe IS (pyrrolizidinalkaloidfrei),
- Ringelblume (*Calendula officinalis*), z. B. Ringelblumensalbe IS, Weleda® Calendula Babycreme,
- Hamamelis (*Hamamelis virginiana*), z. B. Hametum® Wund- und Heilsalbe,
- Kamille (*Matricaria recutita*), z. B. Kamillosan® Salbe

unterstützen den Heilprozess.

Ebenso können Sitzbäder angewandt werden, mit:

- Kamille (*Matricaria recutita*). Hier sollte bevorzugt der standardisierte, alkoholische Drogenauszug verwendet werden, da der einen höheren Anteil an entzündungshemmenden Bisabolol und Chamazulen enthält als der rein wässrige Auszug, z. B. Kamillosan® Konzentrat,
- Schafgarbe (*Achillea millefolium*),
- Hamamelis (*Hamamelis virginiana*): 5–10 g Hamamelisblätter mit -rinde mit 250 ml Wasser 10 min bei kleiner Flamme kochen, Sud abseihen und mit entsprechender Menge am besten abgekochten Wassers für Sitzbad bzw. Säuglingsvollbad verwenden.

65.6 Weitere Therapieempfehlungen

65.6.1 Allopathie

Klassische Wirkstoffe, die bei Wundsein im Windelbereich verwendet werden, sind z. B.:

- Dexpanthenol, z. B. Bepanthen® Wund- und Heilsalbe, Panthenol ratiopharm® Wundbalsam,
- Lebertran, z. B. Mirfulan® Wund- und Heilsalbe,

- synthetische Gerbstoffe, z. B. Tannosynt® flüssig, -Lotio,
- Zinkoxid, **cave** Homöopathie (siehe Kap. 65.1), z. B. Lotio alba aquosa, Zinksalben.

65.6.2 Ernährung

Die stillende Mutter sollte Nahrungsmittel (z. B. Zitrusfrüchte) meiden, auf die das Kind mit Wundsein reagiert, zu viel Vitamin C kann einen wunden Popo verursachen.

66 Zahnen bei Säuglingen

66.1 Allgemein

Mit dem berühmten Satz: „Mein Kind zahnt" wird viel entschuldigt: Wenn das Kind quengelig ist, wenn es unruhig schläft oder schlecht isst und vieles andere mehr. Den Eltern erlaubt diese Lebensphase, sich über ihr Kind zu beschweren, das Mitleid ihrer Umgebung ist ihnen gewiss. Ganz im Gegensatz zu einem Schreikind. Hier werden die Eltern für das „Fehlverhalten" verantwortlich gemacht.

Hinweis

Am Ende der ersten drei Lebensmonate erscheint fast nie ein Zähnchen. Dennoch spricht der Volksmund vom sogenannten Einschießen der Zähne, was ebenso mit starkem Speichelfluss einhergeht wie der Durchbruch der Zähne. Bei den meisten Kindern erscheinen die ersten Zähne zwischen dem sechsten und zehnten Lebensmonat. Der Durchbruch der Backenzähne im zweiten Lebensjahr kann von den gleichen heftigen Beschwerden begleitet sein wie bei den ersten Schneidezähnen.

66.2 Aromatherapie

Die Aromatherapie hat sich etabliert und nimmt mittlerweile einen großen Stellenwert in der Komplementärmedizin ein. Mit den folgenden Empfehlungen können Hebammen, Therapeuten und Apotheken aus den ausgewählten ätherischen und fetten Pflanzenölen, Hydrolaten und Salbengrundlagen individuelle Rezepturen empfehlen, verordnen bzw. herstellen.

Rezepturvorschläge und Empfehlungen

- Die ätherischen Öle entsprechend 1–3 %ig in native Pflanzenöle, neutrale und konservierungsmittelfreie Salbengrundlagen wie Sheabutter einarbeiten.

66.2.1 Ätherische Öle

Kamille römisch (*Chamaemelum nobile*): entspannend, beruhigend, schmerzstillend.

Lavendel extra (*Lavandula officinalis*): klärend, schmerzstillend, beruhigend.

Nelkenknospe (*Syzygium aromaticum*): erwärmend, durchblutungsfördernd, nervenstärkend, schmerzstillend, stimulierend. Bei Kindern vorsichtig dosieren!

66.2.2 Trägersubstanzen

Johanniskrautöl (*Hypericum perforatum*) **in Olivenöl** (*Olea europaea*): entzündungshemmend, heilend, beruhigend, nervenstärkend.

66.2.3 Original IS Aromamischungen

Zahn-Öl: von außen in die Wangen einmassieren; entspannend, erwärmend. Bei Bedarf stündlich wiederholen oder vor dem Schlafengehen.

Johanniskraut-Lavendel-Öl: von außen in die Wangen einmassieren; beruhigend. Bei Bedarf stündlich wiederholen oder vor dem Schlafengehen.

66.3 Bach-Blüten

Walnut: umhüllt und beruhigt in Umbruch- und Neubeginnphasen des Lebens.

Chestnut Bud: hat Schwierigkeiten, neue Entwicklungsphasen im Leben zu meistern, verhakt sich immer wieder an denselben Punkten.

Heather: mag nicht alleine sein, schreit, sobald es alleine in seinem Bettchen liegt, braucht Publikum, sehr nähebedürftig.

Holly: emotionale Irritiertheit, Gereiztheit, Wut.

66.4 Homöopathie

Belladonna (Tollkirsche)

Erscheinungsbild: Kind will nicht getragen werden, roter Kopf.

Leitsymptome: plötzliches Schreien, zahnendes Kind will nicht getragen werden, roter Kopf, Augen mit großen Pupillen. Rollt mit dem Kopf hin und her, schlägt mit ihm gegen das Bett. Folge von Sonneneinstrahlung. Kalte Hände und Füße.

Modalitäten: V Mitternacht, beim Hinlegen.
B Ruhe, Wärme.

Potenzwahl: D 12, C 6, C 30.

Chamomilla recutita (echte Kamille)

Erscheinungsbild: eine Wange rot, eine blass.

Leitsymptome: Blähungen beim Zahnen. Stuhl wie gehackte Eier. Eine Wange rot, eine blass. Wirkt ungeduldig und zornig, will ständig getragen werden. Will Brust, Spielzeug etc. und lehnt es dann doch ab.

Modalitäten: V 21.00 Uhr.
B Umhertragen (nur für kurze Zeit).

Potenzwahl: D 12, C 6, C 30.

Pulsatilla (Küchenschelle)

Erscheinungsbild: waches, strahlendes Neugeborenes.

Leitsymptome: weint, wenn es nicht getragen wird, braucht Zuwendung. Will häufig gestillt werden, trinkt aber wenig. Braucht frische Luft.

Modalitäten: V allein; Wärme.
B Zuwendung.

Potenzwahl: C 30, C 200.

66.4.1 Weitere mögliche Mittel

- Magnesium carbonicum (basisches Magnesiumcarbonat),
- Magnesium phosphoricum (zweibasisches Magnesiumphosphat).

Komplexhomöopathie:

- Escatitona® Zahnungstropfen, enthalten Ethanol,
- Osanit® Globuli,
- Viburcol® N Kinder- und Säuglingszäpfchen.

66.4.2 Biochemie nach Dr. Schüßler

- Calcium phosphoricum (Nr. 2) fördert Zahndurchbruch und -bildung.
- Ferrum phosphoricum (Nr. 3) bei Zahnungsschmerzen, die mit Fieber einhergehen.

66.5 Phytotherapie

Eine **Veilchenwurzel** als Beißstück ist ein altes Hausmittel. Wenn die speichelfeuchte Wurzelknolle zwischen den Nutzungsphasen nicht gut durchtrocknet, kann sie allerdings aus hygienischer Sicht problematisch werden. Deshalb gelegentlich die Wurzel in kochendes Wasser tauchen. Die Wurzel nur unter Aufsicht geben.

Kamille (*Chamomilla recutita*) zum Auftragen auf die Mundschleimhaut ist in einigen Fertigarzneimitteln enthalten, z. B. Kamistad® Baby Gel.

66.6 Weitere Therapieempfehlungen

66.6.1 Allopathie

Ziel der allopathischen Behandlung ist das Lindern der Schmerzen, die durch das Zahnen entstehen können.

Gebräuchlich sind Kombinationen aus Lokalanästhetika und pflanzlichen Extrakten mit entzündungshemmender Wirkung, die auf die Zahnleiste aufgetragen werden. z. B. Dentinox® Gel N Zahnungshilfe.

Analgetische, antipyretische Säfte oder Zäpfchen mit Paracetamol oder Ibuprofen sollten nur im Notfall eingesetzt werden, falls durch lokale Behandlung keine ausreichende Linderung möglich ist.

66.6.2 Ernährung

Wenn das Kind schon Beikost nimmt, lindern kühlende Speisen wie kaltes Apfelkompott oder Joghurt in kleinen Portionen den Schmerz.

Unter Aufsicht, wegen der Gefahr des Verschluckens, können gekühlte Karotten, Brotrinde zum Kauen gegeben werden.

67 Zahnfleischbluten

67.1 Allgemein

Zahnfleischbluten ist ein häufig auftretendes, hormonell bedingtes Erscheinungsbild. Meistens tritt es in der Schwangerschaft auf. In der Regel ist es nicht pathologisch.

Hinweis
Wichtig ist, auf eine regelmäßige Zahnpflege mit einer weichen Rundbürste und evtl. auch zahnärztliche Zahnreinigung zu verweisen. Laut der Gesellschaft für biologische Zahnmedizin sind chronische Parodontitiden mit einer erhöhten Rate von Früh- und Fehlgeburten vergesellschaftet. Ideal ist ein Zahnarztbesuch vor der Konzeption, um eventuelle Bakterienherde zu sanieren.

67.2 Aromatherapie

Die Aromatherapie hat sich etabliert und nimmt mittlerweile einen großen Stellenwert in der Komplementärmedizin ein. Mit den folgenden Empfehlungen können Hebammen, Therapeuten und Apotheken aus den ausgewählten ätherischen und fetten Pflanzenölen, Hydrolaten und Salbengrundlagen individuelle Rezepturen empfehlen, verordnen bzw. herstellen.

Rezepturvorschläge und Empfehlungen

- Täglich zum Zähneputzen einen Tropfen eines ätherischen Öls oder die ätherische Ölmischung auf die Zahnbürste geben.

67.2.1 Ätherische Öle

Myrte (*Myrtus communis*): adstringierend.

Rosengeranie (*Pelargonium graveolens*): harmonisierend, adstringierend, antibakteriell, wundheilend.

67.2.2 Original IS Aromamischung

Myrte-Rosengeranie-Öl: adstringierend, bindegewebsfestigend, zur Unterstützung bei empfindlichem Zahnfleisch.

67.3 Bach-Blüten

Keine Empfehlung.

67.4 Homöopathie

67.4.1 Bewährte Arzneien

Mercuris solubilis (Quecksilber)

Erscheinungsbild: Frau wirkt geschwächt.

Leitsymptome: Zahnfleischbluten mit klebrigem übel riechenden Speichel; evtl. Mundschleimhautveränderungen; dicker gelber Zungenbelag mit längs verlaufender Furche, metallischer Mundgeschmack.

Modalitäten: V nachts.
B keine Angaben.

Potenzwahl: C 30.

Phosphor (gelber Phosphor)

Erscheinungsbild: schlanke, freundliche, gut aussehende, lebenslustige Frau, die leuchtende Farben trägt.

Leitsymptome: leicht blutendes Zahnfleisch; Zunge trocken, glatt und rot; Verlangen nach Salz.

Modalitäten: V bei Föhn.
B sehr kaltes Wasser.

Potenzwahl: D 12, C 6, C 30.

Ferrum phosphoricum (phosphorsaures Eisen)

Erscheinungsbild: Fröhliche, juvenile Frau.

Leitsymptome: Frau mit Pseudoplethora; neigt zum Erröten und auch Nasenbluten.

Modalitäten: V Wärme.
B kalte Anwendungen.

Potenzwahl: D 4, D 6, D 12, C 6.

67.5 Phytotherapie

67.5.1 Drogenzubereitungen

Spülungen oder Pinselungen mit antiphlogistisch wirkenden oder gerbstoffhaltigen Substanzen können unterstützen:

- Salbeiblättertee (*Salvia officinalis*),
- Calendulatinktur (*Calendula officinalis*),
- Rathaniawurzeltinktur (*Krameria lappacea*),
- Myrrhentinktur (*Commiphora molmol*),
- Tormentilltinktur (*Potentilla erecta*).

67.6 Weitere Therapieempfehlungen

67.6.1 Ernährung

Eine gesunde, vitaminreiche Ernährung wirkt sich auch auf die Zahnfleischgesundheit aus.

Wichtig ist eine gute Zahnpflege und Zahnhygiene. Möglichst eine weiche Zahnbürste verwenden, um das Zahnfleisch nicht noch zusätzlich zu reizen.

Literatur

Allgemeine Literatur

ABDA-Datenbank

Atzl, B.: Homöopathie in der Hebammenpraxis. Ein Handbuch für Hebammen. 2. Aufl., Elwin Staude, Hannover, 2008

Buchbauer, G., Baser, K. H. C. (Editors): Handbook of Essential Oils. CRC Press. London, New York 2010

Bauer, G; Baumgarte, H; Eisele, M et al: Komplementärmedizin für die Kitteltasche. Deutscher Apotheker Verlag, Stuttgart, 2009

Bierbach, E., Herzog, M.: Handbuch Naturheilpraxis. Urban und Fischer Verlag, 2005

Biesalski et al: Ernährungsmedizin, 3. Aufl., Thieme-Verlag 2004

Biosis Previews. Biolis. Benutzerhandbuch. Ausgabe 05.01 vom 01.09.1994. DIMDI, Köln.

Boericke, W.: Homöopathische Mittel und ihre Wirkungen. Grundlagen und Praxis Wissenschaftlicher Autorenverlag, Leer 2002

Braunschweig, R.: Pflanzenöle. Stadelmann Verlag 2. Aufl., Wiggensbach 2009

Bruhn, C., Frey, O., Wagner, R.: Das Kind in der Apotheke. Deutscher Apotheker Verlag, Stuttgart 2005

Brunke, E.: Progress in Essential Oil Research. Walter de Gruyter, Berlin 1986

Bühring, U: Praxis-Lehrbuch der modernen Heilpflanzenkunde. 2. Aufl., Sonntag Verlag, Stuttgart, 2009

Carle, R.: Ätherische Öle – Anspruch und Wirklichkeit. Wissenschaftliche Verlagsgesellschaft, Stuttgart 1993

Catty, S.: Hydrosols. Healing Arts Press. Vermont 2001

Deutsches Arzneibuch 2009. Deutscher Apotheker Verlag, Stuttgart und Govi-Verlag – Pharmazeutischer Verlag, Eschborn, 2009

Dingermann, T., Loew, D.: Phytopharmakologie, Experimentelle und klinische Pharmakologie pflanzlicher Arzneimittel. Wissenschaftliche Verlagsgesellschaft, Stuttgart, 2003

Eberwein, E., Vogel, G.: Arzneipflanzen in der Phytotherapie. Kompendium gemäß Monographien der Kommission E, 1990

Europäisches Arzneibuch 6. Ausgabe bis Nachtrag 6.6. Deutscher Apotheker Verlag, Stuttgart und Govi-Verlag – Pharmazeutischer Verlag, Eschborn, 2010

Falbe, J., Regitz, M.: Römpp Chemie Lexikon. Thieme Verlag, Stuttgart, 1995

Friese, K. et al.: Arzneimittel in der Schwangerschaft und Stillzeit. 7. Aufl., Deutscher Apotheker Verlag, Stuttgart, 2009

Geist, Harder, Stiefel: Hebammenkunde. Hippokrates Verlag, Berlin 2007

Gildemeister, E., Hoffmann, F.: Die ätherischen Öle. Akademie-Verlag, Berlin 1968

Glöckler, M: Anthroposophische Arzneitherapie für Arzte und Apotheker. 2. Aufl., Wissenschaftliche Verlagsgesellschaft, Stuttgart, 2009

Graf, F.: Homöopathie für Hebammen und Geburtshelfer. Teil 1 – 8. Elwin Staude, Hannover, 2007

Graf, F.: Homöopathie und die Gesunderhaltung von Kindern und Jugendlichen. Ein Entwicklungsbegleiter. 3. Aufl., Ascheberg Sprangsrade, 2009

Grospietsch, G.: Erkrankungen in der Schwangerschaft. 4. Aufl., Wissenschaftliche Verlagsgesellschaft, Stuttgart, 2004

Guenther, E.: The Essential Oils Volume I – VI. Verlag Krieger, Florida 1972

HagerROM 2009, Enzyklopädie der Arzneistoffe und Drogen. Wissenschaftliche Verlagsgesellschaft Stuttgart, Springer Verlag Berlin, Universität Würzburg

Hahnemann, S., Hrsg. von Schmidt, J.: Organon der Heilkunst. 6. Aufl., Haug, Heidelberg, 2002

Hänsel, R., Keller, K., Rimpler, H., Schneider, G.: Hagers Handbuch der Pharmazeutischen Praxis. 6 Bände. Springer Verlag, Berlin, Heidelberg, 1992

Hatt, H.: Die Welt der Düfte. Forum Essenzia e.V. Schriftenreihe, München, 16/1999

Hatt, H.: Immer der Nase nach. Forum Essenzia e.V. Schriftenreihe, München, 10/1996

Hunnius: Pharmazeutisches Wörterbuch. 9. Aufl., Walter de Gruyter Verlag, Berlin, 2004

Krist, S., Buchbauer, G., Klausberger, C.: Lexikon der pflanzlichen Fette und Öle, Springer Verlag Wien/New York

Lawrence, B. M. (Editor): Essential Oils, Sammlung P & F-Artikel 2001–2007. Allured Publishing Corporation, USA

Lawrence, B. M. (Editor): The Antimicrobial/Biological Activity of Essential Oils, Sammlung JEOR-Artikel 1989–2005. Allured Publishing Corporation,USALennecke et al.: Therapieprofile für die Kitteltasche. 2. Aufl., Wissenschaftliche Verlagsgesellschaft, Stuttgart, 2003

Lennecke K., Hagel, K., Przondziono, K.: Selbstmedikation für die Kitteltasche. 3. Aufl., Deutscher Apotheker Verlag, Stuttgart 2007

Lis-Balchin, M.: Aromatherapy Science. Pharmaceutical Press London 2006

Madaus, G.: Lehrbuch der biologischen Heilmittel. 11 Bände. Mediamed, Ravensburg 1990

Mändle C., Opitz-Kreuter S., Wehling A.: Das Hebammenbuch. Schattauer Verlag, Stuttgart 2007

Marquardt, H., Schäfer, S.: Lehrbuch der Toxikologie. 2. Aufl. Wissenschaftliche Verlagsgesellschaft, Stuttgart, 2004

Morck, H.: Drogenkunde für PTA. 6. Aufl., Wissenschaftliche Verlagsgesellschaft, Stuttgart, 2003

Murphy, R.: Klinische Materia Medica. Kandern: Narayana 2008

Murphy, R.: Klinisches Repertorium der Homöopathie. 2., überarb. Aufl., Kandern: Narayana, 2008

Mutschler E et al.: Arzneimittelwirkungen. 9. Aufl., Wissenschaftliche Verlagsgesellschaft, Stuttgart 2008

Nowak, G.: Die kosmetischen Präparate. Band 1, Die Parfümerie. Verlag für chem. Industrie, H. Ziolkowsky, Augsburg 1990

Nuhn, P.: Naturstoffchemie. 4. Aufl., Hirzel Verlag, Stuttgart 2006

Ohloff, G.: Riechstoffe und Geruchssinn. Springer-Verlag Berlin, Heidelberg 1990

Pfeiffer, H., Drescher, M., Hirte, M. (Hrsg.): Homöopathie in der Kinder- und Jugendmedizin. 2. Aufl., Urban & Fischer, München 2007

PharmaMed: Arzneimittelinformationen für Wissenschaft und Praxis. Datenbank. Wissenschaftliche Verlagsgesellschaft, Stuttgart

Phatak, S.: Homöopathische Arzneimittellehre. 4. Aufl., Urban & Fischer, München, 2009

Phénoël, D., Franchome, P.: L'aromathérapie exactement. Jollois, Limoges 1990

Pizzorno Jr, Murray, Joiner-Bey, The Clinician's Handbook of Natural Medicine. Verlag Churchill Livingstone, London 2002

Pohl, S.: Das Ölbuch. Sabine Paul, Kempten 2000

Price, L., Price, S.: Aromatherapy for Health Professionals. Verlag Churchill Livingstone, London 1999

Price, L., Price, S.: Understanding Hydrolats. Verlag Churchill Livingstone, London 2004

Pschyrembel®: Medizinisches Wörterbuch. 261. Aufl., Walter de Gruyter Verlag, Berlin, 2007

RADAR. Repertory Program. Homöopathie-Software. www.radar-csp.de

Reinhart A., (Herausgeber): Kosmetische Mittel-Praxishandbuch. Behrs Verlag, Hamburg 2010

Revers-Schmitz, I.: Praxisbuch Homöopathie für Hebammen. Hippokrates, Stuttgart, 2005

Roth, H., Fenner H.: Arzneistoffe. 3. Aufl. Deutscher Apotheker Verlag, Stuttgart, 2000

Schaefer, Spielmann: Arzneiverordnung in Schwangerschaft und Stillzeit. 6. Aufl., Urban & Fischer Verlag, 2001

Schilcher, H., Dorsch, W.: Phytotherapie in der Kinderheilkunde. 4. Auflage, Wissenschaftliche Verlagsgesellschaft, Stuttgart, 2006

Schilcher, H., Kammerer, S., Wegener, T.: Leitfaden Phytotherapie. 3. Aufl., Urban und Fischer Verlag, 2007

Schlüren, E.: Homöopathie in der Frauenheilkunde und Geburtshilfe. 8., überarb. Aufl., Haug, Stuttgart, 2001

Schroyens, F.: Synthesis. Repertorium homoeopathicum syntheticum. Hahnemann-Institut , Greifenberg, 2009

Schulz, V., Hänsel, R.: Rationale Phytotherapie. Springer-Verlag Berlin, Heidelberg 1999Souci et al: Der kleine Souci-Fachmann-Kraut -Lebensmitteltabellen für die Praxis. 3. Aufl., Wissenschaftliche Verlagsgesellschaft, Stuttgart, 2004

Stadelmann, I. Aromatherapie von der Schwangerschaft bis zur Stillzeit. 3. Aufl., Stadelmann-Verlag, Wiggensbach 2007

Stadelmann, I. Homöopathie im Hebammenalltag. 1. Aufl., Stadelmann-Verlag, Wiggensbach, 2010

Stadelmann, I: Bewährte Aromamischungen. 5. Aufl., Stadelmann-Verlag, Wiggensbach, 2007

Stadelmann, I: Die Hebammen-Sprechstunde. 9. Aufl., Stadelmann-Verlag, Wiggensbach, 2005

Steflitsch M., Steflitsch W. (Herausgeber): Aromatherapie. Springer Verlag, Wien 2007

Teuscher, E.: Untersuchungen zum Wirkungsmechanismus ätherischer Öle. Forum Essenzia e.V. Schriftenreihe, München, 16/1999

Thews, Mutschler, Vaupel: Anatomie, Physiologie, Pathophysiologie des Menschen. Wissenschaftliche Verlagsgesellschaft, Stuttgart, 2007.

Tisserand, R.: Aroma-Therapie. Bauer Verlag, Freiburg 1989

Tisserand, Robert B. Balacs T.: Essential Oil Safety. Churchill Livingstone, London 1995

Valnet, J.: Aromatherapie. Heyne, München 1992

Van Wyk, B., Wink, C., Wink M.: Handbuch der Arzneipflanzen. Wissenschaftliche Verlagsgesellschaft, Stuttgart 2004

Vermeulen, F.: Kindertypen in der Homöopathie. 7., aktual. Aufl., Sonntag, Stuttgart, 2007

Vroon, Piet: Psychologie der Düfte. Kreuz, Zürich/Schweiz 1996.

Wabner, D., Beier C., Hrsg.: Aromatherapie- Grundlagen, Wirkprinzipien, Praxis. Urban und Fischer Verlag, München, 2009

Wabner, D., Hammer – Klafke, A., Zimmermann, E.: Portraits der wichtigsten etherischen Öle. Schriftenreihe etherische Öle für Therapie, Kosmetik und Parfümerie, Garching bei München, 8/1999

Wabner, D., Hephrun, B.: Die Kunst des Riechens von etherischen Ölen. Schriftenreihe etherische Öle für Therapie, Kosmetik und Parfümerie, 1. Garching bei München, 1/1996

Wabner, D.: Aromatherapie. Schriftenreihe etherische Öle für Therapie, Kosmetik und Parfümerie, Garching bei München, 7/1999

Wabner, D.: Die Rose. Forum Essenzia e.V. Schriftenreihe, München, 1/1992

Wabner, D: Etherische Öle in der Therapie. Schriftenreihe etherische Öle für Therapie, Kosmetik und Parfümerie, Garching bei München, 2/1998

Wala® Kinderapotheke: Wala Arzneimittel Bad Boll

Weiss, R.: Lehrbuch der Phytotherapie. Hippokrates Verlag, Stuttgart 2009

Werner, M; von Braunschweig, R: Praxis Aromatherapie. Haug Verlag, Stuttgart, 2006

Wichtl, M (Hrsg.): Teedrogen und Phytopharmaka. 5. Aufl., Wissenschaftliche Verlagsgesellschaft, Stuttgart, 2009

Wilke, M.: Basiswissen Chemie. Hirzel Verlag, Stuttgart 2000

www.netdoktor.at

Nützliche Adressen

FORUM ESSENZIA e.V.
Gemeinnütziger Verein für Förderung, Schutz und Verbreitung der Aromatherapie und Aromapflege
Kotternerstr. 81
87435 Kempten
Offizielles Mitteilungsorgan: Zeitschrift F.O.R.U.M
Erscheint zweimal jährlich mit Aktuellem zur Aromatherapie und Aromapflege. Zu beziehen direkt über Forum Essenzia e.V. oder in Naturkost-/Naturkosmetikgeschäften und Apotheken. Für Mitglieder kostenlos.
www.forum-essenzia.de

Deutscher Hebammen Verband e.V.
Gartenstraße 26
76006 Karlsruhe
Tel. 0721/98 18 90, Fax 0721/981 89 20
Email: info@hebammenverband.de

Bund freiberuflicher Hebammen Deutschlands e.V.
Kasseler Str. 1a
60486 Frankfurt
Email: bfhd@hebamme.de

Zentralverband Ärzte für Naturheilverfahren
www.zaen.org

Bezugsnachweise für ätherische Öle, Ölmischungen, Informationsmaterial

PRIMAVERA Life
Am Fichtenholz 5
87477 Sulzberg
www.primavera-life.de

farfalla
Florastr. 18a
CH-8610 Uster
www.farfalla.ch

Taoasis Taomed
Bismarckstraße 23
32657 Lemgo
www.taoasis.com

Bahnhof-Apotheke
Apotheker Dietmar Wolz
Bahnhofstr. 12
87435 Kempten
Tel. 0831/52266-11, Fax. 0831/52266-26
www.bahnhof-apotheke.de

Sachregister

C

D

E

Z

Die Autoren

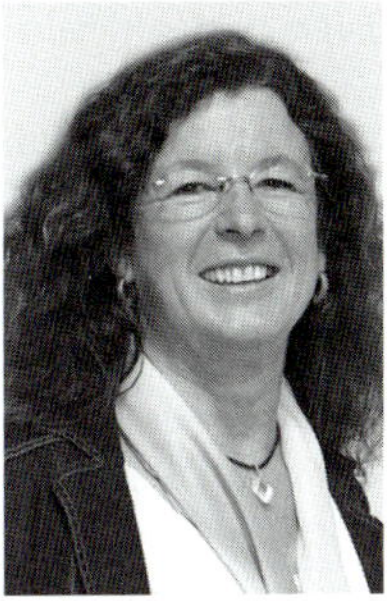

Ingeborg Stadelmann

Hebamme mit langjähriger homöopathischer Erfahrung, Aromaexpertin und Heilpraktikerausbildung. In der beruflichen Fortbildung von Hebammen und Pflegefachkräften sowie in der Erwachsenenbildung tätig. Themen: natürliche Geburtshilfe, Kräuterheilkunde, Homöopathie, Aromatherapie. Ingeborg Stadelmann wurde 2004 für ihre Verdienste mit der Brillant-Ehrenbrosche des Bayerischen Hebammen Landesverbandes ausgezeichnet. Sie ist Präsidentin von Forum Essenzia e.V. und Autorin von *Die Hebammen-Sprechstunde*, *Aromatherapie von der Schwangerschaft bis zur Stillzeit*, *Bewährte Aromamischungen*, *Homöopathische Haus- und Reiseapotheke* und *Homöopathie für den Hebammenalltag*. Weitere Informationen: www.hebamme-stadelmann.de

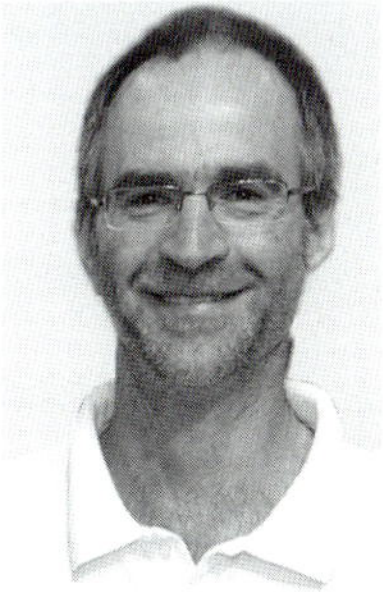

Dietmar Wolz

Inhaber der Bahnhof-Apotheke, Kempten (Allgäu) und Fachapotheker für Allgemeinpharmazie mit den Zusatzbereichen Ernährungsberatung, Homöopathie und Naturheilverfahren sowie Prävention und Gesundheitsförderung. Weiterbildung zum Präventionsmanager WIPIG®. Darüber hinaus als Referent bei der Arbeitsgemeinschaft für Pharmazeutische Verfahrenstechnik e.V. (APV) sowie bei verschiedenen Landesapothekerkammern tätig. Die Bahnhof-Apotheke besitzt für ihre homöopathischen Produkte eine Herstellungserlaubnis nach § 13 Arzneimittelgesetz und ist anerkannter Kosmetikproduzent. An die Apotheke angegliedert sind ein Versand mit qualifizierter Beratung sowie ein Naturkostladen. 2009 gewann Dietmar Wolz mit seinem Schulprojekt „Ernährung und Bewegung“ den 1. Preis des Präventionswettbewerbs „hauptsache prävention!“. Mehr unter www.bahnhof-apotheke.de

Gemeinsame Projekte

Beginn der Zusammenarbeit 1988, die geprägt ist von ganzheitlichem Denken und Handeln: Die Bahnhof-Apotheke hält Teerezepturen für die Hebammenpraxis bereit und entwickelt mit Ingeborg Stadelmann die ersten *Original IS Aromamischungen.* Es folgen mit dem *Aufbaumittel Stadelmann* ein homöopathisches Komplexmittel sowie homöopathische Taschenapotheken für den Hausgebrauch, die Geburtshilfe, für Therapeuten und Tiere. In den 1990er Jahren Aufbau eines umfangreichen interdisziplinären Vertrags-, Seminar- und Ausbildungsprogramms.

2005 Errichtung des Duft- und Heilkräutergartens auf der Burghalde in Kempten. 2008 Veranstaltung des Aroma-Kongresses „Bewusst pflegen und leben“. Regelmäßige gemeinschaftliche Ausstellerauftritte auf Fach- und Endverbrauchermessen (Expopharm, Hebammenkongress u. a.).